Konzepte der
Humanwissenschaften

Frederick S. Perls
Ralph F. Hefferline
Paul Goodman

Gestalt-Therapie

Wiederbelebung des Selbst

Aus dem Amerikanischen
übersetzt von
Wolfgang Krege und
Monika Ross

Klett-Cotta

Klett-Cotta
Die Originalausgabe erschien unter dem Titel
»Gestalt Therapy. Excitement and Growth in the Human Personality«
im Verlag The Julian Press, N.Y., 1951

Printed in Germany
Umschlag: Klett-Cotta-Design
Gesetzt aus der 9 Punkt Baskerville von Wilhelm Röck, Weinsberg
Gedruckt auf säure- und holzfreiem Werkdruckpapier
und gebunden von Wilhelm Röck, Weinsberg
Achte Auflage, 1996

Die Deutsche Bibliothek – CIP-Einheitsaufnahme
Perls, Frederick S.:
Gestalt-Therapie / Frederick S. Perls; Ralph F. Hefferline; Paul Goodman.
Aus dem Amerikan. übers. von Wolfgang Krege und Monika Ross. –
Stuttgart: Klett-Cotta.
(Konzepte der Humanwissenschaften)
Einheitssacht.: Gestalt therapy ⟨dt.⟩
NE: Hefferline, Ralph F.:; Goodman, Paul:
Wiederbelebung des Selbst. – 8. Aufl. – 1996
ISBN 3-608-95368-X

Der Autor:
Frederick (Fritz) S. Perls, der Begründer der Gestalttherapie, geboren 1893 in Berlin, gestorben 1970 in Vancouver, war zunächst Psychoanalytiker. In den USA entwickelte er seine eigene Therapie, in der die Interaktion zwischen Therapeut und Klient von großer Bedeutung ist.

Inhalt

Vorbemerkung

Die Gestalttherapie wird jetzt erst erwachsen, obwohl ich das erste Manuskript zu diesem Buch schon vor rund zwanzig Jahren schrieb. Die Jahre seither haben viele Veränderungen gebracht, gesellschaftliche wie psychologische. Die Gestaltexperimente in diesem Band jedoch sind heute noch so gültig wie bei unserem ersten Kurs zur Gewahrseinserweiterung.

Insgesamt aber hat sich der Akzent vom Gedanken der Therapie zu einem Gestaltbegriff des Wachstums hin verlagert. Ich betrachte heute die Neurose nicht als eine Krankheit, sondern als eines unter mehreren Symptomen stagnierenden Wachstums. Andere Symptome dieser Stagnation sind das Bedürfnis, die Welt im Griff zu haben und den Irrsinn zu unterdrücken, Charakterverzerrungen, Schwund der Kräfte und der Fähigkeiten des Menschen, fehlende Antwortbereitschaft – die sogenannte »Verantwortung« – und, am wichtigsten von allen, die Entstehung von Löchern in der Persönlichkeit.

Reifung ist ein fortwährender Prozeß des Sichlösens von den Stützen der Umwelt, wobei Selbständigkeit entwickelt wird, was bedeutet, daß Abhängigkeiten immer geringer werden.

Der Fötus ist in jeder Hinsicht abhängig von der Mutter. Er erhält von ihr, was er zu seinem körperlichen Wachstum braucht, nämlich Sauerstoff und Wärme, und er wird getragen. Gleich nach der Geburt muß das Kind sich um den Sauerstoff selbst bemühen. Bald muß es auch zur Nahrungsaufnahme das Seine beitragen, indem es die Milch einsaugt, und es muß selber für einen erheblichen Teil seines Wärmebedarfs aufkommen. Mit der Zeit wird es selbständiger: Es lernt, sich mitzuteilen, zu krabbeln und zu gehen, zu beißen und zu kauen, anzunehmen und abzulehnen. So entwickelt es sich weiter und vergewissert sich eines Teils seiner Lebenskräfte. Unglückseligerweise gebraucht in unserer Zeit der Durchschnittsmensch nur etwa zehn bis fünfzehn Prozent seiner Kräfte; wer fünfundzwanzig Prozent gebraucht, gilt schon als Genie.

Damit seine Kräfte wachgerufen werden und zur nötigen Reife gelangen können, muß das Kind vielerlei Hindernisse überwinden. Beim gesunden Kind mobilisieren diese Hindernisse die ihm angeborenen Kräfte.

Wenn entweder die Hindernisse zu groß sind, als daß das Kind sie überwinden könnte, oder aber das Kind verzogen und der Möglichkeiten des »Selbermachens« beraubt wird, entwickelt es seine eigene Art Psychopathologie. Es fängt an, die Umwelt mit vorgetäuschtem Verhalten (Rollenverhalten) zu manipulieren oder so zu steuern, daß die unerträglichen Frustrationen nicht mehr auftreten. Es entwickelt einen besonderen Charakter und schreibt sich für sein Leben ein Drehbuch, in dem sein Überleben garantiert ist. Die schwersten Frustrationen entstehen natürlich dann, wenn aus der Umwelt Forderungen an das Kind gerichtet werden, denen es im gegenwärtigen Entwicklungsstadium nicht genügen kann, z. B. wenn es zu einer Zeit, wo es erst konkret denken kann, in abstrakten Begriffen angesprochen wird. Dabei kann sich ein Gefühl, vollkommen blöd zu sein, entwickeln, und in einem solchen Falle wird sein Lebensdrehbuch die Überkompensation der Allwissenheit vorsehen müssen.

Grundsätzlich erwachsen diese Störungen aus der Forderung der Umwelt, zu sein, was man nicht ist, ein Ideal zu verkörpern, statt sich selbst. Der Mensch bekommt Schlagseite. Manche seiner Anlagen werden nun entfremdet, unterdrückt oder fortprojiziert. Andere Merkmale werden spiegelfechterisch zur Schau gestellt. Sie erfordern Anspannung ohne eigene Neigung; sie erschöpfen, ohne zu befriedigen.

Schließlich führt diese tiefe Kluft zwischen unserer biologischen und unserer gesellschaftlichen Existenz zu immer mehr Konflikten und »Löchern«. Löcher sind die Hauptmerkmale der unvollständigen Persönlichkeit. Manche unter uns haben kein Herz oder keine Intuition, andere haben keine Beine, um darauf zu stehen, keine Genitalien, keine Zuversicht, keine Augen oder keine Ohren. Wenn einer da, wo bei anderen die Augen sind, ein Loch hat, so findet er seine Augen in die Umwelt projiziert, und er wird ein Leben voller Befangenheit führen, ständig verfolgt von der Idee, er werde gemustert, beurteilt, bewundert, beschuldigt usw. Das schlimmste Loch aber, das ich mir vorstellen kann, ist, wenn einer keine Ohren hat. Es findet sich gewöhnlich bei Leuten, die reden und reden und erwarten, daß alle Welt ihnen zuhört. Was andere sagen, dient ihnen nur als Stichwort für Entgegnungen, wenn sie überhaupt so weit zuhören. Keinesfalls hören sie die Stimmen ihrer Mitmenschen; allenfalls abstrahieren sie den Inhalt und verfahren damit im Stil einer leeren Intellektualität. Dies ist eine eigentümliche Polarität in unserer Welt: Zuhören oder Kämpfen. Menschen, die zuhören, kämpfen nicht, und Menschen, die kämpfen, hören nicht zu. Wenn in unserer Gesellschaft die kriegführenden Parteien – Ehepartner, Firmen – ihre Ohren aufsperren und ihren Gegnern zuhören könnten, so würde die Feindschaft in unserer Umwelt und zwischen den Völkern stark abnehmen. An die Stelle des »Ich sag dir, was dir fehlt« träte ein »Ich hör mir an, was du willst«, und der vernünftigen Diskussion wäre der Weg bereitet. Dies gilt für unsere inneren Konflikte ebenso wie für die Weltlage im allgemeinen.

Wie aber können wir der Welt die Ohren und Augen öffnen? Ich betrachte meine Arbeit als einen kleinen Beitrag zu diesem Problem, in dem die Möglichkeit stecken könnte, daß die Menschheit am Leben bleibt.

August 1969, Cowichan Lodge, B. C.

F. S. Perls

I

Orientierung

Einleitung

Das erste Manuskript zu diesem Buch hat Frederick S. Perls geschrieben. Es wurde weiter ausgeführt und überarbeitet von Paul Goodman; die Umsetzung des theoretischen Teils in praktische Anwendungen leistete Ralph Hefferline. So wie es jetzt hier vorliegt, ist es jedoch tatsächlich das Resultat des vereinten Bemühens aller drei Autoren. Aus der Arbeit eines Autors ist die von dreien geworden – für die alle drei gleichermaßen verantwortlich sind.*

Ein Ziel war uns gemeinsam: eine Theorie und Methode zu entwickeln, welche die Grenzen und die Anwendbarkeit von Psychotherapie erweitern könnten. Zahlreich waren unsere Konflikte, aber indem wir sie zur Sprache brachten, statt sie höflich zu vertuschen, kamen wir viele Male zu Lösungen, die keiner von uns voraussehen konnte. Viele Gedanken aus dem ursprünglichen Manuskript sind in diesem Buch beibehalten worden, doch ebenso viele sind auch im vereinten Bestreben der Autoren beim Schreiben hinzugekommen, und, noch wichtiger, sie gewinnen im Kontext des Buches, so wie es nun fertig ist, eine neue Bedeutung.

* * *

Die Einsichten der Gestaltpsychologie haben sich für das Verständnis von Kunst und Erziehung als fruchtbar erwiesen, und in der akademischen Psychologie sind die Leistungen Wertheimers, Köhlers, Lewins usw. heute voll anerkannt; im Anschluß an das Interesse eines überwiegend motorisch ausgerichteten Behaviorismus wird jedoch in akademischen Kreisen heute der Wahrnehmungsaspekt der Gestaltpsychologie überbetont. Die glanzvolle Leistung Goldsteins in der Neuropsychiatrie nimmt in der modernen Wissenschaft immer noch nicht den ihr gebührenden Rang ein. Die uneingeschränkte Anwendung der Gestaltlehre in der Psychotherapie, als einzige Theorie, die adäquat und stimmig sowohl normale wie klinische Psychologie umfaßt, ist noch nicht geleistet. Dieses Buch ist ein Versuch, hierzu den Grund zu legen.

* * *

* Das Buch erscheint in der deutschen Ausgabe in zwei Bänden. Der vorliegende Band umfaßt die Experimente zur praktischen Anwendung der Gestalt-Therapie; der zweite Band unter dem Titel »Gestalt-Therapie, Lebensfreude und Persönlichkeitsentfaltung«, der ganz unabhängig davon gelesen werden kann, enthält die theoretische Fundierung der Gestalt-Therapie.

Unerläßlich – zum Schreiben wie zum gründlichen Verstehen dieses Buches – ist eine Gesinnung, die in Form einer Theorie Inhalt und Methode des Buches ganz und gar durchtränkt. Der Leser steht also scheinbar vor einer unmöglichen Aufgabe: Um das Buch zu verstehen, muß er die »gestaltische« Mentalität schon haben, und um sie zu erwerben, muß er das Buch verstehen. Zum Glück ist aber diese Schwierigkeit alles andere als unüberwindlich, denn die Autoren haben diese Geisteshaltung nicht erfunden. Im Gegenteil, wir glauben, es ist dies die ursprüngliche, unverkümmerte, natürliche Auffassung des Lebens, das heißt des menschlichen Denkens, Handelns und Fühlens. Der Normalmensch, der in einer Atmosphäre voller Spaltungen aufgewachsen ist, hat seine Ganzheit, seine Integrität verloren. Um wieder ein Ganzes zu werden, muß er den Dualismus in seiner Person heilen, in seinem Denken und in seiner Sprache. Er ist gewohnt, Kontraste – kindlich und reif, Leib und Seele, Organismus und Umwelt, Selbst und Realität – so zu denken, als ob sie aus gegensätzlichen Größen bestünden. Die ganzheitliche Auffassung, die eine solche dualistische Betrachtungsweise auflösen kann, liegt vergraben, aber sie ist nicht vernichtet, und wie wir zu zeigen gedenken, kann sie mit ungeschmälertem Vorteil wiedergewonnen werden.

Eines der Themen in diesem Buch ist die Assimilation. Der Organismus wächst, indem er aus der Umwelt assimiliert, wessen er zu seinem Wachstum bedarf. Obwohl dies im Hinblick auf physiologische Vorgänge jedermann weiß, sind die Stadien psychischer Assimilation doch zumeist übersehen worden. (Eine Ausnahme bildet Freuds Konzept der Introjektion, das wenigstens eine Teilerklärung gibt.) Nur durch gründliche Assimilation können heterogene Substanzen zu einem neuen Ganzen vereinigt werden. Wir glauben, daß wir durch Assimilation aller wertvollen Substanzen, welche die psychologischen Wissenschaften unserer Zeit zu bieten haben, jetzt in der Lage sind, den Grund zu einer in sich stimmigen und praktischen Psychotherapie zu legen.

Warum also bevorzugen wir den Ausdruck »Gestalt«, wie schon der Titel sagt, wenn wir doch gleichermaßen auch die Freudsche und parafreudianische Psychoanalyse berücksichtigen, Reichs Theorie vom Charakterpanzer, Semantik und Philosophie? Dazu haben wir zu sagen: Wir sind nicht bieder eklektisch; keine der erwähnten Disziplinen haben wir unzerkleinert geschluckt und dann in eine künstliche Synthese eingefügt. Wir haben sie kritisch geprüft und sie dann zu einem neuen Ganzen organisiert, einer umfassenden Theorie. Dabei ergab es sich, daß wir das Interesse der Psychiatrie verlagern mußten, von dem Fetisch des Unbekannten, der Anbetung des »Unbewußten«, hin zu der Problematik und Phänomenologie des Gewahrseins: Welche Faktoren wirken im Gewahrsein, und wie können Fähigkeiten, die nur im Zustand des Gewahrseins erfolgreich ausgeübt werden können, diese Eigenschaft verlieren?

Gewahrsein kennzeichnet sich durch *Kontakt*, *Sinneswahrnehmung*, *Erregung* und

Gestaltbildung. Seine normalen Tätigkeiten bilden den Gegenstand der normalen Psychologie, alle Störungen gehören in den Bereich der Psychopathologie.
Kontakt ist als solcher auch ohne Gewahrsein möglich, für das Gewahrsein aber ist Kontakt unerläßlich. Die wichtigste Frage ist: Womit ist man in Kontakt? Der Betrachter eines modernen Gemäldes glaubt, in Kontakt mit dem Bilde zu sein, aber vielleicht ist er in Wirklichkeit nur in Kontakt mit dem Kunstkritiker der Zeitung, an die er glaubt.
Sinneswahrnehmung bestimmt die Natur des Gewahrseins, ob sie sich nun auf Fernes (z. B. Gehör), Nahes (z. B. Tastsinn) oder auf Vorgänge innerhalb der eigenen Haut (Eigenwahrnehmung) bezieht. Unter Eigenwahrnehmung verstehen wir auch das Spüren der eigenen Träume und Gedanken.
Erregung erscheint uns als ein sprachlich günstiger Ausdruck. Erregung bezeichnet sowohl physiologische Reize wie auch undifferenzierte Gefühle. Sie umfaßt den Freudschen Begriff der Besetzung, Bergsons *élan vital*, die psychologischen Auswirkungen des Metabolismus vom Mongolismus bis Basedow, und sie bildet die Grundlage für unsere einfache Theorie der Angst.
Gestaltbildung geht immer mit Gewahrsein Hand in Hand. Wir sehen nicht drei isolierte Punkte, wir machen ein Dreieck aus ihnen. Die Bildung vollständiger und umfassender Gestalten ist Voraussetzung psychischer Gesundheit und psychischen Wachstums. Nur die fertige Gestalt kann als eine automatisch funktionierende Einheit (als Reflex) in den Gesamtorganismus eingegliedert werden. Jede unfertige Gestalt steht für eine »unerledigte Situation«, die Aufmerksamkeit erheischt und die Bildung einer neuen, lebendigen Gestalt stört. Anstelle von Wachstum und Entwicklung finden wir dann Stagnation und Regression.

* * *

Für das deutsche Wort *Gestalt* gibt es im Englischen kein genaues Äquivalent; zur Umschreibung werden als beste Annäherungen die (englischen) Ausdrücke für Struktur, Thema, Konfiguration, Strukturbeziehung (Korzybski) oder sinnvoll organisiertes Ganzes herangezogen. Ein sprachliches Beispiel: »Regen« und »Neger« bestehen aus denselben Elementen, aber die Bedeutung hängt ab von der Reihenfolge der Buchstaben in ihrer Gestalt. Oder: eine »Bank« kann eine Sitzgelegenheit sein oder ein Kreditinstitut; hier hängt die Bedeutung vom Kontext ab, in dem von »Bank« die Rede ist. Die Farbe Violett sieht vor einem roten Hintergrund bläulich aus, vor einem blauen Hintergrund rötlich. Der Kontext, in dem ein Element erscheint, heißt in der Gestaltpsychologie der »Grund« (oder »Hintergrund«), von dem sich die »Figur« abhebt. In der Neurose und sehr viel mehr noch in der Psychose ist die Elastizität der Figur/Grund-Bildung gestört. Wir finden oft eine Versteifung (Fixierung) oder einen Mangel an Figur-Bildung (Verdrängung). Beides stört das gewohnheitsmäßige Vervollständigen zu einer hinlänglichen Gestalt.

Im gesunden Zustand ist das Verhältnis zwischen Figur und Grund ein Prozeß dauernden und doch sinnvollen Vortretens und Zurückweichens. Das Wechselspiel zwischen Figur und Grund wird daher zum Kern der in diesem Buch dargestellten Theorie: Aufmerksamkeit, Konzentration, Interesse, Beteiligtsein, Erregung und Anmut sind repräsentativ für gesunde Figur/Grund-Prozesse, während Verwirrung, Langeweile, Zwänge, Fixierungen, Angst, Amnesien, Stagnation und Befangenheit Anzeichen sind, die für gestörte Figur/Grund-Prozesse sprechen.
Figur/Grund, unerledigte Situation und *Gestalt* sind die Ausdrücke, die wir aus der Gestaltpsychologie entlehnt haben. Psychoanalytische Ausdrücke wie Über-Ich, Verdrängung, Introjektion, Projektion usw. sind heute in psychiatrischen Büchern so allgemein gebräuchlich, daß wir für den Augenblick dazu nichts sagen müssen. Sie werden im Buch im einzelnen erörtert. Die semantische und philosophische Terminologie haben wir auf ein Mindestmaß beschränkt. Kybernetik, Dianetik und Orgontheorie werden im Text kaum oder gar nicht behandelt. Wir sehen in ihnen im günstigsten Falle Halbwahrheiten, da sie den Organismus isoliert und nicht im schöpferischen Kontakt zu seiner Umwelt behandeln. Eine kritische Beurteilung der Dianetik findet sich in der Einleitung von J. A. Winters Buch zu diesem Thema. Der Kybernetik eignet eine ganzheitliche Sichtweise in Form des Alles-oder-nichts-Prinzips (das zuerst Alfred Adler als eine allgemein neurotische Haltung bezeichnet hat), in der Ja/Nein-Haltung der Elektronenröhre (was in diesem Buch bei der Behandlung der Ichfunktionen von Identifizierung und Entfremdung mitbeschrieben wird) und in der Optimierungs-Effizienz ausgeglichener Systeme; solange aber Wieners Roboter nicht von selber wachsen und sich fortpflanzen, ziehen wir es vor, seine Maschinen aus menschlichem Verhalten zu erklären, statt umgekehrt.
Reichs Orgontheorie treibt den fragwürdigsten Teils des Freudschen Werkes, die Libidotheorie, ins Absurde weiter. Andererseits sind wir aber Reich für seine Konkretisierung von Freuds recht abstrakter Theorie der Verdrängung tief verpflichtet. Reichs Gedanke vom motorischen Panzer ist zweifellos der wichtigste Beitrag zur psychosomatischen Medizin seit Freud. Wir stimmen mit ihm (und mit Anna Freud) in einem Punkt nicht überein: Wir betrachten die Annahme eines *abwehrenden* Panzers als einen ideologischen Trugschluß. Wenn ein organisches Bedürfnis einmal verworfen ist, kehrt das Selbst seine schöpferische Aktivität als *Angriff* gegen den verleugneten Impuls, unterwirft und beherrscht ihn. Der Mensch müßte einen lebenslangen, nervenaufreibenden Kampf gegen die eigenen Triebe führen (viele nervöse Zusammenbrüche bezeugen dies), wäre nicht der Organismus imstande, automatisch wirkende *cordons sanitaires* zu errichten. Das Ich ist so wenig in Verteidigung wie Hitlers Verteidungsministerium 1939.
Wir schließen uns Reich jedoch von ganzem Herzen an, wenn er den Akzent

von der Wiederherstellung des »Verdrängten« auf die Neuorganisation der »verdrängenden« Kräfte verschiebt, auch wenn wir finden, daß zur Wiederherstellung des Selbst noch einiges mehr gehört als bloß die Auflösung des Charakterpanzers. Wenn wir versuchen, den Patienten auf die »Mittel und Wege« der Unterdrückung, deren er sich bedient, aufmerksam zu machen, so entdecken wir einen erstaunlichen Widerspruch. Wir sehen, daß er dessen gewahr und stolz darauf ist, wenn er – zur »Selbstbeherrschung« – Energien gegen sich selbst einsetzt, aber wir sehen auch – und dies ist das therapeutische Dilemma –, daß er zumeist nicht fähig ist, in seiner Selbstbeherrschung nachzulassen.
Der Freudianer sagt seinem Patienten, er solle sich entspannen und keine Zensur ausüben. Aber gerade dies kann der Patient nicht. Er hat »vergessen«, wie er es anstellt, sich zu hemmen. Die Hemmung ist zur Routine, zu einem reflexhaften Verhalten geworden, ebenso wie wir beim Lesen das Buchstabieren des einzelnen Wortes vergessen. Es scheint also, wir sind nicht viel besser dran als Reich. Zuerst waren wir nicht gewahr, *was* verdrängt wurde, jetzt bemerken wir nicht recht, *wie* wir verdrängen. Der aktive Therapeut scheint unerläßlich: Er muß entweder deuten oder den Patienten aufrütteln.
Wieder kommt uns die Gestalttheorie zu Hilfe. In einem früheren Buch (Perls: *Das Ich, der Hunger und die Aggression**) wurde die folgende Theorie aufgestellt: Im Kampf ums Überleben wird das vorrangige Bedürfnis Figur und bestimmt das Verhalten des Individuums so lange, bis das Bedürfnis gestillt ist, worauf es in den Hintergrund tritt (zeitweiliges Gleichgewicht) und dem *jetzt* wichtigsten Bedürfnis Platz macht. Im gesunden Organismus hat dieser Wechsel der Prioritäten die besten Durchsetzungschancen. In unserer Gesellschaft werden solche vorrangigen Bedürfnisse, z. B. die Moral, oft chronisch und stören die komplizierte Selbstregulierung des menschlichen Organismus.
Nun haben wir also wieder ein ganzheitliches Arbeitsprinzip. Sein Überlebensinteresse (auch wenn dies dem Außenstehenden verrückt erscheint) gebietet dem Neurotiker, sich zu verkrampfen, zu zensieren, den Analytiker zu übertölpeln usw. Dies ist sein vorrangiges Bedürfnis, aber er hat vergessen, wie er es organisiert hat, es ist Routine geworden. Seine Absichten, auf Zensur zu verzichten, sind so verheißungsvoll wie die Neujahrsvorsätze des Alkoholikers. Die Routine muß ihm erst wieder voll bewußt, zu einem neuen, erregenden Bedürfnis werden, ehe er die Fähigkeit zur Bewältigung unerledigter Situationen wiedererlangen kann. Statt die therapeutischen Mittel aus dem Unbewußten hervorzuziehen, arbeiten wir an der obersten Oberfläche. Das Ärgerliche ist nur, daß der Patient (und allzu oft auch der Therapeut) diese Oberfläche für etwas Selbstverständliches hält. Wie der Patient redet, geht, atmet, zensiert, verurteilt, Gründe sucht usw. – dies alles ist für ihn ganz klar, er ist eben so, es ist

* Stuttgart (Klett-Cotta) 1978.

Natur. Tatsächlich aber ist es Ausdruck seines vorrangigen Bedürfnisses, z.B. sieghaft, gut und eindrucksvoll zu erscheinen. Gerade im Selbstverständlichen finden wir seine unfertige Persönlichkeit, und nur wenn wir die Selbstverständlichkeiten abtakeln, das Versteinerte einschmelzen, zwischen Blabla und echtem Interesse, Überholtem und Neuem unterscheiden, kann der Patient die lebendige Elastizität der Figur/Grund-Verhältnisse wiedererlangen. In diesem Prozeß, dem Prozeß des Wachstums und der Reifung, erfährt und entwickelt der Patient sein »Selbst«, und wir gedenken zu zeigen, wie er zu diesem Selbst kommt, mit den ihm verfügbaren Mitteln: dem Grad an Gewahrsein, den er in experimentellen Situationen aufbieten kann.

* * *

Das Wertvollste an der Gestalttheorie ist vielleicht die Einsicht, daß *das Ganze die Teile bestimmt*, im Gegensatz zu der früheren Auffassung, der zufolge das Ganze bloß die Summe seiner Elemente war. Die therapeutische Situation zum Beispiel ist mehr als bloß ein statistisches Ereignis aus einem Arzt plus einem Patienten. Es ist eine *Begegnung* von Arzt und Patient. Wenn der Arzt steif ist und unempfindlich für die spezifischen Erfordernisse dieser ständig sich verändernden Situation, so wird er kein guter Therapeut sein. Er ist vielleicht ein guter Tyrann, Geschäftsmann oder Dogmatiker, aber wenn er es ablehnt, ein Stück des fließenden Prozesses der therapeutischen Situation zu sein, so ist er kein Therapeut. Ebenso ist das Verhalten des Patienten von den vielerlei Variablen der Gesprächssituation bestimmt, und nur der hundertprozentig Starrsinnige oder der Irre (die beide nicht auf den Kontext ihres Verhaltens achten) werden sich im Sprechzimmer genauso verhalten wie draußen.

Weder umfassendes Verständnis der organischen Funktionen noch das größte Wissen über die Umwelt (Gesellschaft usw.) erfassen die Gesamtsituation. Erst das Wechselspiel zwischen Organismus und Umwelt (eine partielle Darstellung gibt Harry Stack Sullivan in seiner Theorie der zwischenmenschlichen Beziehungen) macht die psychologische Situation aus, nicht Organismus oder Umwelt für sich allein genommen. Der isolierte Organismus und seine Abstraktionen – Geist, Seele, Leib – und die isolierte Umwelt sind Gegenstand vieler Wissenschaften, z.B. der Physiologie, Geographie usw.; sie sind nicht das Anliegen der Psychologie.

Das Übersehen dieser Begrenztheit hat bisher die Ausbildung einer zulänglichen Theorie sowohl für normale wie klinische Psychologie verhindert. Da an der Existenz von Assoziationen und Reflexen kein Zweifel ist, haben die meisten früheren Theoretiker, in großem Maße sogar Korzybski, die Folgerung gezogen, der Geist bestünde aus einer Masse von Assoziationen, oder auch, Verhalten und Denken bestünden aus Reflexen. Das schöpferische Tun des Organismus wird durch Assoziationen, Reflexe und andere Automatismen ebenso-

wenig erklärt wie Planungsstrategie und Organisation der Kriegführung durch die Automatismen des disziplinierten Soldaten erklärt werden.
Wahrnehmen und Sichbewegen sind *beides* ausgreifende Handlungen, nicht mechanische *Re*-aktionen, wann immer und wo immer dem Organismus neue Situationen begegnen. Das *sensorische* System der *Orientierung* und das *motorische* System des *Zugreifens* wirken zusammen, in Form von Reflexen jedoch nur in den untersten Schichten, die vollautomatisiert sind und kein Gewahrsein erfordern. »Zugriff« ist unser Terminus für alle Muskeltätigkeiten. Intelligenz ist angemessenes Sichorientieren, Effizienz angemessenes Zugreifen. Um dies beides wiederzuerlangen, muß der unempfindlich und unbeweglich gewordene Neurotiker sein Gewahrsein, d.h. Sinneswahrnehmung, Kontaktfähigkeit, Erregung und Gestaltbildung, voll wiederherstellen.
Um dies zu erreichen, ändern wir unsere Auffassung der therapeutischen Situation, indem wir zugeben, daß jedes nicht-dogmatische Vorgehen auf der natürlichen Methode von Versuch und Irrtum beruht. So wird die klinische zu einer experimentellen Situation. Statt ausdrückliche oder stillschweigende Forderungen an den Patienten zu richten – Nimm dich zusammen, oder: Du mußt dich entspannen, oder: Keine Zensur! oder: Du Schlimmer, du hast Widerstände, oder: Was bist du leblos! – sehen wir ein, daß solche Forderungen seine Schwierigkeiten nur vergrößern und ihn noch neurotischer machen würden, ihn vielleicht gar verzweifeln ließen. Wir schlagen abgestufte Experimente vor, die – und dies ist von allergrößter Bedeutung – keine *Aufgaben* sind, die als solche erfüllt werden müßten. Wir fragen ausdrücklich: Was geschieht, wenn du mehrmals dies oder das probierst? Mit dieser Methode bringen wir die Schwierigkeiten des Patienten an die Oberfläche. Nicht die Aufgabe, sondern das, was ihre erfolgreiche Ausführung behindert, tritt in den Mittelpunkt unseres Interesses. In Freudschen Begriffen, wir analysieren die Widerstände und arbeiten sie durch.
Dieses Buch hat viele Zwecke. Denjenigen, die in den Bereichen Erziehung, Medizin und Psychotherapie arbeiten, bringen wir eine Gelegenheit, sektiererische Haltungen loszuwerden, in denen die eigene besondere Sichtweise die einzig mögliche zu sein pflegt. Wir hoffen zu zeigen, daß sie sich auch andere Methoden ansehen können, ohne in die Brüche zu gehen. Dem Laien geben wir einen systematischen Kursus zu seiner persönlichen Weiterentwicklung und Integration. Um den vollen Nutzen aus dem Buch zu ziehen, sollte der Leser beide Teile des Buchs zusammen vornehmen, möglichst in der folgenden Weise: Mach die Experimente so gewissenhaft wie möglich; bloßes Lesen wird nicht viel nützen. Es könnte sogar das Gefühl einer allzu großen und hoffnungslosen Aufgabe hinterlassen; dagegen wirst du, wenn du tatsächlich das Vorgeschlagene tust, schon bald merken, daß du dich änderst. Während du an dem praktischen Teil arbeitest, lies den zweiten Teil einmal ganz durch, ohne dich drum

zu kümmern, wenn du nicht alles verstehst. Du wirst die Lektüre oft auf- und anregend finden, aber da das Gesamtbild mit der gewohnten Denkweise wenig übereinstimmt, wirst du es nicht gleich assimilieren können, wenn du nicht gut vertraut bist mit L. L. Whyte, Kurt Goldstein, Korzybski und anderen Gestalttheoretikern. Nach dem ersten Lesen wirst du dich entschieden haben, ob dir der erste Einstieg genug gegeben hat, und du könntest dich nun daran machen, den theoretischen Teil systematisch durchzukauen. Schließlich, wenn du Patient oder Ausbildungskandidat bist, für den Therapiebesuch mehr ist als eine Pflichtübung, so wirst du feststellen, daß die hier empfohlenen Tätigkeiten deine Therapie nicht nachteilig beeinflussen, sondern sie eher anregen und die Stagnation überwinden helfen.

1
Die Ausgangssituation

In der ersten Hälfte dieses Buches wirst du zu einer Expedition in deine eigene Intimsphäre aufgefordert. Wir bieten dir dazu eine Art des Vorgehens an, die schon viele vor dir brauchbar gefunden haben. Wozu? wirst du gleich fragen, was kann dabei herauskommen? Die Antwort läßt sich nicht bündig in Worte fassen. Ein wichtiger Teil der Antwort liegt außer Reichweite der Sprache und muß auch dort bleiben; dies wirst du nur in der Arbeit herausfinden können, in Tätigkeiten, wie wir sie hier erklären. Da wir aber nicht erwarten können, daß du dich ganz im blinden Glauben, es werde sich am Ende lohnen, auf ein doch offenbar zeitraubendes und wahrscheinlich schwieriges Vorhaben einläßt, wollen wir in den folgenden Bemerkungen kurz die Lage des Menschen umreißen, so wie wir sie sehen, und die Gründe nennen, warum wir glauben, daß wir jedem, der aufrichtig wünscht, sein Los zum Bessern zu wenden, etwas Wichtiges mitzuteilen haben.

Was wir dir für dich selbst zu tun vorschlagen, und wobei wir dir helfen wollen, muß wohl zunächst ein wenig nach Schmus und süßem Schleim schmecken, wie in messianischen Traktätchen. Denn, unumwunden gesagt, wir wollen dies: dir helfen, dein Selbst zu entdecken und es in Bewegung zu bringen, damit es besser dazu taugt, deine Ansprüche sowohl als biologischer Organismus wie als soziales Wesen zu erfüllen.

»Selbst-Entdeckung« mag wie »kalter Kaffee« klingen – wie noch mehr müßiges Gewäsch vom Schlage des »Zieh-dich-am-eigenen-Zopf-aus-dem-Sumpf«, aber so, wie wir den Ausdruck verwenden, bedeutet »Selbst-Entdeckung« einen anstrengenden Prozeß. Weit davon entfernt, ein plötzlicher Offenbarungsblitz zu sein, verläuft sie als ein Prozeß kontinuierlichen Wachstums – und braucht nicht zu enden, solange man lebt. Sie erfordert, daß du eine ganz besondere Haltung gegen dein Selbst einnimmst und es in seinen Tätigkeiten beobachtest. Die Beobachtung des Selbst in Tätigkeit – schließlich des Selbst *als* Tätigkeit – erfordert Techniken, die sich auffallend von denen unterscheiden, die du vielleicht schon erprobt und unzureichend gefunden hast, allen voran die Technik der Introspektion.

»Selbst-Entdeckung« mag sich für dich vielleicht nicht unnütz, aber bedrohlich anhören; wir werden diese Reaktion nicht anfechten, wie sehr du dabei auch an psychiatrischen Kino-Mumpitz gedacht haben magst. Deine Vermutung, du habest in der Tat ein geheimes oder verborgenes Selbst, das aber böse sei und deshalb besser unbeachtet bleibe, ist eine Haltung, die du nicht immer hattest und die du nicht auf ewig beibehalten mußt. Sie rührt daher, daß du in der Ver-

gangenheit in Konfliktsituationen Teile deines Selbst abgelehnt hast, die zu viele Schwierigkeiten machten. Unter den damaligen Umständen *waren* diese Teile böse, und um in der damaligen Situation weiterzuleben, mußtest du dich ihrer entledigen. Vielleicht war sie der mißlichen Lage eines Tieres ähnlich, das mit einem Bein in eine Falle geraten ist; unter diesen Umständen wird das Bein zu einer Bedrohung, und es kann geschehen, daß das Tier es durchbeißt und so entkommt, wenn es auch den Rest seines Lebens als Krüppel verbringt.
Dein Leben, wie es jetzt ist, unterscheidet sich aber sehr von deinem damaligen, als du einen Teil deines Selbst abgelehnt hast; und dieser ausgestoßene Teil kann, anders als das Bein eines Tieres, vielleicht gerettet werden. Ob die ursprünglichen Gründe für die Ablehnung noch gelten oder schon lange verschwunden sind, das sollte zumindest eine Untersuchung wert sein. Im folgenden bieten wir eine Methode an, mit der du deine gegenwärtige Situation systematisch prüfen und rekonstruieren kannst. Das Vorgehen ist so angelegt, daß jeder Schritt die nötige Vorarbeit für den nächsten leistet. Wieviel du in einem bestimmten Zeitraum erreichen kannst, hängt davon ab, wieviel du von deinem Selbst ausgestoßen hast und wogegen du in deiner jetzigen Lebenssituation ankämpfst. Du wirst das Tempo selbst bestimmen. In jedem Fall wirst du nicht einen Schritt schneller oder weiter gehen, als du es willst.
Wir halten keinen »leichten Weg zur Meisterschaft« für dich bereit, kein moralisches Aufrüstungsprogramm, keine verbürgten Regeln für den Bruch mit schlechten Angewohnheiten, die du im Grunde entschieden beibehalten willst. Wir verpflichten uns, nichts *an* dir zu tun. Statt dessen geben wir einige Instruktionen, mit deren Hilfe du, wenn du willst, zu einem persönlichen Abenteuer aufbrechen kannst, in dem du durch eigene Anstrengung etwas für dein Selbst tun, es nämlich entdecken, gestalten und für dein Leben konstruktiv nutzbar machen kannst.
Widersprüche in den vorangegangenen Erklärungen lassen wir zunächst einmal stehen und kommen später darauf zurück. Im Augenblick wollen wir nur noch sagen, daß wir, wenn wir »dein Selbst« sagen, statt kleingeschrieben »du selbst«, nicht dein Sprachgefühl foltern, sondern das »Besitzverhältnis«, das Possessivpronomen »dein« hervorheben wollten. Es ist *dein* Selbst. Du darfst auch nicht vergessen, daß das »Du«, von dem wir sprechen – das »Du«, das jede Entdeckung machen muß, die gemacht wird – immer und zur selben Zeit unzweifelhaft ein Teil von »deinem Selbst« ist. Es ist der Teil, der uns zugänglich ist, wenn wir dich jetzt anreden. Es ist der Teil, der lautlos diese Worte wiederholt, wenn er sie liest.
Wir wollen nicht glauben machen, daß dieses Unternehmen leicht sei. Die Anweisungen, so, wie sie gegeben werden, mögen leicht erscheinen – so leicht in der Tat, daß du dich möglicherweise beklagen wirst, es habe mit ihnen doch gar nichts auf sich. Du kannst das Buch überfliegen, nur solche Ergebnisse erlan-

gen, die du vorher gesehen hast, und es dabei bewenden lassen. Wenn du dich aber mit den experimentellen Situationen, die du in Angriff nimmst, etwas näher einläßt, dann wirst du merken, daß sie auf eigentümliche Weise die härteste und bitterste Arbeit darstellen, die du jemals angepackt hast – aber auch, wenn du durchhältst, die faszinierendste.

Auf diesen Seiten versuchen wir mit dir zu reden, als stünden wir uns gegenüber. Natürlich hast du nicht, wie in einem normalen Gespräch, die Möglichkeit, das Wort zu ergreifen, Fragen zu stellen oder Einzelheiten über deine persönliche Situation mitzuteilen; und wir haben andererseits den Nachteil, dich nicht persönlich zu kennen. Wenn wir Einzelheiten über dich wüßten – über deine Schulbildung, deine Arbeit, deine Erfolge, Fehlschläge, Pläne, Ängste – dann könnten wir, ohne das, was wir vermitteln möchten, dadurch in irgendeiner Weise grundlegend zu verändern, Zusätze oder Abstriche machen, den Akzent gelegentlich verschieben, die Reihenfolge abändern und vielleicht, aufgrund der Informationen, Kürzungen anbringen. Dennoch sind wir der Überzeugung, daß praktisch alles, womit wir uns befassen, bis zu einem gewissen Grad oder in irgendeiner Hinsicht auf jeden Menschen anwendbar ist, der in unserer Zeit, unter den Bedingungen westlicher Zivilisation lebt. Welchen Gebrauch du für deine persönliche Situation davon machst, das allein macht deine Arbeit in dieser gemeinsamen Unternehmung aus.
Da viele unserer Ansichten darüber, wie sich das Selbst äußert, von den gegenwärtig anerkannten Auffassungen der menschlichen Natur abweichen, ist es wichtig, sich zu vergegenwärtigen, daß das, was wir darlegen, nichts über Nacht Zusammengeträumtes ist; es ist vielmehr die Vereinigung mehrerer methodischer Richtungen, die sich mit dem Problem der menschlichen Persönlichkeit befassen. Um das deutlich zu machen, müssen wir etwas über den gegenwärtigen Stand der Psychologie sagen.
Die Psychologen – und mit diesem Terminus bezeichnen wir all jene, die systematische Untersuchungen mit dem Ziel durchführen, menschliches Verhalten zu verstehen – können grob in zwei Gruppen unterteilt werden. Die Angehörigen der einen Gruppe setzen ihren Stolz darein, dem sogenannten experimentellen Ansatz zu folgen, während die anderen, ungeachtet ihrer mannigfachen Selbstbezeichnungen, vor allem von den Experimentalpsychologen als klinische Psychologen angesehen werden. Das Grundproblem, menschliches Verhalten zu verstehen, ist beiden gemeinsam; ihrer unterschiedlichen Grundannahmen wegen haben sie jedoch voneinander relativ unabhängige Entwicklungen durchlaufen.*

---

* Wenn wir diese Gruppe von Wissenschaftlern in zwei sich ausschließende Untergruppen unterteilen, setzen wir uns dem gleichen Vorwurf »irreführender Dichotomisierung« aus, den wir das ganze Buch hindurch gegen andere erheben. Tatsächlich bilden die Psy-

Gegen Ende des 19. Jahrhunderts, als die Psychologie sich von der Philosophie trennte und versuchte, sich als Wissenschaft für sich zu etablieren, waren ihre führenden Vertreter bestrebt, als reine Naturwissenschaftler anerkannt zu werden. Dementsprechend taten sie ihr Bestes, in ihrem eigenen Bereich die Methoden nachzuahmen, die in der älteren und neueren Physik Anerkennung erlangt hatten. Ähnlich wie die Physiker im Atom die Elementareinheit sehen, unternahmen diese ersten Psychologen den Versuch, »Atome« von Verhaltensweisen, d. h. unteilbare Elemente menschlicher Aktivitäten, als mögliche Bausteine für komplizierte Reaktionen begrifflich festzulegen. Sie taten dies, indem sie so genau wie möglich die Methoden experimenteller Analyse anzuwenden versuchten, die in der Physik benutzt wurden. Nach heutigen Maßstäben waren diese ersten Anstrengungen noch sehr undifferenziert, aber trotz größerer Erfahrung und verbesserten Methoden tendieren die experimentellen Psychologen noch heute dahin, in der Auswahl der Forschungsprobleme ultrakonservativ zu sein. Da sie fürchten, Daten zu bekommen, die vielleicht nicht unverzüglich durch *schon vorhandene* Techniken zählbar und meßbar wären, haben sie bis jetzt vergleichsweise wenig zu so umfassenden menschlichen Problemen beizutragen wie Emotion und Persönlichkeit. Die Psychologie, so sagen sie, brauche vielleicht noch einmal fünfzig oder hundert Jahre Zeit, sich zu entwickeln, bis sie solch komplizierte Probleme angemessen behandeln könne.
Wir werden etwas später noch einmal auf die Haltung experimenteller Psychologen zurückkommen müssen, vor allem im Zusammenhang mit der Frage der Überprüfbarkeit. Während du mit uns arbeitest, wirst du von Zeit zu Zeit dazu neigen, Behauptungen von uns anzuzweifeln, und du wirst fragen: »Wie könnt ihr das nachweisen?« Unsere Antwort wird immer gleich lauten: daß wir nichts vorbringen, was du nicht für dich selbst, im Hinblick auf *dein eigenes Verhalten, nachprüfen kannst.* Aber wenn deine Mentalität die eines experimentellen Psychologen ist, wie wir ihn skizziert haben, dann wird dich dies nicht befriedigen, und du wirst nach »objektiven Beweisen« rufen, bevor du einen einzigen nichtverbalen Schritt in unserem Vorgehen ausprobiert hast.
Die Unfähigkeit, Beweise für ihre Theorien zu erbringen, ist das, was den Anhängern des »klinischen Ansatzes« am meisten zur Last gelegt wird. Der Kliniker war, anders als der experimentierende Wissenschaftler in seinem Laboratorium, von Anfang an gezwungen, in irgendeiner Form mit der Komplexität menschlichen Verhaltens umzugehen; denn seine Arbeit bestand in dem Be-

chologen als Gruppe das, was die Statistiker eine »bimodale Distribution« nennen würden. Wir abstrahieren hier bewußt das, was nach unserer Ansicht für den Kliniker und den experimentell Arbeitenden typisch ist, wenn man sie als verschiedenartige und gegensätzliche Untergruppen betrachtet, obwohl wir uns völlig darüber im klaren sind, daß dies die Sachlage im Hinblick auf die vielen Wissenschaftler, die vermittelnde Positionen einnehmen, mehr oder weniger verzerrt.

mühen zu heilen, und seine Patienten besaßen nicht die Güte, ihm einfache Probleme vorzubringen. Während die menschliche Dringlichkeit seiner Fälle ihn zwang, seine Konzentration nur den emotionalen Lebenskrisen zuzuwenden, und so seine Arbeit davor bewahrte, von einem für sie unerläßlichen Niveau in die Niederungen dessen abzugleiten, was im Namen experimenteller Wissenschaftler geleistet wird – nämlich das Bemühen um Aufgaben, die mit Sicherheit zu einem Ergebnis führen, um so der Liste eigener Publikationen weitere hinzufügen –, wurde der Kliniker andererseits gerade von der Vielfalt und Menge seines Fallmaterials erdrückt. Gewöhnlich in Zeitnot, unter dem Zwang, etwas vorzutäuschen, unter Nichtachtung oder Verachtung der Beweisleidenschaft des experimentierenden Wissenschaftlers, ersann er Theorien, die bizarre Mischungen aus scharfer Einsicht und unbegründeter Spekulation waren. Trotzdem war seine Arbeit so fruchtbar, daß sie heute die Möglichkeit der Befreiung für die Gattung Mensch birgt, der Befreiung davon, daß Menschen andere Menschen unentwegt bis zur Karikatur ihrer selbst entstellen.

Wegen ihrer Unterschiede in Temperament, Ausbildung und Zielen haben sich Experimentalpsychologen und Kliniker gegenseitig mit Mißtrauen betrachtet. Dem Experimentierenden erschien der Kliniker in seiner Funktion als Wissenschaftler wie ein ungezähmter Wilder, der trunken die Räume von Theorie und Praxis durchkreuzte, während umgekehrt dem Kliniker der Experimentierende wie ein ungezähmter Besessener erschien, der, elend gefesselt an seine Sucht, Berechnungen anzustellen, im Namen der reinen Wissenschaft immer mehr über immer weniger lernte. Erst seit kurzem, seit sie Übereinstimmung in Problemen entdeckten, an denen sie gleichermaßen interessiert sind, bezeigen sie steigenden Respekt füreinander, und ihre allzu scharfen Gegensätze beginnen sich aufzulösen.

Wir müssen bis zum Kern des Zwistes zwischen experimentell arbeitenden Psychologen und Klinikern gehen, denn er ist nicht einfach eine Familienfehde innerhalb der Psychologie, sondern vielmehr ein Streit, der die Spaltung widerspiegelt, die auch bis zu einem gewissen Grad in der Persönlichkeit eines jeden zu finden ist, der in unserer Gesellschaft aufgewachsen ist. Da die Verfahren der Selbst-Bildung, die wir darstellen werden, eine informelle, aber natürliche Verbindung experimenteller Technik mit klinischem Material bilden, ist es unbedingt notwendig, daß wir ganz deutlich machen, was wir vorhaben: Wir müssen zum Beispiel eingestehen, daß wir frohgemut die für den Experimentalpsychologen unverzeihlichste aller Sünden begehen:* *Wir schließen den Expe-*

* Viele Forscher erkennen natürlich an, daß sie in irgendeiner bestimmten Untersuchung nicht in der Lage waren, den Experimentator aus dem Experiment herauszuhalten. In dem Maße jedoch, wie seine Präsenz die Resultate beeinflußt hat, werden sie als »verunreinigt« betrachtet, und es werden Anstrengungen unternommen, seinen Einfluß, etwa durch statistische Manipulationen, herauszulösen, um so die Daten zu reinigen.

rimentator in das Experiment mit ein! Um etwas so Widersinniges zu rechtfertigen, müssen wir nun weiterhin die Tatsache bedenken, daß beide, Experimentalpsychologe und Kliniker, jeder mit den ihm eigenen Normen von Strenge und Durchführbarkeit, menschliches Verhalten zu verstehen suchen. Wir wollen ihre jeweiligen Positionen genauer untersuchen und prüfen, in welchem Ausmaß sich ihre Ansichten und Methoden decken, denn in diesem Bereich werden wir arbeiten.

Bei Gericht darf der Zeuge nur das bezeugen, was er gesehen, gehört oder auf andere Art direkt erfahren hat. Ihm steht es nicht zu, irgendwelche Folgerungen vorzutragen, die er vielleicht aus solchen Erfahrungen gezogen hat, denn in den Augen des Gerichts ist seine »Meinung unerheblich, gegenstandslos und inkompetent«. Der Sachverständige hingegen darf als Zeugenaussage seine Meinung über die Aspekte des Falles abgeben, die im Bereich seiner speziellen Zuständigkeit liegen. Unglückseligerweise kann die Verhandlung dadurch in einen Kampf zwischen einander widersprechenden Experten ausarten.

Eine ähnliche Situation entsteht, wenn Menschen aufgefordert werden, über ihre eigenen psychischen Prozesse Auskunft zu geben. Diese Auskünfte unterscheiden sich von Person zu Person erheblich, und es gibt keine Möglichkeit zu prüfen, welche, wenn überhaupt eine, die richtige ist. Folglich hat der experimentell arbeitende Psychologe die Gerichte im Ausschließen unzuverlässiger Zeugenaussagen seit langem überflügelt, und für ihn gibt es *keinen* annehmbaren Sachverständigen, der für innere Vorgänge kompetent wäre. Die unausweichliche Folge ist natürlich, daß er gleichzeitig mit dem Ausschluß des einzigen Zeugen, der in der Lage ist, über sie zu berichten, jeden Bezug zu den inneren Vorgängen selbst aus seiner Wissenschaft ausklammert.

Mit seiner ständigen Betonung, die Psychologie müsse *objektiv* sein und ein für allemal alles *Subjektive* aus dem Reich der Wissenschaft verbannen, sagt der Experimentalpsychologe letztlich, daß man alles, was der Untersuchung kompetenter Betrachter zugänglich sei, als wissenschaftliche Daten zulassen müsse, daß aber alles, was seiner Natur nach auf persönliche Darstellung beschränkt sei und dem auch außerhalb der Dienststunden eine Existenz zuerkannt werden könne, nicht als Teil des wissenschaftlichen Materials zu akzeptieren sei, da es andere Betrachter nicht bestätigen könnten. Oder, nach der älteren Terminologie, all das, worauf man in der »Außenwelt« hinweisen kann, so daß andere es sehen und bestätigen können, verdient unser Vertrauen, während das, was einer aus »seinem Seelenleben« berichtet, völlig unglaubwürdig ist.

Eine solche Zweiteilung zwischen Außen und Innen hat viel für sich, denn es ist allgemein bekannt, wie anfällig für Irrtümer Zeugenaussagen sind. Der Kliniker trifft sich hier eigentümlicherweise mit dem experimentell Arbeitenden, denn er lehnt es ab, was der Patient ihm zu sagen hat, für bare Münze zu nehmen, auch wenn er ihm endlos zuhört. Der Patient ist in seinen Augen in höch-

stem Maße unfähig, eine unverfälschte Geschichte zu erzählen, nicht einmal sich selbst. Seinen eigenen Aussagen mißt der Arzt möglicherweise etwas mehr Glaubwürdigkeit bei.
Mit seiner Überzeugung, daß in allgemein zugänglicher Beobachtung Sicherheit – oder zumindest ein geringeres Risiko – liege, steht der experimentelle Psychologe nun gewiß nicht allein. Überall da, wo viel auf dem Spiel steht und wo man bestrebt ist, Fakten zu sichern oder Verpflichtungen, Versprechungen und Geständnisse für die Zukunft bindend zu machen, erlebt man das Beharren auf Unterschriften, Beglaubigungen, mehrfachen Ausfertigungen, Besiegelungen und so weiter – in einem Ausmaß, daß das Einkommen von Notaren dadurch gesichert ist. Man sagt zu einem Freund: »Was du auch tust, gib es nicht schriftlich«, oder, umgekehrt, wenn es der Freund ist, der jemanden festlegen will: »Laß es dir schwarz auf weiß geben«. Wenn Mißtrauen so verbreitet und in den täglichen Geschäften sogar zweckmäßig ist, warum sollte der Wissenschaftler dagegen unempfindlich sein?
Die experimentellen Psychologen verschreiben sich einer weiteren Sicherheitsmaßnahme: Der forschende Psychologe muß seine Befunde unter so detaillierter Angabe der Hilfsmittel und des Verlaufs seines Experiments veröffentlichen, daß jeder sachverständige Berufskollege, der die Schlußfolgerungen anzweifelt, den Gang der Untersuchung wiederholen kann. Obwohl das selten geschieht und in vielen Fällen einfach nicht praktikabel erscheint, hat eine solche Bedingung wahrscheinlich Versuchungen bekämpft, die »Daten so hinzudrehen«, daß man mehr positive Ergebnisse bekommt. Führt man sich nun vor Augen, wie genau die Bedingungen zugänglich gemacht werden, unter denen das Experiment durchgeführt wurde und die eine Wiederholung ermöglichen, dann erkennt man, wie unmöglich es im Gegensatz dazu ist, Bedingungen festzulegen, die eine Nachprüfung seelischer Äußerung zuließen. Die Beschränkung der Untersuchungen auf Situationen, die experimentell wiederholbar sind, bildet eine beklemmende Einengung in den Augen derer, die gewöhnt sind, die Psychologie für eine Wissenschaft zu halten, deren Gegenstand die Persönlichkeit mit all ihren Nuancen ist. Die Experimentalpsychologen würden dagegenhalten, daß Wissenschaft sich niemals mit dem Einmaligen beschäftigen könne. Sie suche vielmehr die Bedingungen genau festzulegen, unter denen ein bestimmter Vorgang zuverlässig vorausgesagt werden könne. Wenn dies mit hinlänglicher Genauigkeit möglich sei, dann verwandele sich die Vorhersage in Kontrolle und der Vorgang könne willentlich herbeigeführt werden. Vorgänge von besonderer Komplexität allerdings dürften sich hartnäckig dem Bereich direkter Kontrolle entziehen und diesseits der Schwelle genauer Vorhersage verharren.
Sollte es sich beim Objekt der Untersuchung aber um Menschen handeln, dann muß nach der Vorstellung des Experimentalpsychologen jede Vorhersage oder

Beherrschung ihres Verhaltens in den Händen von jemandem liegen, der dazu befähigt ist, als Regisseur im Aktionstheater der Menschen zu fungieren. *Auch wenn man sich diesen Regisseur als einen Teil der Persönlichkeit selbst denkt, dann ändert das nur den Standort der kontrollierenden Instanz und stellt nur einen Spezialfall innerhalb des allgemeineren Systems dar.*

Die Experimentalpsychologen, die darauf bedacht sind, ihre Entdeckungen in möglichst großem Umfang anzuwenden, erklären, wir stünden schon an der Schwelle zum Zeitalter der Sozialtechnologie. Das zeige sich bereits deutlich bei Dingen wie Werbung, Public Relations, Absatzförderung, Personalführung und in den Tendenzen zur Team- und Gruppenorganisation. Es sei schade, so sagen sie, daß solcherlei Anwendung oft nicht »dem gesellschaftlichen Interesse« diene; aber, so fügen sie hinzu, wenn ein neues Werkzeug geschmiedet würde, dann sei es nicht dem Werkzeugmacher anzulasten, wenn es später mißbraucht würde. Das Problem liege darin, Sozialtechnologie so weit auszudehnen, daß sie auch noch die Motive des Benutzers kontrolliere. Das bedeute eine Hierarchie von Kontrolleuren über Kontrolleure mit starker Abhängigkeit vom obersten Sozialingenieur.

Was nun das Individuum betrifft, so wird es ermutigt, in gewissem Umfang sein eigener Sozialingenieur zu sein. Durch geschickte Steuerung der Situationen, die ihm zeigten, daß Erfolge bei verschiedenen erwünschten oder unerwünschten Reaktionen wahrscheinlich oder unwahrscheinlich sind, kann es lernen, dem Plan entsprechend die Zügel mehr schießen zu lassen oder fester in die Hand zu nehmen. Daß solch eine Planung der »Selbstbeherrschung« perfekt erdacht werden kann, wird am Fall des »Selbst-Vergewaltigers« sehr deutlich, der später noch zur Diskussion stehen wird. Die Kehrseite der Medaille ist nur, daß dieser »Sozialingenieur« in der Persönlichkeit auch *die übrigen Anteile regieren würde*, und zwar so, wie es seiner Meinung nach *für ihn* am günstigsten wäre. Wie wir später zeigen wollen, würde dies aber, der Natur eines solchen Verhältnisses entsprechend, Tyrannei bedeuten und im Widerspruch stehen zu den Grundbedürfnissen des menschlichen Wesens.

Die »sozialtechnologischen« Vorschläge lassen an Huxleys *Schöne neue Welt* denken. Dort hielt man, wie man sich vielleicht erinnert, ungeachtet der Segnungen der utopischen Technologie, die Vorsichtsmaßnahme für ratsam, Shakespeares Werke und andere ähnlich feuergefährliche Relikte in ein Reservat auszusperren, damit das so mühsam errungene soziale Gleichgewicht nicht wieder erschüttert würde.

Wir wollen nun noch einen weiteren Blick auf die Situation werfen, und zwar vom Standpunkt des Klinikers aus. Seine Arbeit hatte, wie wir schon gesagt haben, immer etwas mit Therapie zu tun, aber wir wollen hier nicht die Geschichte der psychologischen Heilkunde aufrollen. (Ihre Ausübung als Kunst ist so alt wie die Zivilisation, und ihre Methoden sind so verschiedenartig wie menschliche Genialität und Dummheit. Wir befassen uns nur mit der modernen, hochentwickelten Form der Psychotherapie, in der sich Arzt und Patient im persönlichen Gespräch gegenübertreten. Dies ist die Situation, die wir im Blick hatten, als wir vom »klinischen Ansatz« sprachen, wenn sie auch nicht den ganzen Anwendungsbereich des Begriffes deckt.)

Der Name, der mit der Therapie, die »befragend« vorgeht, am häufigsten verknüpft wird, ist natürlich der Sigmund Freuds. Seither ist die Psychotherapie modifiziert, ausgeweitet oder auf vielerlei Weise umgeformt worden, vor allem durch Hilfstechniken, die weit über das hinausgehen, was in den ersten Jahren verfügbar war. Die orthodoxen Jünger Freuds würden, wenn sie könnten, die Anwendung des Begriffs »Psychoanalyse« auf ihre eigene Praxis begrenzen. Sie hätten gerne erreicht, daß die verschiedenen Seitenlinien, Abweichungen und neuen Strömungen anders genannt würden, aber die Kontrolle des Begriffs ist in dem Wirrwarr ungenauen Sprachgebrauchs unwiederbringlich verlorengegangen. Andererseits sind die Gruppen, die meinen, ihre Methoden hätten sich so weit von dem fortentwickelt, was Freud »Psychoanalyse« nannte, daß dieser Begriff, auf ihre Praxis angewandt, eine veraltete, falsche Bezeichnung sei, in keiner besseren Lage. Die ursprüngliche Benennung ist, vor allem in der verkürzten Form »Analyse«, in die Umgangssprache eingegangen und wird schwerlich wieder daraus zu lösen sein. Der »klinische Ansatz« ist von vielen als Antithese zum »experimentellen Ansatz« angesehen worden. Ihm hat es an Strenge gefehlt und an quantitativer Bewertung der Resultate. Er hat in »subjektiven« Ergebnissen geschwelgt und ist verstockt geblieben, wenn er streng zur Rede gestellt wurde. Er hat sich nicht beunruhigen lassen durch die Unwiederholbarkeit seiner Daten. Er hat mit Lässigkeit Worte geprägt und war gleichgültig gegenüber Problemen operationaler Definition. Kurz, während jetzt eigentlich sehr wenige die These vertreten würden, die ganze psychoanalytische Bewegung sei einfach ein ungeheurer Humbug gewesen, so gibt es doch Stimmen aus verschiedenen Richtungen, die fragen: »Aber ist sie eine Wissenschaft?«

Die Antwort hängt offensichtlich davon ab, welche Definition von »Wissenschaft« man wählt. Wenn der Terminus auf das begrenzt wird, was unter streng eingehaltenen Laboratoriumsbedingungen geschieht, dann ist die klinische Praxis sicherlich keine Wissenschaft. Nach diesem Kriterium müßte der Name »Wissenschaft« aber vielen anderen Forschungsbereichen ebenfalls vorenthalten werden, insbesondere den sozialen »Wissenschaften«. Sollte das geschehen, dann würde ihre Arbeit trotzdem wie gewohnt ihren Fortgang nehmen, allerdings mit geringerem Prestige.

Das gegenwärtige Ansehen des Wortes »Wissenschaft« macht diese langatmige Diskussion nötig. Was »wissenschaftlich begründet« ist, *muß* geglaubt werden, und was »unwissenschaftlich« ist, dem *muß* mißtraut werden. Sogar der Hausarzt, seit Generationen stolz darauf, sich als jemand zu verstehen, der »die Kunst des Heilens praktiziert«, gibt Anzeichen zu erkennen, daß er den Zug nicht versäumen will, und zwar durch eine neue Selbststilisierung als »medizinischer Wissenschaftler«.

Die Psychoanalyse könnte heute in der Familie der Wissenschaften einen höheren Rang genießen, wenn sie mehr Gebrauch von dem Produkt der »Sozialtechnologie« gemacht hätte, das als »Public Relations« bekannt ist. Sie hätte dann auf Angriffe vielleicht weniger gereizt reagiert und, wo sie einen Spaten gesehen und ihn auch so benannt hätte, auf die Bitte hin, sich besser zu benehmen, verkündet, es sei bei genauerem Hinsehen eben doch eine Schaufel. Sie wäre wohlberaten gewesen, nie zu behaupten, daß niemand, der sich nicht selbst einer Psychoanalyse unterzogen habe, auch nur annähernd in der Lage sei, sie nach Methode oder Theorie zu beurteilen. Unter den Protesten, die diese Behauptung hervorgerufen hat, lautete einer der gemäßigteren, daß »es nicht nötig sei, das ganze Ei zu essen, um sagen zu können, ob es schlecht sei«.

Vielleicht können wir diesen Streit klären, wenn auch nicht auflösen. Mit der trivialen Kritik an der Psychoanalyse, die nichts als Widerwillen ausdrückt oder Geschwätz wiederholt, versuchen wir nicht zu streiten. Was uns interessiert, ist die ernsthafte, fundierte Kritik von Wissenschaftlern, die die Psychoanalyse als logisches System geprüft und unbefriedigend gefunden haben. Zunächst müssen wir fragen: Aus welcher Grundlage erwächst ihr Urteil? Die Antwort könnte lauten, daß sie die schriftlichen Formulierungen kennengelernt haben, namentlich die Schriften von Freud, und auf diese Formulierungen beziehen sie sich, wenn sie den Begriff »Psychoanalyse« verwenden.

Wenn hingegen der gleiche Begriff von denen benutzt wird, die Psychoanalyse praktizieren, und von denen, die ihr als Patienten begegnet sind, dann meinen beide nicht die *Schriften über Psychoanalyse*. Sie sprechen statt dessen von etwas, das über einen langen Zeitraum hinweg eine Möglichkeit zu leben geworden ist und ihren gesamten Organismus verändert hat. Ihre Art zu sehen und zu handeln hat in unterschiedlichem Umfang eine Wandlung durchgemacht. So kommt das, was sie über die Sache sagen, aus Quellen, die nicht ausschließlich verbal sind. Dies unterscheidet sich keineswegs von den möglichen Verhaltensweisen einer Person, die in irgendeinem besonderen Bereich Kenntnisse oder Sachverstand erworben hat. Nehmen wir zum Beispiel den Fall eines Experimentalpsychologen, der die offizielle Veröffentlichung einer Untersuchung liest, die von einem Kollegen in einem ihm vertrauten Bereich durchgeführt worden ist. Die Diagramme oder Bilder des Apparates, die den Neuling verwirren würden, begreift er sofort. Er hat ähnliche Versuche durchgeführt und durch mühsames technisches Training gelernt, die Notwendigkeit ihres scheinbar überkomplizierten Aufbaus zu würdigen. Die Verfahren sind ihm in ihrem Ablauf klar, die Resultate und die in logischer Anordnung folgenden Schlüsse sind ihm zugänglich. Wenn für sein geübtes Auge nichts fehlt, akzeptiert der Experimentalpsychologe die neuen Ergebnisse, und er wird sie, wenn die Gelegenheit sich bietet, als Sprungbrett für seine eigenen weiteren Untersuchungen benutzen.

Aber nehmen wir an, die angegebenen Schlußfolgerungen zerstörten zu seiner Bestürzung eine von ihm gehegte Theorie. Was soll er tun? Er kann kraftvoll zur Feder greifen und die Untersuchung, die ihn aus der Fassung gebracht hat, angreifen, indem er alle schwachen Punkte, die er aufspüren kann, bis zum äußersten ausschlachtet. Oder er kann – und wenn er ein überzeugter experimentell arbeitender Wissenschaftler ist, wird er dies tun – verbale Polemik verschmähen und sich in sein Labor begeben, um die ganze ärgerliche Untersuchung von vorn bis hinten nachzuprüfen. Dies ist für ihn die einzige Möglichkeit, sein Problem zu lösen. Ein Schwall von Worten kann gegen die gedruckten Sätze seines Rivalen nichts ausrichten, denn diese Sätze wurzeln in nichtsprachlichen Maßnahmen – und nur in der Gültigkeit dieser Maßnahmen können die Sätze ihre Bestätigung finden oder verlieren.

Aber wir müssen auch die Kehrseite der Medaille betrachten. Soweit die Psychoanalytiker nicht Kritik überhaupt zurückgewiesen haben, wenn sie von Leuten kam, die nicht zu ihrer esoterischen Bruderschaft gehörten, haben sie sich mit einem zwar geschickten, aber zornerregenden Trick verteidigt, der dann allerdings auch begründete Kritik erfolgreich abwehrte. Doch wie auch immer, die neueren Entwicklungen geben zu erkennen, daß viele Kontroversen endlich der Vergangenheit überantwortet werden können.

Wir kehren zu dem früher angeschnittenen Thema zurück: der angenommenen Antithese von »experimentell« und »klinisch«. Wir wollen den unterschiedlichen Ursprung der beiden Ansätze, die auf Newton fußende Physik und die Heilkunst, beiseite lassen und noch einmal die tatsächlichen Aktivitäten derer betrachten, die sich der jeweiligen Richtung verpflichtet haben.

»Experiment« stammt vom lateinischen experiri, versuchen. Ein Experiment ist »ein Versuch oder eine besonders genaue Beobachtung mit dem Ziel, eine angezweifelte Sache zu bestätigen oder zu widerlegen, und zwar unter Bedingungen, die durch den Experimentator festgelegt sind; eine Handlung oder Maßnahme, die vorgenommen wird, um ein unbekanntes Prinzip oder eine Wirkung aufzudecken, oder um eine angenommene oder bekannte Wahrheit zu prüfen, zu begründen oder zu erläutern; es ist eine praktische Prüfung, ein Beweis«.

Einer solchen Definition entsprechend ist eine aufs Gespräch ausgerichtete Therapie experimentell. Man bedenke die enorme Kontrolle der »Variablen«, die durch die bewußt vereinfachte Gestaltung der therapeutischen Situation eingeführt wird, im Vergleich zu der umfassenden Vielfalt des täglichen Lebens. Arzt und Patient sind allein in einer von Ablenkungen freien Atmosphäre. Die üblichen Mahnungen der Uhr sind außer Kraft gesetzt, und für die Dauer der Sitzung ist die Zeit offen für alles, was auch geschehen mag. Für eine Weile ist die Gesellschaft zusammengeschmolzen auf zwei Personen. Es ist eine wirkliche Gesellschaft, aber für die Dauer dieser Stunde besteht Freiheit vom üblichen sozialen Druck, und die gewohnten Strafen für »schlechtes Benehmen« werden in humaner Weise zurückgehalten. Im Laufe des Therapie-Experiments wagt der Patient immer mehr, er selbst zu sein. Er äußert Dinge, die er anderswo nur denken könnte, und er denkt Gedanken, die er anderswo noch nicht einmal sich selbst gegenüber zugeben könnte. Fließend und wandelbar, sich ändernd von Stunde zu Stunde und von Stufe zu Stufe im Gesamtprozeß, sind solche Erscheinungen dennoch weder zufällig noch unwirklich. Sie sind vorhersagbar, wenn die Situation geschickt angeordnet und die Sitzungen sachverständig geleitet sind.

Abgesehen von diesen umfassenden Gesichtspunkten ist das therapeutische Gespräch auch von einem Augenblick zum anderen experimentell im Sinne von: »Versuch es, und sieh, was geschieht«. Der Patient wird gelehrt, *sich selbst zu erfahren*. »Experience« (engl. für Erfahrung oder erfahren – Anm. d. Übers.) kommt aus derselben lateinischen Wurzel – *experiri* – wie das Wort »Experiment«, und das Lexikon bietet dafür genau die Bedeutung, die wir hier beabsichtigen, nämlich »das wirkliche Durchleben eines oder mehrerer Ereignisse«.

In unseren Augen ähnelt der Therapeut dem, was der Chemiker einen Katalysator nennt, einem Ingrediens, das eine Reaktion beschleunigt, die anders möglicherweise nicht eintritt. Es schreibt weder die Art der Reaktion vor, die von den Reaktionseigenschaften des vorhandenen Materials abhängt, noch wird es zu einem Teil der wie auch immer gearteten Verbindung, zu deren Entstehung es beiträgt. Seine Funktion ist es, einen Prozeß in Gang zu setzen. Es gibt nun einige Prozesse, die, einmal in Gang gesetzt, sich selbst erhalten oder autokatalytisch sind. Dies ist, wie wir meinen, der Fall in der Therapie. Was der Arzt in Bewegung bringt, setzt der Patient selbständig fort. Der »erfolgreiche Fall« bedeutet nicht eine »Heilung« im Sinne eines fertigen Produkts, sondern einen Menschen, der jetzt das Werkzeug besitzt, um mit Problemen aller Art umzugehen. Er hat Ellbogenfreiheit gewonnen, mit der er arbeiten kann, und ist nicht länger eingeengt von dem verworrenen Durcheinander begonnener, doch unerledigter Geschäfte.

In Fällen, wo unter diesen Vorzeichen behandelt wird, stehen die Kriterien des therapeutischen Fortschritts nicht mehr zur Debatte. Es geht nicht um größere »gesellschaftliche Eignung« oder verbesserte »zwischenmenschliche Beziehungen«, wie es in den Augen einiger anmaßender und selbstgerechter Außenstehender erscheinen könnte, sondern um das Gewahrsein des Patienten von erhöhter Lebenskraft und gesteigerter Handlungsfähigkeit. Sicher vermögen auch andere die Veränderung zu bemerken. *Ihre* gute Meinung ist aber dennoch nicht der Prüfstein der Therapie.

Solche Therapie ist flexibel und selbst ein Abenteuer des Lebens. Aufgabe des Arztes ist nicht, wie ein weitverbreitetes Mißverständnis lautet, »herauszufinden«, was dem Patienten fehlt, und es »ihm zu sagen«. Man hat es ihm schon sein ganzes Leben lang »gesagt«, und in dem Maß, wie er die Worte der andern akzeptiert hat, hat er sie sich selbst »gesagt«. Noch mehr Worte können das Blatt nicht wenden, selbst dann nicht, wenn die Autorität des Arztes hinter ihnen steht. Wesentlich ist nicht, daß der Therapeut etwas über den Patienten lernt und es ihm dann beibringt, sondern daß der Therapeut den Patienten lehrt, etwas über sich selbst zu erfahren. Dazu gehört aber, daß der Patient sich unmittelbar dessen bewußt wird, wie er als lebendiger Organismus »funktioniert«. Das geschieht aufgrund von Erfahrungen, die wesentlich nonverbal sind.

Daß dergleichen geschehen kann, hat sich in den letzten Jahren durch Entwicklungen in den fortschrittlichen Zweigen der klinischen Praxis gezeigt. Dieser Prozeß ist nicht das Werk eines Menschen oder einer einzelnen Gruppe von Menschen, und er hat seinen Höhepunkt durchaus noch nicht erreicht.

Da aber die »face-to-face«-Therapie teuer und zeitraubend ist, ist sie den wenigen vorbehalten geblieben, die sie sich als Luxus leisten konnten oder als Lebensnotwendigkeit kaufen mußten. Dadurch blieb sie auf durch und durch »neurotische« Menschen begrenzt. Was aber wird aus der großen Menge derer, die zwar nach den gewöhnlichen medizinischen Maßstäben nicht krank sind, die auch nicht so eingeschränkt sind, daß sie keinen Beruf ausüben könnten, oder so hilfsbedürftig, daß man sie als Dringlichkeitsfälle ansehen müßte, die aber im Leben dennoch benachteiligt sind, weil sie sich nicht wohl fühlen und unbefriedigt sind?

Die Problematik spitzt sich schließlich auf die Frage zu, ob die erwähnte Miniaturgesellschaft von Arzt und Patient zugunsten weiterer Ausbreitung ihrer Wohltaten in der Gesamtgesellschaft sich nicht zweckmäßig auf eine Person – nämlich den Leser gedruckter Anweisungen und Erörterungen – reduzieren ließe. Diese Frage prüften wir vor einem Jahr. Wir benutzten das Material, das, weiterentwickelt, in diesem Buch dargelegt wird, und die Antwort auf unsere Frage war ein entschiedenes *Ja*!

Das Material wurde nichtgraduierten Studenten der Psychologie an drei Universitäten in die Hand gegeben. In einer der drei Universitäten, in der es Studenten im Alter von achtzehn bis etwa siebzig Jahren gab, von denen viele halbtags oder ganztags in den verschiedensten Berufen arbeiteten, wurde es einfach als Teil der »Hausarbeit« für einen ansonsten normalen Kurs aufgegeben. Vier Monate, also ein Semester lang, wurden schriftliche Berichte gesammelt. Als der Kurs zum zweiten Mal lief, arbeitete eine größere Zahl von Studenten mit einer durchgesehenen und erweiterten Form des Materials. Fast hundert Studenten gaben uns ihre Einwilligung, daß wir ihre Berichte in jeder Weise benutzen dürften, die ihre Identität nicht preisgäbe. So stehen nun Exzerpte in ihren eigenen Worten zur Verfügung, die einige Eindrücke von Ausmaß und Art der Reaktionen, die durch dieses Programm hervorgerufen worden sind, vermitteln. Für viele Personen sind vier Monate eine allzu kurze Zeit – kaum eine »Anwärmperiode«, um Wirkungen zu zeigen, die unter die Oberfläche dringen –, aber in mehreren Fällen lief der Prozeß weiter, so daß die Entwicklung, die während der Teilnahme am Kurs begonnen hatte, jetzt schneller vorangeht, obwohl das Material nicht mehr Teil der »Hausarbeit« ist. Wir haben Grund anzunehmen, daß dies auch beim Leser dieses Buches der Fall sein kann.

Unsere Bemühung geht grundsätzlich dahin, dir dabei zu helfen, daß du dir dessen bewußt wirst, wie die Lebensprozesse bei dir als Organismus und als Person ablaufen. Da du der einzige bist, der die notwendigen Beobachtungen machen kann, werden wir es natürlich mit dem zu tun haben, was wir zuvor »innere Ereignisse« genannt haben. Der Ort solcher Ereignisse ist nach der alten Terminologie, die bis heute hartnäckige und entschiedene Unterdrükkungsversuche überlebt hat, die »Seele«. Sicher werden wir diesen Begriff in seiner herkömmlichen Bedeutung von etwas Körperlosem, das die organischen Funktionen transzendiert, nicht verteidigen. Wir gehören in der Tat in das Lager der Unterdrücker – aber mit einem Unterschied. Es wird später noch deutlich gesagt werden, daß wir eine *Unabhängigkeit* von »Seele«, »Körper« und »Außenwelt« nicht für denkbar halten. Worauf sich diese Begriffe beziehen, das sind Artefakte einer dualistischen Tradition, die versucht hat, sie in den lebenden Organismus einzubauen. Wenn man sie aufgibt und eine ganzheitliche Sprache entwickelt, die dem nicht-dualistischen Betrachter sagt, was ist, so wird mit ihnen nichts Wesentliches von der Bildfläche verschwunden sein.

Wir sind inzwischen in die Gefahr geraten, durch diese dogmatischen Behauptungen auf beiden Seiten Freunde zu verlieren. Die, die ihre »Seele pflegen« und gewillt sind, bis zum Ende an ihr zu hängen, werden die von uns vorgeschlagenen Verfahren zumindest ablehnen, wenn wir so wenig Verständnis dafür aufbringen, wie sie sich eigentlich erfahren – d. h. als eine körperlose Seele, die einen »Leib« in einer »Außenwelt« dirigiert. Diese Art, sich zu erfahren, ist die Frucht des Sozialisationsprozesses, den wir alle als Kinder durchmachen. Die nähere Betrachtung dieses Prozesses verschieben wir auf später und sagen nur denen, die sich weigern, einen einzigen Schritt ohne ihre »Seele« zu tun, so viel: daß die von uns vorgeschlagene Arbeit den Bereich der »Seele« (um es in ihrer Sprache zu sagen) erweitern und ausdehnen wird.

Die andern, die sich der streng experimentellen Richtung verpflichtet fühlen, werden uns Beifall zollen, wenn wir die »Seele« attackieren, aber sie werden

sich uns entschieden entgegenstellen, wenn wir uns an der »Außenwelt« vergreifen. Ihre beharrliche Forderung, daß wir »objektiv« zu sein hätten, daß wir uns an Dinge zu halten hätten, die »allgemein zugänglich«, nicht aber nur »innerlich« nachzuweisen seien, ist eine Bitte an uns, alles in die »Außenwelt« hineinzuverlegen. Aber hat »außen« irgendeinen Sinn, wenn nicht als Gegensatz zu dem stillschweigend mitgedachten »innen«?
Allerdings, in gewissem Sinne existiert »innen« auch für sie, sofern es nämlich von außen angegangen werden kann. Wie kann das geschehen? Nun, es gibt Elektroenzephalographen, die sich in die elektrischen Ströme des Gehirns hineintasten, und Elektromyographen, die die sogenannten Aktionspotentiale der kontrahierenden Muskulatur registrieren, und empfindliche Galvanometer, die die Veränderungen des Hautwiderstandes gegenüber durchgeschicktem Strom messen. Es ist allgemein wissenschaftlich anerkannt, daß diese physiologischen Vorgänge mit dem korrelieren, was der Patient über seine »seelischen Aktivitäten« berichtet. Für den experimentell Arbeitenden haben sie nichts mit der »Seele« zu tun. Sie bilden das »verdeckte Verhalten«, die verborgene Reaktion des Organismus, die dem bloßen Auge unsichtbar bleibt, mit Hilfe geeigneter Instrumente aber bloßgelegt werden kann. Den Gegensatz dazu bilden das »offenkundige« Verhalten, die sichtbaren Regungen des Organismus im »Außenraum«. Es muß aber immer beachtet werden, daß das, was hier von den Experimentalpsychologen als »innen« akzeptiert wird, nur dann akzeptiert wird, wenn es in *ihrer* »Außenwelt« – den Bändern, Zifferblättern und Zählwerken ihrer Meßinstrumente – nachweisbar ist.
Wir wollen dieses »Außen« und »Innen«, das selbst der experimentell Arbeitende jedem Organismus, mit dem er arbeitet, zugesteht, ein wenig genauer untersuchen. Was er hier offensichtlich meint, ist außerhalb oder innerhalb der Haut, nicht außerhalb oder innerhalb der »Seele«. Wenn er berichtet, daß sein Versuchsobjekt, welcher Art es auch immer sei, auf Veränderungen seiner Umwelt reagiert, dann meint er gewöhnlich, daß das Objekt, bestimmten Reizen unter gewissen Bedingungen ausgesetzt, irgend etwas tun wird, das zuverlässig anzeigt, daß die Reize eine Wirkung gehabt haben. Diese Reize können den Gesichtssinn, das Gehör, den Geruchssinn oder verschiedene Gruppen von »Sinnen« ansprechen. Um ihnen eine Wirkung zu sichern, muß der Organismus natürlich passende Rezeptoren oder »Sinnesorgane« haben, die er mit Augen, Ohren, Nase usw. ja auch besitzt. Je mehr allerdings die Forschung erbrachte, desto notwendiger wurde das Eingeständnis, daß Reaktionen nicht unter der Herrschaft der Außenreize allein, die der Experimentator mit relativer Leichtigkeit kontrollieren kann, entstehen, sondern daß der Organismus neben den Exterozeptoren zusätzliche Rezeptoren unterhalb der Haut hat. Eine Gruppe dieser Rezeptoren, die Interozeptoren, scheint im wesentlichen auf den Verdauungstrakt beschränkt zu sein, und die sie anregenden Stimuli

sind die Ausdehnung oder Erschlaffung der gesamten Bauchorgane, z.B. die »Hungerkontraktionen« des Magens, die gefüllte Blase o.ä.

Eine weitere Klasse von Rezeptoren unterhalb der Haut sind die Propriozeptoren, die eingebettet sind in Muskeln, Gelenke und Sehnen. In »subjektiveren« Zeiten haben die Psychologen von ihnen als von Kinästhesie oder vom »Muskelsinn« gesprochen. In der gegenwärtigen Literatur herrscht die Bezeichnung »Eigenwahrnehmung« (Propriozeption) als die »objektivere« vor. Es ist in diesem Zusammenhang interessant, sich die Herkunft von »proprio« aus dem Lateinischen *proprius*, »was jemandem gehört«, zu vergegenwärtigen.

Da jede Bewegung des Organismus und noch mehr jeder stärkere Tonus (jede stärkere Spannung) in einem Muskel propriozeptive Reize entstehen läßt, sprechen die Experimentalpsychologen von ihnen als von »reaktionserzeugten« Reizen. Ihre Bedeutung für die Kontrolle des organismischen Verhaltens wird von diesen Forschern immer stärker betont, wenn sie versuchen, sich über das »verbale Verhalten« Rechenschaft abzulegen. Dieser Ausdruck steht bei ihnen im großen und ganzen für das, was die altmodischen »Subjektivisten« die »höheren seelischen Prozesse« genannt haben, die auch das »Bewußtsein« mit einschlossen.

Wir könnten diesen Abschnitt reichlich mit bibliographischen Angaben versehen, die den raschen Fortschritt auf diesem Feld zeigen, aber das würde uns zu weit von dem wegführen, was hier unsere Absicht ist, nämlich, unsere Methode hinsichtlich ihrer wissenschaftlichen Aspekte einzuordnen. Wir wollen nur noch kurz einen »Wachheitsindikator« erwähnen, der vor kurzem entworfen wurde und auf der Tatsache aufbaut, daß die über die gesamte Muskulatur verbreiteten Propriozeptoren über ein bestimmtes Minimum hinaus funktionieren müssen, wenn der Körper wach sein soll. Falls er noch weiter entspannt ist, d.h., falls die Muskelspannungen noch stärker reduziert sind, dann sinkt die Propriozeption unter das kritische Niveau, und er schläft. Indem man Elektroden an der Stirn der Person anbringt und Aktionspotentiale der Stirnmuskulatur registriert, wird es nun durchaus möglich und durchführbar, ein Relais zwischenzuschalten, das in Aktion tritt, wenn der Umfang der Potentiale unter einen vorbestimmten Punkt absinkt und einen, sagen wir, lauten Summton auslöst, wodurch der Schläfer wieder geweckt wird. Paradoxerweise weckt er sich also gerade durch das Einschlafen. Für Piloten, Fernfahrer, andere Personen, die wach bleiben wollen oder müssen, wenn es Schlafenszeit ist, könnte eine solche Erfindung gelegentlich ein Lebensretter sein. Wie erhellend oder begrenzt brauchbar solch ein Zugang zu dem Verhalten auch sein mag, das unterhalb der Haut abläuft, so darf man doch nicht übersehen, mit welchem Nachdruck verlangt wird, daß dieses Verhalten *von außen* kontrollierbar sei. Es ist, als ob das mit soviel Anstrengung erworbene Wissen dazu verwendet werden solle, den Organismus zu bewegen, sich gegen seine Natur auf vorgeschriebene Weise zu verhalten. Diese Feststellung gilt auch dann, wenn das Untersuchungsobjekt ein Mensch ist und die Vorschriften von einem Teil seiner eigenen Persönlichkeit ausgehen.

Wenn derjenige, der die Vorschriften für das Verhalten erläßt, mit unbegrenzter Weisheit handeln könnte, dann würde eine so geartete »Sozialtechnologie« etwas von dem Beigeschmack willkürlicher Diktatur über den Organismus verlieren. Wäre er aber wirklich so weise, dann würde er abdanken und dem Organismus die Chance geben, sich selbst zu regulieren. Seine Fähigkeit hierzu beweist die Tatsache, daß er in seiner Entwicklung nach Gestalt und Funktionsmöglichkeiten annähernd die Stufe des modernen Menschen erreichte, noch ehe die Sprache erfunden wurde. Der Behauptung, dem menschlichen Organismus könne nicht zugetraut werden, sich ungeleitet inmitten der Komplexität der heutigen Zivilisation selbst zu regulieren, käme so viel Gewicht zu wie der Gegenbehauptung, daß ein sich selbst regulierender Organismus die Zivilisation in ihrer jetzigen Ausprägung gar nicht dulden würde.

Keine der beiden Behauptungen trifft jedoch den Kern, denn was macht es schon, wenn der Organismus sich nicht selbst reguliert? Wenn sich jemand mit List, Einschüchterung oder auf andere Art manipuliert, um etwas zu tun, das er sonst nicht täte, dann sind doch Überlistender und Überlisteter, Einschüchternder und Eingeschüchterter, Manipulator und Manipulierter immer noch ein lebendiger Körper, wie sehr sie auch in den Bürgerkrieg verstrickt sind. Auf die Frage, warum der menschliche Organismus so in sich selbst zerstritten ist, wenn dies nicht die unausweichliche Lage der Dinge ist, müßte die Antwort ziemlich spekulativ ausfallen, soweit sie den Ursprung und die historische Entwicklung unserer gegenwärtigen Gesellschaft betrifft. Hier ist nicht der Ort für diese Frage, aber eine glänzende Abhandlung darüber findet sich in Whytes *The Next Development in Man.* *

Ungeachtet der unverkennbaren Tatsache, daß die Menschen so mit sich im Streit liegen, stellt sich für uns das Problem, daß sie als Säuglinge ihr Leben nicht im Krieg mit sich begonnen haben, und vor allem, daß sie, wenn sie gegenüber möglichen Veränderungen ihres Lebens nicht gleichgültig sind, sich diese Spaltung sehr deutlich vor Augen führen und gerade durch diesen Prozeß beginnen können, sie zu heilen. Der Weg sieht, vom Standpunkt des Experimentalpsychologen aus, oberflächlich nach einem Rückfall in den »Subjektivismus« aus, aber das ist nicht der Fall. Wenn man einmal eine bestimmte Stufe überwunden hat, erkennt man, daß »subjektiv-objektiv« eine irreführende Zweiteilung ist. Um dies genauer zu erklären, kehren wir noch einmal zu den anscheinend gegensätzlichen Positionen des experimentellen und des klinischen Ansatzes zurück. Welches ist die Crux ihrer Differenz? Wir haben es zu-

---

* L. L. Whyte: *The Next Development in Man.* New York (Henry Holt and Company) 1948.

vor angedeutet und wollen es jetzt endgültig definieren. Sie besteht nach unserer Überzeugung darin: Die experimentelle Psychologie, in Methode und Ziel ein Abkömmling der Physik, die sich mit dem Unbelebten befaßt, hat so exakt wie möglich versucht, Belebtes so zu behandeln, als wäre es unbelebt. Sie hat die lebendige Menschlichkeit des Untersuchenden außer acht gelassen (der verzweifelt versuchte, nichts als ein körperloses Auge zu sein) und das Leben in der Art eines unpersönlichen, aber hochintelligenten Meßinstruments studiert. Die experimentelle Psychologie hat den Organismus als Tätigkeit erkannt, was er zweifellos ist. Sie hat Aktivitäten entdeckt, die andere Aktivitäten regulieren, was sie zweifellos tun. Wir wagen zu behaupten, daß dies in den Augen eines »entmenschlichten« Beobachters – und dies ist, um es noch einmal zu sagen, das angestrebte wissenschaftliche Ideal der experimentellen Psychologie – alles ist, was erreicht werden kann, unabhängig davon, wie weit die Forschung vorangetrieben wird. Überdies sind innerhalb der erklärten Ziele vieler Wissenschaften, einschließlich eines Teilbereichs der Psychologie, weder die Möglichkeit noch der Wunsch vorhanden, in Theorie und Praxis darüber hinauszugehen! Dies ist *Wissen*, wohlbegründet und unter Bedingungen kontrollierter Beobachtung geprüft. Es steuert in hohem Maße bei zu der tatsächlichen und möglichen Kontrolle des Menschen über seine Lebensbedingungen.

Aber das ist nicht sein Leben!

Im Gegensatz dazu hat der Kliniker von jeher näheren Kontakt gesucht zu den Aktivitäten des menschlichen Organismus, wie dieser sie *lebt*. Der Patient kommt zu ihm mit einem Selbstbild, das ein Konglomerat von Wunsch und Wirklichkeit ist. Aber so nimmt er sich selbst und seine Welt wahr. Dies ist nicht unpersönlich, es ist vielmehr eminent persönlich. Was er vom Arzt verlangt, ist nicht Wissen im Sinne *verbaler Feststellungen*, die genau seine Situation beschreiben – wie es zu ihr gekommen ist und was für Prozesse sich ändern müßten, um wohltuende Wandlungen herbeizuführen. Nein! Was er sucht, ist Befreiung – und das ist keine verbale Angelegenheit.

Bis an die Grenze seiner Fähigkeiten (und jedermann hat seine Grenzen) fühlt sich der Kliniker in den Patienten hinein – er fühlt die Erfahrungen des Patienten mit Hilfe seiner eigenen Erfahrungen. Er ist auch ein menschliches Wesen, das ein Leben lebt. Wenn der Patient über sich spricht, sagt der Arzt nicht: »Bitte, seien Sie objektiver in Ihren Bemerkungen, oder ich muß Ihren Fall abgeben.« Im Gegenteil, der Therapeut bemüht sich vor allem bei einem Patienten des »verbalen« Typs, ihn immer weniger reserviert, weniger unpersönlich, weniger teilnahmslos gegen sich selbst zu machen. Er will ihm dabei helfen, die Barrieren zu beseitigen, die er zwischen seinem offiziellen Selbst – der Fassade, die er der prüfenden Gesellschaft entgegenhält – und seinem eminent »subjektiven« Selbst errichtet hat – seinen Gefühlen und Gemütsbewegungen, für die er nach Meinung anderer und später nach seiner eigenen Meinung zu männlich oder zu reif sei. Diese ausgesperrten Teile haben eine immense Vitalität, die wiedergewonnen werden und »subjektiv« besser genutzt werden muß – und es braucht mehr Vitalität, sie ausgesperrt zu *halten*. Auch diese Vitalität muß zurückgewonnen werden.

Nach unserer Sicht ist der menschliche Organismus *aktiv*, nicht *passiv*. Zum Beispiel bedeutet die Hemmung eines bestimmten Verhaltens nicht einfach die Abwesenheit dieses Verhaltens im sichtbaren Betragen; sie ist vielmehr ein »Innen-Halten«, oder, um es weniger ungeschickt auszudrücken, ein aktives Festhalten im Innern. Wenn die Unterdrückung aufgegeben wird, kommt das Festgehaltene nicht einfach passiv zum Vorschein. Die Person bringt es vielmehr aktiv hervor.

In der »objektiven« Betrachtung menschlichen Verhaltens ist der menschliche Organismus ein Instrument, das durch eine Art Fernsteuerung kontrolliert wird. Die Kontrolle kann verschiedene Namen tragen, das Prinzip von Ursache und Wirkung, Umwelteinflüsse, sozialer Druck oder andere mehr, aber in jedem Fall wird der Organismus als ungefragter Erbe einer unerbetenen Erbschaft angesehen. Diese Haltung ist so stark geworden, daß sie den modernen Menschen fast zum Zuschauer seines eigenen Lebens gemacht hat. Das Ausmaß, in dem er seine Situation selbst schafft – oder in dem er, als Patient, seine Symptome *aktiv* hervorbringt –, wird ignoriert oder abgeleugnet. Während durch Objektivität gegen sich selbst sicher manches erreicht werden mag – indem versucht wird, das eigene Verhalten so zu sehen, wie es einem Außenstehenden erscheinen könnte –, verstärkt diese Haltung doch andererseits die Tendenz, zu sich selbst und über sich so zu reden, als ob der Sprecher sich irgendwie außerhalb des Zustands und der Begrenzung des eigenen organischen Lebens befände.

Das führt zurück zu dem alten Problem der Verantwortung. Wenn man sich sein Leben einen Schritt weit vom Leibe hält und es sozusagen von außen betrachtet, wird die Frage der Kontrolle, der Regulierung oder der Gestaltung eine technologische Angelegenheit. Wenn die Technologie fehlschlägt, dann ist man, ob nun enttäuscht oder erleichtert, von persönlicher Verantwortung befreit, denn man kann sagen, »bei dem gegenwärtigen Stand der Erkenntnis ist es uns nicht gelungen herauszufinden, wie diese Art persönlicher Schwierigkeit zu behandeln ist.«

Man kann vernünftigerweise nicht Verantwortung für etwas übernehmen, wozu man keinen Kontakt hat. Das gilt für Vorkommnisse in entfernten Gegenden, von denen man vielleicht noch nie gehört hat, es gilt aber auch für Ereignisse im eigenen Leben, sofern man ihrer nicht gewahr ist. Wenn man mit ihnen Kontakt aufnimmt und deutlich gewahrt, wie sie beschaffen sind und welche Rolle sie im eigenen Leben spielen, dann wird man verantwortlich für sie – nicht in dem Sinne, daß man nun eine Bürde anzunehmen hätte, die vorher nicht da war, sondern vielmehr in dem Sinne, daß man selbst derjenige ist, der zu entscheiden hat, ob sie fortbestehen solle oder nicht. Das ist eine ganz andere Auffassung von Verantwortung als jene, die im innersten Grunde vom Begriff der moralischen Schuld geprägt ist.

Wenn unsere bisherigen Ausführungen davon haben überzeugen können, daß der wesentliche Unterschied zwischen dem Experimentalpsychologen und dem Kliniker darin besteht, daß der erstere nach einer *unpersönlichen* Formulierung von Prozessen strebt, die neutral in der Welt wirken, während der letztere bestrebt ist, *menschliche* Erfahrung – laut Lexikon »das wirkliche Durchleben eines oder mehrerer Ereignisse« – zu formulieren und zu bearbeiten, dann entsteht die Frage, ob diese Ansätze sich weiterhin gegenseitig ausschließen müssen, wie es bisher größtenteils der Fall gewesen ist, ob sie unter widerwilliger gegenseitiger Duldung die Uneinigkeit bejahen müssen oder ob sie, zumindest bei der Untersuchung, wie Menschen einander und sich selbst regulieren, ihre Kräfte zur Lösung dieses gemeinsamen Problems vereinigen können. In dieser Angelegenheit ist vieles noch im dunkeln, aber einige Punkte sind schon sichtbar.

Die »klinische« Praxis in ihrer forgeschrittenen Form erlangt mit Hilfe »subjektiver« Methoden Ergebnisse, die der Messung und Evaluation durch von Experimentalpsychologen anerkannte »objektive« Normen durchaus zugänglich sind. Zum Beispiel sind Forschungen über den Grad chronischer Muskelverspannungen, die vor, während und nach der Behandlung durch »subjektive« Methoden gemessen wurden, zu Ergebnissen gelangt, die mit den Meßergebnissen »objektiver« Techniken übereinstimmten.

Der gesamte Inhalt der Gespräche des Klinikers mit seinem Patienten könnte durchaus subsumiert werden unter der Überschrift: »Anweisungen an die Versuchsperson« – das altehrwürdige und immer noch ungelöste Problem des Experimentalpsychologen. Wenn er sein Experiment durchführt, ohne seiner Versuchsperson verbale Instruktionen zu geben, dann merkt er später, daß sie nicht in einem Freiraum gearbeitet, sondern sich »Selbstanweisungen« gegeben hat. Als vorläufige Lösung gibt er jetzt sehr allgemeine, vielleicht sogar vorgedruckte Instruktionen. Er hat auch begonnen, Experimente auszuführen mit dem einzigen Ziel, die Wirkung verschieden formulierter Anweisungen zu messen – ihre Verständlichkeit, ihr timing, ihren Umfang, ihre Gattung usw. –, und diese Art zu arbeiten könnte wirksam auf die klinische Praxis und Ausbildung allgemein ausgedehnt werden.

Wenn man sich vor Augen hält, wie die experimentelle Psychologie der klinischen Praxis hilft oder helfen könnte, wird es auf der anderen Seite interessant sein, die Auswirkungen auf die Experimentalpsychologen zu beobachten, wenn sie anfangen, die informellen Experimente, die auf den folgenden Seiten beschrieben werden, an sich selber auszuprobieren. Soweit sie dadurch als Personen verändert werden, werden sie sich auch in ihrer beruflichen Rolle als Wis-

senschaftler ändern. Vielleicht wird ihnen die Tatsache lebendiger bewußt, daß Wissenschaft, wie rein sie auch sei, das Produkt von Menschen ist, die selbst mit der erregenden Aufgabe beschäftigt sind, ihr persönliches Leben zu leben.
Die Sprache, in der über persönliche Erfahrungen gesprochen wird, ist notgedrungen weniger präzis als die Sprache, in der über Angelegenheiten und Aktivitäten von öffentlichem Interesse geredet wird. Wenn ein Kind gelernt hat, daß sein geliebter Vierbeiner ein »Hündchen« ist, und später gelobt wird, wenn es zu einem ähnlichen Vierbeiner »Hündchen« sagt, dann kann es durch nichts daran gehindert werden, »Hündchen« zu sagen, wann immer es ein vierbeiniges Tier sieht. Aber nehmen wir an, es ruft: »O Mami, was für ein großes Hündchen!«, um die Aufmerksamkeit seiner Mutter auf ein Pferd zu lenken. Sie wird dann sagen: »Nein, Herzchen, das ist ein Pferdchen«, und ihm daraufhin typische Merkmale zeigen, die ein Pferd von einem Hund unterscheiden. Nach und nach wird es ein präzises Vokabular in diesem wie in anderen Bereichen erwerben, so daß etwas Benanntes gleichzeitig seine eigenen Sinnesorgane und die eines mit der gängigen Sprache vertrauten Lehrers reizen kann.
Innere Vorgänge können, wenngleich auch sie sich eine Art Vokabular schaffen, nicht so genau benannt werden, denn sie werden keiner Korrektur unterzogen. Ein Kind lernt zu sagen: »Es tut weh«, auch wenn nichts zu sehen ist, woran ein anderer den Schmerz erkennen und benennen könnte. Hier rührt die Fähigkeit, etwas ganz Persönliches in gängiger Sprache auszudrücken, von früheren Erlebnissen des Kindes her, von Stürzen, Stößen, Schrammen etwa, als dann eine besorgte Person gesagt hat: »Es tut weh, nicht wahr?« Man kann nun aber nicht sagen: »Hier, fühl mal meine Kopfschmerzen!« Außerdem kann man solche inneren Empfindungen, da sie ja gut verborgen sind, wenn nötig herunterspielen oder übertreiben, ohne fürchten zu müssen, daß die Täuschung entdeckt wird.
Erfahrungen werden meist in metaphorischen Ausdrücken berichtet, und ihre wirksame Vermittlung gehört von jeher in das Reich der Poesie und Dichtung. Auch ein Kind hat sicher diese Fähigkeit, solange seine Sprache noch nicht durch die Konvention kastriert ist. Ein kleiner Junge, der mit seiner Mutter einen heißen Weg entlangging, verkündete: »Ich mag den Schatten lieber. Die Sonne ist so laut in meinem Bauch.«
Selbst wenn wir dichterisch begabt wären, wäre die Poesie dennoch ein unzulängliches Medium zur Übermittlung dessen, was wir über die Lebenstätigkeit dieses Selbst zu sagen haben. Die Poesie kann zweifellos tief bewegen und erleuchten, sie kann aber auch jegliche Wirkung verfehlen oder gar völlig unbeabsichtigte Wirkungen hervorbringen. Wir müssen also alle sprachlichen Höhenflüge vermeiden und entschieden auf dem Boden der Tatsachen bleiben. Wo immer es uns nützt, werden wir uns der Terminologie bedienen, welche im Rahmen der psychologischen Gestalttheorie entwickelt worden ist.

Vor einer Generation erregte die Gestaltpsychologie, aus Deutschland importiert nach Amerika, hier einiges wissenschaftliches Aufsehen. Mit Hilfe genialer Experimente machte sie viele vorher übersehene Seiten »visueller Wahrnehmung« sichtbar. Sie verachtete die Lehrmeinung, daß während des Sehvorgangs visuelle Fragmente gesammelt und zu dem gesehenen Objekt zusammengefügt würden, und betonte nachdrücklich, daß das Sehen von vornherein gestaltet – d. h. Gestalt oder Figur – sei. Der visuelle Raum einer Person sei strukturiert in »Figur« und »Hintergrund«. (Hintergrund wurde verkürzt zu »Grund«, und im folgenden werden wir uns meist des kürzeren Ausdrucks bedienen.)
Mit »Figur« ist der Brennpunkt des Interesses gemeint – ein Gegenstand, eine Form, usw. – während »Grund« die Umgebung oder den Kontext bedeutet. Das Wechselspiel zwischen Figur und Grund ist dynamisch, denn der gleiche Grund kann, bei sich wandelndem Interesse und sich verschiebender Aufmerksamkeit, andere Figuren hervorbringen; oder eine vorhandene Figur, die vielleicht Details enthält, kann, wenn eines der Details als Figur erscheint, selber zum Grund werden. Solche Phänomene sind natürlich »subjektiv«, und dieser Aspekt der Gestaltpsychologie hat dann auch nach ihrer Einführung in die amerikanische Psychologie ihre Entwicklung dort eingeschränkt. Diese verwarf zu der Zeit gerade den »Subjektivismus« Titcheners zugunsten einer unkritischen Mischung von Watsons »objektivem« Behaviorismus mit der Pawlowschen Lehre von den Reflexen. Im Zusammenhang mit den vorangegangenen Gedankengängen ist es bezeichnend, daß die Gestaltpsychologie heute, während sie in den psychologischen Fachbereichen von nur einer Handvoll amerikanischer Universitäten gelehrt wird, über das ganze Land hinweg in der Kunsterziehung, im kreativen Schreiben – ganz allgemein in den Geisteswissenschaften – wirksam zur Geltung kommt.
Die Gestaltbewegung übte einen bleibenden Einfluß auf die Psychologie aus, da sie die Tendenz zu »atomistischen« Bausteinkonstruktionen tödlich traf und da sie in die Sprache der Psychologie den Gedanken vom »Organismus als einer Ganzheit« einführte. Daß ihr Einfluß nicht größer war, ist zum Teil auf die Gestaltpsychologen selbst zurückzuführen, die vor dem ansteckenden Zwang zur »Objektivität« kapitulierten und das Neue und Verheißungsvolle ihres Ansatzes durch übereilte oder unkluge Einschaltung quantitiver Messungen und übermäßiger experimenteller Restriktionen verfälschten.
Da wir weitreichenden Gebrauch von dem Figur/Grundkonzept der Gestaltpsychologen machen werden, wollen wir einige anschauliche Bildbeispiele geben. Figur 1 ist ein wohlbekanntes Lehrbuchbeispiel des Figur/Grund-Phänomens. Man kann auf dieser Zeichnung einen weißen Kelch auf schwarzem Grund sehen; wenn aber die weiße Fläche als Grund genommen wird, dann werden zwei Profilsilhouetten zur Figur. Man kann über der fortgesetzten Be-

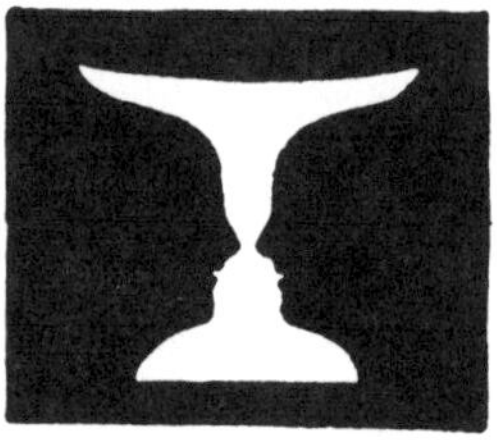

trachtung dieses doppeldeutigen Bildes zum Meister im Umstellen werden, aber man kann nie beide Möglichkeiten gleichzeitig sehen. Vergiß bitte nicht, daß die Veränderung dessen, was du siehst, nicht etwa die Folge einer Änderung des »objektiv« Vorhandenen und Gedruckten ist – das wurde ein für allemal festgelegt, als das Buch in Druck ging –, sondern daß es vielmehr durch die Aktivität des sehenden Organismus hervorgebracht wird. Beachte bitte auch die dreidimensionale Qualität des zweidimensionalen Bildes. Sieht man die weiße Figur, dann ist der schwarze Grund *dahinter*. Und der gleiche Tiefeneffekt stellt sich ein, wenn man die beiden Köpfe etwa wie vor einem erleuchteten Fenster sieht.

Figur 2 zeigt ebenfalls ein doppeldeutiges Bild, diesmal eines mit mehreren Details. Beim ersten Hinschauen wirst du wahrscheinlich gleich eine junge Frau im linken Viertelprofil sehen. Oder du bist die eine von etwa fünf Personen, die sofort eine alte Hexe im linken Dreiviertelprofil sieht? Falls du eine Zeitlang nicht von selbst umgestaltest, was du zunächst gesehen hast – d. h. das Bild als solches zerstörst und die Teile benutzt, um ein neues herzustellen – dann gibt es Wege, dir zu helfen. Im wesentlichen sind es dieselben Wege, die in den folgenden Experimenten beschritten werden.

Zunächst jedoch gibt es einige wichtige Punkte, die wir für die jetzige Situation feststellen können. Wenn wir dir nicht gesagt hätten, daß es ein zweites Bild gibt, dann hättest du es gewiß weder vermutet noch nach einem gesucht. Die Richtigkeit und Vollständigkeit dessen, was du zunächst sahst, hätte dich vollauf befriedigt. Was du jetzt siehst, welches Bild es auch sei, es *ist* richtig. Es beantwortet dir, der Art und Weise entsprechend, wie du im Augenblick »siehst«, die Frage: »Was ist auf dem Bild zu sehen?« Im Zusammenhang des gegenwärtigen Themas von Figur und Grund bist du wahrscheinlich bereit zuzugeben, daß wir dich nicht zum Narren halten wollen, daß die andere Gestalt dir, auch wenn du sie jetzt noch nicht erfaßt hast, bald vertraut sein wird und daß du das andere Bild so deutlich sehen wirst, wie du jetzt das erste siehst. In einem anderen Zusammenhang würdest du vielleicht von jemandem, der etwas zu sehen behauptet, was du nicht siehst, denken, er müsse sich irren, er sei »blöd«, und ihn nicht weiter beachten.

Wenn du eine junge Frau siehst, während wir behaupten, da sei eine alte Frau,

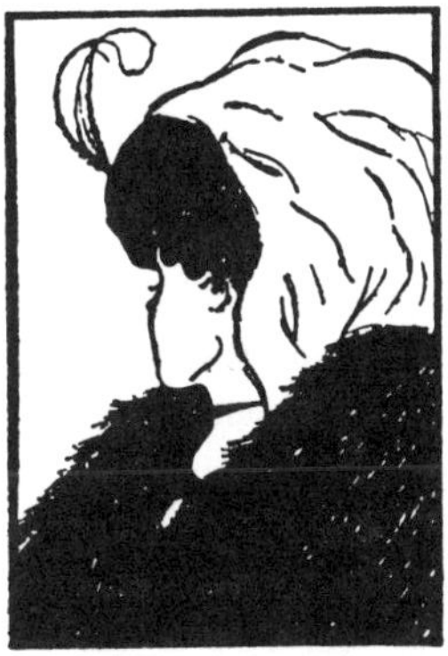

könntest du, als gefälliger Mensch, dich entschließen, nachzugeben, und dasselbe sagen wie wir. Wenn wir zahlenmäßig eine größere Gruppe sind als du – sagen wir, wir sind die »Gesellschaft«, und du bist ein »Individuum« –, dann werden wir dich belohnen, wenn du nachgibst und uns zustimmst, indem wir dir bescheinigen, daß du dich »normal« verhältst. Bedenke aber, daß dir das willkommene Benehmen in einem solchen Fall übergestülpt ist und daß du es nicht *selber* lebst. Du wirst nur verbal mit uns in Einklang sein, nicht im *Sehen*, das *nichtverbal* ist.

Dieses Bild ist so konstruiert worden, daß mehrere Details doppelte Funktion haben. Der lange Hügel, der die Nase der Alten ist, ist die gesamte Wangen- und Kieferlinie der jungen Frau. Das linke Auge der Alten ist das linke Ohr der jungen Frau, ihr Mund das Samthalsband oder die Halsbinde der jungen Frau, ihr rechtes Auge ein kleines Stück der Nase der jungen Frau usw. Wenn wir es für dich nachzeichnen könnten, wäre es noch hilfreicher, aber inzwischen wirst du wahrscheinlich das andere Bild gesehen haben. Es wird plötzlich gekommen sein, vielleicht sogar einen kleinen Überraschungsausruf ausgelöst haben. Das ist es, was die Gestaltpsychologen das »Aha-Erlebnis« nennen. Ihr Fachausdruck dafür ist Einsicht.

Um noch genauer zu zeigen, was mit Einsicht oder plötzlicher Umgestaltung des Verhaltens gemeint ist, präsentieren wir Figur 3, 4 und 5. Die erste Figur ist, für die meisten Personen, »leicht«, die zweite »schwerer« und die dritte »sehr schwer«, wenn diese Reihenfolge auch keinesfalls immer stimmt. Es sind diesmal keine doppeldeutigen Figuren. Sie sind unvollständig, viele Details, die gemeinhin da waren, sind ausgelassen. Indes stimmen die vorhandenen Teile in der Proportion, und die Arbeit, die hier geleistet werden muß, um das Bild zu sehen und zu erkennen, schließt eine Art von »subjektiver« Auffüllung der leeren Räume ein, um, wie die Gestaltpsychologen es nennen, »Geschlossenheit« zu bewirken. Ein starres Fixieren der vorhandenen Teile oder mühevolle Anstrengungen, die einen Sinn in das Durcheinander der Teile zwingen sollen, blockieren gewöhnlich den spontanen Prozeß der Neugestaltung. Daß er spontan sein muß, d.h. nicht Sache wohlbedachter Entschlossenheit ist, zeigte sich bei den vergeblichen Versuchen, die häßliche Alte oder die junge Frau sehen zu »wollen«. Laß deine Augen frei von einem Teil zum andern schweifen und nimm, wenn du kannst, die Haltung gespannter Neugier ein, nicht die verärgerter Ungeduld – das ist der günstigste Ansatz. Wenn die Bilder dann immer noch nicht kommen, werden sie irgendwann später erscheinen, wenn du sie von neuem betrachtest.

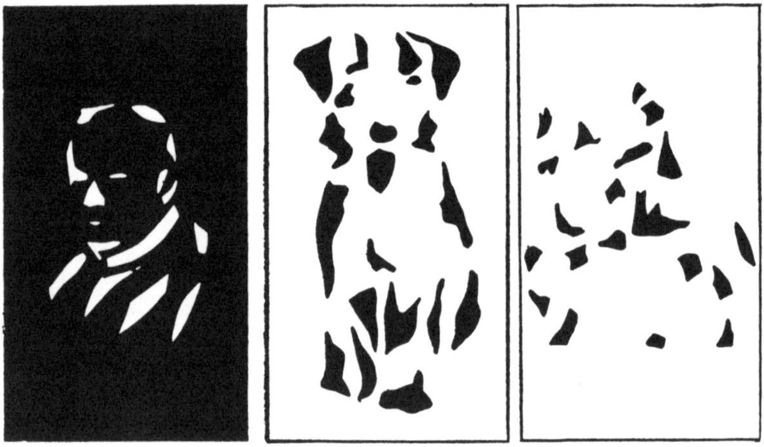

In den folgenden Experimenten wird es, wenn wir von Figur und Grund reden, manchmal um ein Bild gehen und manchmal nicht. Wir haben jetzt Bildbeispiele gewählt, weil sie die einzige Art der Darstellung sind, die wir in einem Buch präsentieren können, aber später werden wir dich bitten, zum Beispiel geringfügige Muskelspannungen, die du in deinem Körper hier oder dort entdekken magst, Prickeln, Jucken, oder fühllose Stellen, zu untersuchen und zu sehen, ob sie vielleicht plötzlich zur Gestalt zusammentreten – in diesem Fall zur Gestalt einer Bewegung mit dem beginnenden Aktionsmuster einer Handlung, die du ausführen möchtest. Das wird schwierig sein, zeitraubend und erschöpfend. Wenn du keine schnellen Ergebnisse erlangst, wirst du vielleicht das ganze Programm aufgeben und es als eine stumpfsinnige Verschwendung kostbarer Zeit verfluchen, oder dich zumindest beklagen, daß die Anweisungen die Arbeit verständlicher, schneller und leichter hätten machen müssen. Das ist möglich und deiner Phantasie sind keine Grenzen gesetzt, selbst Verbesserungen einzufügen. Aber auch dann bleibt die Arbeit mühsam, und wir können sie dir nicht ganz ersparen. So wie du das andere Bild im letzten Experiment sehen mußtest, mußt du sie, wenn sie überhaupt geschehen soll, selber tun.

2

Kontaktnahme zur Umgebung

Experiment 1: Spüren, was gegenwärtig ist

Unser erster Schritt soll dir helfen, dein Gespür für das zu schärfen, was augenblicklich um dich ist. Die meisten Menschen geben zu, daß sie zeitweise nur halb da sind, tagträumen, den Faden verlieren oder in Gedanken anderswo sind als in der gegenwärtigen Situation. Man sagt auch über andere: »Er schweift ab«, »Er bleibt nicht bei der Sache«, oder allgemeiner: »Man findet keinen rechten Kontakt zu ihm.«

Um in Kontakt zu sein, bedarf es nicht einer dauernden Haltung stieläugiger Wachsamkeit. Diese spräche für einen Zustand chronischen Alarmiertseins, der gewöhnlich in einem *Miß*verständnis der Situation begründet ist. Bei manchen Gelegenheiten ist es angemessen, abzuschalten, zu dösen oder sich einem animalischen Wohlgefühl zu überlassen. Daß nur so wenig Menschen das richtig können, ist ein Fluch unserer Zeit – eine Folge unserer »unerledigten Geschäfte« –, aber die Fähigkeit dazu, die wir meist nur aus neidischer Beobachtung unserer Katze kennen, läßt sich wiedererlangen.

Abgesehen von solchen glückseligen Augenblicken, wo wir es uns erlauben können, die Aufmerksamkeit schwinden und einem zerstreuten Wohlbehagen weichen zu lassen, gibt es auch Gelegenheiten, bei denen es den Interessen unseres Organismus sogar zuwiderliefe, wenn wir uns des Gegenwärtigen scharf bewußt blieben. Nur wer es nötig hat, als Held zu posieren, wird die Betäubung verschmähen, wenn ihm der Zahnarzt einen Zahn zieht. Die Natur selbst spielt manchmal den Anästhesisten, indem sie ein Geschöpf vor Schmerz ohnmächtig werden läßt. Etwas ganz anderes ist es jedoch, sich in der Apotheke die patenten »Schmerztöter« zu kaufen. Hier versuchen wir, den Organsimus um sein Gefühl für das Gegenwärtige zu betrügen – die pochenden Kopfschmerzen, die Qualen eines vereiterten Zahns, die Müdigkeit des Überarbeitetseins oder die Schlaflosigkeit als Anzeichen für unerledigte Geschäfte. Dies sind Warnsignale: Sie zeigen an, daß etwas nicht in Ordnung ist, das beachtet werden muß; und wenn wir bloß das Signal ausschalten, so ist das Problem falsch gelöst.

Natürlich hat es keinen Sinn, das Fortwirken des Warnsignals zu ertragen, nachdem wir es einmal zur Kenntnis genommen haben. Wenn man Zahnschmerzen hat, aber bis zum frühestmöglichen Termin beim Zahnarzt noch warten muß, so kommt der »Schmerztöter« gelegen, denn er erspart unnötiges Leiden. Bei Kopfschmerzen, Müdigkeit oder Schlaflosigkeit liegt der Fall nicht so einfach. Manchmal kann sie schon der Hausarzt ebenso leicht beheben, wie

der Zahnarzt den schmerzenden Zahn zieht oder plombiert, oft aber schüttelt selbst der Spezialist den Kopf und sagt, er könne organisch nichts feststellen, was nicht in Ordnung wäre – und wenn er auf dem laufenden ist, wird er vielleicht dunkel andeuten, es könne etwas »Psychosomatisches« sein. Selbst dann wird er zögern, eine psychologische Behandlung zu empfehlen, denn die ist langwierig, teuer und oft erfolglos. Oft wird er den Patienten mit Ratschlägen wie »Vergessen Sie's« oder »Nehmen Sie ein Aspirin« zur Tür geleiten.
Daß pharmakologische »Schmerztöter« ein Mittel sind, das Gegenwärtige teilweise auszublenden – in diesem Falle den gegenwärtigen Schmerz –, ist allgemein bekannt. Weniger bekannt ist, daß es auch Verhaltensformen gibt, die in vergleichbarer Weise als »Schmerztöter« dienen und die im Gebrauch noch weiter verbreitet sind. Sie werden nicht als Pillen oder Tabletten genommen, und wer sie gebraucht, bestreitet meist diesen Zweck, denn ihm ist selbst nicht klar, was er tut. Außerdem, wenn er einmal von ihnen abhängig geworden ist, wäre es grausam, sie ihm plötzlich wegzunehmen, sofern das überhaupt möglich wäre, ebenso wie es grausam wäre, einem Süchtigen abrupt seine Droge zu entziehen. Aber da der Betreffende dieses Verhalten, ob er es weiß oder nicht, selber steuert, gibt es keine Möglichkeit, ihn mit Gewalt davon abzubringen – auch nicht, wenn dies wünschenswert wäre, was es nicht ist. Andererseits, sollte er den Wunsch haben, dieses selbstbetrügerische Verhalten aufzudecken und es nach und nach zu ändern, dabei aber immer in den Grenzen dessen zu bleiben, was er erträglich zu finden beliebt, so ist das wieder ein anderes Problem.
Als ersten Schritt in diese Richtung schlagen wir etwas vor, das dir lächerlich einfach vorkommen wird. Es steht in dem kurzen kleingedruckten Text unten. Alle so kleingedruckten Textstellen bitten wir als verbindliche Instruktionen aufzunehmen. Im folgenden kommen noch viele solche Passagen. Wo immer es möglich ist, versuche bitte, sie sofort auszuführen, ehe du weiterliest. Wenn du gleich weiterliest, betrügst du dich vielleicht mit den Erläuterungen, die du dort findest, um etwas, das du selber hättest entdecken können.

● Versuch ein paar Minuten lang Sätze zu bilden, die sagen, wessen du in diesem Augenblick gewahr bist. Fang jeden Satz mit den Worten »jetzt«, »in diesem Augenblick« oder »hier und jetzt« an.

Also, du hast die erste Zehe ins Wasser gesteckt und es weder zu heiß noch zu kalt gefunden; nun wollen wir ein wenig darüber reden. Später werden wir dich bitten, dasselbe noch einmal zu tun.
Was immer du als wirklich erlebst, ist, zeitlich betrachtet, in der Gegenwart. Was in der Vergangenheit geschehen ist, *war* damals gegenwärtig, ebenso wie das zukünftige Geschehen zu jener Zeit gegenwärtig *sein wird*, doch alles, was *geschieht* – und damit *alles*, dessen du gewahr sein kannst –, muß in der Gegenwart

sein. Daher der Nachdruck, den wir, um deinen Sinn für das Gegenwärtige auszubilden, auf Wörter wie »jetzt« und »in diesem Augenblick« legen.
Ebenso muß, was *dir* gegenwärtig ist, dort sein, wo du bist. Daher der Nachdruck auf Wörtern wie »hier«. Du kannst nicht in diesem Augenblick etwas erleben – d. h. es selber durchmachen –, was außer Reichweite deiner Sinnesorgane geschieht. Vorstellen kannst du es dir, ja, aber das heißt, daß du dir ein Bild davon machst, und das Bild ist *hier*, wo du bist.
In der Psychoanalyse ist es üblich – zum Beispiel in der Traumdeutung –, von der Gegenwart zu sprechen und die jüngste Vergangenheit, etwa die letzten vierundzwanzig Stunden, mitzumeinen. Wenn *wir* jedoch von der Gegenwart sprechen, meinen wir immer die unmittelbare Gegenwart hier und jetzt, die Zeit *in diesem Augenblick*.
Auch Erinnern und Vorwegnehmen sind aktuelle Vorgänge; wenn sie geschehen, dann in der Gegenwart. Das, *woran* du dich erinnerst, ist etwas, das in der Vergangenheit getan, gehört oder gesehen wurde, aber daß du dich seiner erneut bemächtigst oder vergewisserst, geschieht in der Gegenwart. Was du voraussiehst, ist etwas, das, wenn es geschieht, irgendwann in der Zukunft geschehen wird, aber ein solches Voraussehen ist *gegenwärtiges* Sehen eines Bildes, das du hier und jetzt entwirfst und als »Zukunft« betitelst.
Diese Überlegungen mögen manchem so trivial erscheinen, daß sie keiner weiteren Ausführung bedürfen. Aber lesen wir zum Beispiel, was uns ein intelligenter Student dazu schreibt: »Ich glaube, wir leben alle schon zu sehr in der Gegenwart und mißachten in beschämendem Ausmaß die Erinnerungen und Lehren aus der Vergangenheit. Ähnlich beschäftigen wir uns zu sehr mit der Gegenwart und schenken den Folgen unseres gegenwärtigen Tuns und ihren Wirkungen in der Zukunft bei weitem nicht genug Beachtung.« Was hier fehlt, ist das klare Verständnis dafür, daß dieses Experiment nicht darauf abzielt, uns noch ausschließlicher *für* die Gegenwart leben zu machen, auszublenden, was die Vergangenheit uns gelehrt haben sollte, und uns zur Bedenkenlosigkeit gegen das anzustacheln, was vor uns liegt und der Vorbereitung bedarf. Es soll uns vielmehr *in* der Gegenwart leben machen. Ganz in der Gegenwart zu leben, bedeutet zugleich, gegenwärtige Merkzeichen vergangener Lehren zu beachten und sich so in der Gegenwart angemessener zu verhalten, und es bedeutet auch, die gegenwärtigen Vorboten kommender Ereignisse zu bemerken und sich auf sie einzurichten. Der gesunde Mensch nimmt die Gegenwart als Bezugspunkt, von dem aus er vor- oder zurückzublicken imstande ist, wie es der Anlaß erfordert.
Ein Punkt, wo wir in den Sümpfen der Metaphysik steckenbleiben könnten, wenn wir nicht darauf eingingen, um dem zu begegnen, wird in der folgenden Bemerkung eines Studenten angesprochen: »Im Jetzt bleiben – andere können das vielleicht, nur finde ich das leider völlig unmöglich. Für mich kann es ein

dauerndes Jetzt nicht geben. Jetzt, in diesem Augenblick, ist das Jetzt schon wieder vorbei.«

Der Wunsch, das Jetzt zu greifen und auf Nadeln zu spießen wie einen Schmetterling, ist zum Scheitern verurteilt. Was gegenwärtig ist, wechselt immerzu. Im gesunden Menschen ist das Gefühl für das Gegenwärtige stetig und dauerhaft, aber die Szenerie ist immer wieder eine andere, wie wenn man aus dem Fenster eines Zuges blickt. Später werden wir sehen, daß wir es dann, wenn das Gegenwärtige fixiert, permanent, unverändert und unveränderbar erscheint, mit einer fiktiven Wirklichkeit zu tun haben, die wir selbst beständig neu aufbauen, weil es uns zu irgendeinem gegenwärtigen Zwecke dienlich ist, die Fiktion aufrechtzuerhalten.

Das Gegenwärtige, wie du es erlebst, ist *dein* Gegenwärtiges. Was für einen anderen gegenwärtig ist, kannst du nicht erleben, denn du kannst dich nicht in seine persönlichen Sinnesorgane einschalten, und könntest du es, so *wärest* du jener andere. Du kannst zwar ein Erlebnis mit einem anderen in dem Sinne gemeinsam haben, daß ihr beide in derselben Situation Ähnliches erlebt, aber was er erlebt, ist *sein* Erlebnis, und was du erlebst, ist *deines*. Wenn du zu einem Freund, der in Nöten ist, sagst: »Ich empfinde mit dir«, so meinst du das nicht wörtlich, denn empfinden kann nur er es allein, und niemand kann es ihm abnehmen; du meinst nur, indem du dich in der Vorstellung an seinen Platz versetzt, könntest du dir ein lebhaftes Bild machen, wie das wäre, und dann auf dieses Bild reagieren.

Laß uns nun noch einmal zu dem Experiment zurückkehren. Wenn du nun von neuem Sätze machst, die ausdrücken, wessen du gewahr bist, so halte dich ganz pedantisch an die Wörter »jetzt«, »hier« und »in diesem Augenblick«. Wenn dies auch nur ein sprachlicher Kunstgriff ist, von dem wir nicht erwarten, daß du ihn für dein weiteres Leben beibehältst, so wird er dir doch helfen, dir nicht nur die »Jetzigkeit« deines Erlebens klar und wirklich werden zu lassen, sondern auch in Worte zu fassen, was du gerade tust oder zu tun im Begriff stehst, und so deinen Sinn dafür zu schärfen, daß *du* es bist, der dies erlebt, was immer es sei. Empfinde das Jetzt-hier als *dein* Jetzt-hier, also: »Jetzt sitze ich hier mit meinem atmenden Leib, *hier* auf diesem Stuhl in diesem Zimmer in dieser Nachbarschaft, und *jetzt*, an diesem Abend dieses bestimmten Tages in diesem zwanzigsten Jahrhundert, da sitze ich *jetzt hier* und tue dies und das.« Um die Instruktion zu wiederholen:

● Versuch ein paar Minuten lang Sätze zu bilden, die sagen, wessen du im Augenblick gewahr bist. Fang jeden Satz mit den Worten »jetzt«, »in diesem Augenblick« oder »hier und jetzt« an.

Als nächstes kommen wir zu einem sehr wichtigen Teil des Experiments. Als du es eben versucht hast, welche Schwierigkeiten sind dir da begegnet?

Die Frage mag überraschend kommen. Häufig wird an dieser Stelle bemerkt: »Schwierigkeiten? Keine. Ziemlich blöd ist es, aber Schwierigkeiten hat's keine.« Dann wollen wir so fragen: Als du mit dem Experiment aufgehört hast, an welchem Punkt war das und warum gerade da? Wir sagen nicht, du hättest länger weitermachen sollen, wir fragen bloß, ob dir gewärtig ist, was unmittelbar vor dem Aufhören war. Warst du es müde? Fiel dir nichts mehr ein, und hattest du schon aufgehört, Sätze zu machen? Oder hörtest du womöglich auf, ohne dessen gewahr zu sein?

Wir wollen ein paar Schwierigkeiten besprechen, von denen uns andere berichtet haben. Vielleicht sind das nicht dieselben wie deine. Wir erwähnen sie, um dir eine Vorstellung von der Verschiedenartigkeit der Reaktionen auf dieses Experiment zu geben, um dir zu zeigen, daß nichts Außergewöhnliches von dir erwartet wird, und auch, damit du in diesem Stadium nicht enttäuscht bist, wenn du dich noch nicht gleich wie ein »neuer Mensch« fühlst. Wenn du mit dem bisher Geleisteten unzufrieden bist, gib's zu. Wenn du über Zeitverschwendung maulst, dann mach dir klar, du nimmst es uns übel, daß wir dich da hineingelockt haben. Ein Student bemerkte: »Man hat mir gesagt, dies würde lächerlich einfach erscheinen. Nun, so war es – und so ist es immer noch.«

Wenn dieses Experiment in einer Arzt-Patient-Situation stattfindet, kann der Patient die Sache auf mancherlei Weise so mitmachen, daß dem Buchstaben, aber nicht dem Geiste der Instruktion Genüge getan wird. Eine besonders sture Zwangsneurotikerin brachte Sätze wie diese hervor: »Also jetzt hab ich gestern meine Freundin getroffen«, oder: »In diesem Augenblick werde ich morgen meine Freundin treffen.« Dies zeigt, wie leicht sich billige Siege erringen lassen, wenn man unsere Instruktionen so ausführt, daß ihre Absicht mißachtet oder zunichte gemacht wird. In gewissem Maß haben die meisten Menschen ein Bedürfnis nach persönlichen Triumphen über andere, und bei unseren Selbstgewahrseins-Experimenten ist es wichtig, gegen dieses Motiv wachsam zu bleiben. Nun kann es gewiß sein, daß dies gerade nicht deine Art ist, aber du hast vielleicht das Gefühl, zu einer Art Tauziehen herausgefordert zu sein, wobei du dich gegen uns wehren mußt. Wenn dem so ist, bist du klar im Vorteil, denn solange du dieses Gefühl hast, können wir dich nicht vom Fleck bewegen. Was wir aber wollen, ist, uns mit dir verbünden und dir helfen, daß du dich selber vom Fleck bringst. Und wenn du es schafftest, uns bis zum Ende zu demonstrieren, du kannst diese Experimente mitmachen und doch unberührt bleiben – gegen wen hättest du da gewonnen?

Nehmen wir nun an, du bist überhaupt kein so widerspenstiger, sondern im Gegenteil ein gutmütiger, zuvorkommender Typ, der unbesehen schluckt, was man ihm bietet. Wenn du in dieser Weise zur »Introjektion« neigst, werden die späteren Experimente über das Kauen für dich schwierig, aber nützlich sein.

Deine erste Reaktion auf unser Programm wird aber vielleicht die sein, daß du voller Begeisterung deinen Freunden davon erzählst, dir gleichzeitig aber wenig Mühe gibst, die eigenen Zähne daran zu erproben.
Oder vielleicht bist du jemand, der seiner gegenwärtigen Erfahrung gar nicht so nahe kommen möchte, daß er sie lebhaft spürte. Ein Student berichtete: »Ich habe den Prozeß des Jetzt-und-hier-Gewahrseins ausgiebig geübt, bin aber zu dem Ergebnis gekommen, daß dies nur Aktionen und Reaktionen sind, die konditioniert worden sind. Es ist wünschenswert und wahrscheinlich notwendig, daß sie auf die Stufe automatischer Gewohnheiten verwiesen bleiben.« Gewiß, Gewohnheit spart Zeit und Energie, und die Ordnung in unseren Geschäften würde gestört, wollten wir jedes Detail genau beachten. Wenn Routineangelegenheiten wirklich Routine geworden sind, dann erledigen wir sie am besten in so standardisierten Formen, daß sie möglichst wenig Aufmerksamkeit erfordern. Das Wichtigste daran ist aber, daß die Aufmerksamkeit auf diese Weise entlastet wird und sich dem Neuen, nicht Routinehaften zuwenden kann. Wenn wir es darauf anlegen, möglichst vollautomatisch und mit möglichst wenig Gewahrsein zu leben, so heißen wir den Tod vor seiner Zeit willkommen. Dies wäre ein Ziel, das dem der Kybernetiker gleicht, nur umgekehrt: Anstatt, wie sie es versuchen, immer menschenähnlichere Roboter zu schaffen, versuchten wir, uns selbst immer roboterähnlicher zu machen.
Weiter könntest du jemand sein, für den es demütigend ist, wenn er versucht, seine Gegenwart zu spüren, nur um festzustellen, was für eine triviale, glanzlose Gegenwart das ist. Studenten haben uns berichtet: »Ich schäme mich, es zu sagen, aber ich war außerstande, irgend etwas sehr Bemerkenswertes zu erleben. Es war nur so dummes Zeug wie ›Jetzt juckt mich die Nase‹ und ›Hier und jetzt kratze ich sie‹.« Aber was für eine unmögliche Art Erleben verlangt man auch, wenn man zur Bedingung macht, es müsse in jedem Augenblick, wo man versucht, es zu spüren, etwas Fabelhaftes und Exotisches sein? Wenn einem nichts Wichtigeres auffällt, was wäre da vernünftiger, als sich der juckenden Nase bewußt zu werden und sie zu kratzen? Andererseits, wenn jemandem sein Erleben ewig fad und uninteressant vorkommt, was sollte ihn davon abhalten, etwas zu tun, damit es lebhafter werde? Gibt es für dich Hindernisse dieser Art, deren du gewahr bist?
Wir wollen im Augenblick nicht sagen, du solltest in allen Dingen, deren du gewahr wirst, Hals über Kopf zur Tat schreiten. Mit der Veränderung des gegenwärtigen Erlebens werden wir uns später befassen. Hier konzentrieren wir uns ganz und gar auf die Fragen: »Welches *ist* dein gegenwärtiges Erleben? Kannst du es wirklich *spüren*? Kannst du spüren, daß es *deines* ist?«
Obgleich die Instruktionen für dieses Experiment so klar und simpel sind, wie wir sie im Augenblick nur zu fassen vermögen, können wir den Leser doch nicht daran hindern, zusätzliche Instruktionen, die von ihm selber stammen, in sie

hineinzulesen und sie uns zuzuschreiben. Ein Student zum Beispiel, dem nicht klar war, daß er sich selber Instruktionen gab, anstatt die gedruckten zu befolgen, faßte seine Aufgabe bei diesem Experiment so auf, als solle er etwas finden, das in seinem Erleben fehle. »Ich habe gesucht und gesucht«, stellte er fest, »und nichts gefunden, was fehlte.« Dies ist ein ähnliches Verfahren wie ein Anwesenheitsaufruf, bei dem alle, die nicht da sind, ihren Namen ausrufen sollen. Was man dagegen tun *kann*, ist, sein Gewahrsein Schritt für Schritt zu erweitern, indem man die Widerstände in sich entdeckt und auflöst, doch kann man nicht dem, wessen man nicht gewahr ist, den Befehl erteilen, sich ins Gewahrsein zu verfügen.

Dennoch, aus der klinischen Praxis wissen wir, daß manche Gewahrseinszonen grob vernachlässigt sind, was sich womöglich schon dadurch korrigieren läßt, daß man darauf hinweist. Der eine Patient z. B. macht vielleicht nur Sätze über Dinge, die ihm über seine äußeren Sinnesorgane gewärtig sind, während ein anderer ausschließlich Vorgänge innerhalb seines Körpers vermerkt, wie das Klopfen des Herzens, das Pulsieren der Adern, Schmerzen oder Spannungen. Sollen wir demnach annehmen, daß der erste nur Sichtbares und Hörbares erlebt, während es für den zweiten keine äußeren Ereignisse gibt? Nein, aber wir können doch sagen, daß sich die beiden radikal in dem unterscheiden, worauf sie ihre Aufmerksamkeit lenken und was sie von der Beachtung ausschließen. Wenn sie Chefredakteure von Zeitungen wären, so würden wir ihnen raten: »Ob ihr es nun drucken wollt oder nicht, achtet mehr auf die Menge und Art der Nachrichten, die in eure Redaktion gelangen. Es könnte sein, daß ihr etwas Wichtiges überseht.«

Vielleicht verhältst du dich gegen unser Experiment – gegen dieses wie gegen die späteren – auch so, als ob es eine Art Kraftprobe wäre, d. h., du machst es mit und beweist dir, daß du es kannst – und läßt es dabei bewenden. Aber natürlich *kannst* du das. Jeder kann das bis zu einem gewissen Grade. Worum es aber geht, ist doch, ein Resultat zu erzielen, das die Mühe lohnt – eine echte Änderung in deiner Sicht des Geschehens, ein Gefühl dafür, daß du selbst ein *immerwährendes Fließen* von Vorgängen bist. Wir dürfen wohl argwöhnen, daß jener Student das nicht ganz erreicht hat, der uns schrieb: »Ich habe den Versuch gemacht. Tatsache, ich kam zum vollen Erfolg, insofern ich genau das spürte, was die Autoren wollten und was ich auch wollte.« Sich auf diese Weise seine Kraft zu beweisen, ist vielleicht die gefährlichste aller Selbsttäuschungen.

Manche Leute, wenn sie vor diesen Experimenten stehen, wollen im voraus entscheiden, ob und wie sie wirken werden; so zum Beispiel: »Ich habe mich stundenlang zu entscheiden versucht, wie und in welchem Maße die Experimente zum Selbstgewahrsein meine sensorischen und bewußten Denkerfahrungen ändern würden. Erstens wollte ich wissen, ob das angestrebte Endergebnis eine Änderung bringen würde, der ich zustimmen könnte. Zweitens wollte ich wissen, ob es die Zeit und Mühe lohnen würde . . . Bis zu diesem Augenblick habe ich dieses wunderbare Gespür für das Gegenwärtige noch nicht erreicht.« Worte sind ein herrliches Werkzeug, an ihrem Platz, aber warum sollte jemand stundenlang vor einer fertigen Mahlzeit sitzen und zu einer verbalen Entscheidung zu gelangen suchen, ob sie wohl munden und die Mühe des Essens wert sein werde? Oder, wenn er ein, zwei Bissen gekostet hat, warum sollte er etwas »Wunderbares« erwarten? Wenn man eine Pflanze begießt, brechen ja auch nicht augenblicklich die Blüten auf.

Vielleicht bist du nun, nachdem du diese Bemerkungen von anderen gelesen hast, die es versucht haben, bereit, es noch einmal zu probieren. Diesmal könntest du vielleicht klarer vermerken, ob und wann du die Gegenwart verläßt. Und wenn ja, wohin zieht es dich dann? Manche stellen plötzlich fest, daß es so ist, als *wären* sie tatsächlich in der Vergangenheit oder Zukunft, ohne zu wissen, daß sie sich *jetzt* und *hier* an die Vergangenheit erinnern oder in die Zukunft vorausblicken. Andere – oder auch dieselben Personen zu anderer Zeit – stellen fest, daß sie zwar in der Zeitform der Gegenwart, aber nicht *hier* bleiben. Es ist, als ob sie außerhalb ihrer selbst stünden und ihr eigenes Erleben wie Zuschauer betrachteten, statt die unmittelbar Erlebenden zu sein. Wie ein Student es ausdrückte: »Ich sehe mich selbst aus der Marsmenschen-Perspektive.« Worauf immer du in dieser Hinsicht stoßen magst, versuche nicht, dir Zwang anzutun, es zu ändern und dich irgendwie doch im Hier-und-jetzt festzuhalten. Registriere bloß so detailliert wie möglich, was du tust.

● Bilde Sätze darüber, was dir unmittelbar gegenwärtig ist. Fang sie mit »jetzt«, »in diesem Augenblick« oder mit »hier und jetzt« an.

Die Erläuterungen zu diesem Experiment sind deshalb so lang geworden, weil es das erste ist. Vieles, was wir hier gesagt haben, gilt ebenso für alle folgenden Experimente, wird dort aber nicht mehr wiederholt. Zum Abschluß wollen wir nun unser Hier-und-jetzt-Verfahren noch mit den Verfahrensweisen Freuds und Adlers vergleichen.

Freud und Adler, die beide jeweils dem Ausdruck verliehen, was für ihre eigene Persönlichkeit charakteristisch war, legten den Nachdruck auf die Vergangenheit bzw. auf die Zukunft. In ihrer Arbeit mit Neurotikern gaben sie, jeder auf seine Weise, dem Wunsch der Patienten nach, ihre Vergangenheit zu ergründen oder aber für die Zukunft Vorsorge zu treffen. In die Vergangenheit vertieft man sich zu dem Zweck, »Ursachen« – und damit Entschuldigungen – für die gegenwärtige Lage zu finden. Daß die Gegenwart aus der Vergangenheit erwächst, wird niemand leugnen, doch löst man keine gegenwärtigen Probleme, wenn man zum Beispiel seinen Eltern Vorwürfe macht über die Art und Weise, wie sie einen erzogen haben.

Nehmen wir zum Beispiel an, du sammelst liebevoll alle Erinnerungen daran, wie dich dein Vater frustriert hat. Solche Erinnerungen sind für dich gegenwärtig nur insofern bedeutsam, als du *jetzt* das Gefühl hast, was du von deinem Vater erwartet hast, müsse *immer noch* erfüllt, oder deine Enttäuschung über die Nicht-Erfüllung müsse *immer noch* ausgesprochen werden – kurz, deine Beziehung zu deinem Vater sei dir immer noch *gegenwärtig*, ein Problem, um das du dich kümmern und das du lösen mußt. Andernfalls wäre dein Brüten über die Vergangenheit ein schierer Vorwand, du schlügest dich mit deinen Problemen herum, während es dir in Wahrheit eine bequeme Ausflucht vor ihnen bietet.

Wenn man, anstatt seine Vergangenheit zu beklagen, von ihr schwärmt als von der »guten alten Zeit« oder von der »sonnigen Kindheit«, so flüchtet man ebenso aus den gegenwärtigen Enttäuschungen oder mißachtet sogar gegenwärtige Freuden, indem man das Vergangene überzuckert oder verklärt.

Adler, im Gegensatz zu Freud, bestärkte seine Patienten in einer Hinwendung zur Zukunft. Er verlangte, daß der Patient eingehend über seinen Plan für das Leben sprach, über seine Aussichten, Ambitionen und höchsten Ziele. Ein solches Verfahren verschlimmert noch, was ohnehin schon der allgemeinen Neigung entspricht, nämlich, daß man versucht, wie unmöglich das auch ist, dem Gegenwärtigen immer einen Schritt voraus zu sein. Menschen, die so in der Zukunft leben, holen niemals die Ereignisse ein, auf die sie sich vorbereitet, und ernten nie, was sie gesät haben. Selbst für das unwichtigste Gespräch studieren sie ihren Part vorher ein und können dann nichts mehr spontan tun, wenn es soweit ist. In Situationen, auf die sie versäumt haben sich vorzubereiten, wissen sie nicht ein noch aus.

Wenn wir nicht mit Bangen, sondern hoffnungsvoll in die Zukunft blicken, warum malen wir sie dann so rosarot aus? Trösten wir uns mit Tagträumen, Entschlüssen und Schuldverschreibungen über eine gegenwärtige Enttäuschung hinweg? Ist unsere Hoffnung auf morgen nur ein Mittel, hinauszuschieben, was wir heute tun können? Wir wissen wohl, der künftige Gang der Dinge läßt sich nicht allzu genau voraussagen. Rechnen wir vielleicht darauf, daß diese echte Ungewißheit es uns erspart, uns mit dem, was gewiß ist, zu befassen, nämlich der Gegenwart, oder nehmen wir eine solche Haltung vielleicht insgeheim gar deshalb ein, weil wir uns selber enttäuschen und bestrafen wollen?

Wir betonen nachdrücklich, wir wollen nicht, daß unsere Experimente zu neuen Verdrängungen führen, Schuldgefühle erwecken und die Persönlichkeit noch weiter schrumpfen. Im Gegenteil, unser Ziel ist, dein Gewahrsein dessen, was du gerade tust und wie du es tust, zu erweitern oder, besser, zu schärfen. Zum Beispiel in diesem Experiment mit deinem gegenwärtigen Erleben: Welcher Kummer, Skrupel, welche Dankbarkeit oder Entschuldigung in der Gegenwart sind es da, die dich die Zukunft vorwegnehmen lassen? Es ist nicht unsere Methode, diesen Kummer, Ehrgeiz oder was auch immer zu unterdrücken, sondern nur, dich gewahr werden zu lassen, daß dies, so wie du jetzt *strukturiert* bist, dein gegenwärtiges Verhalten ist. Mit wachsendem Gewahrsein wird diese Struktur sich ebenso ändern wie dein Erleben, und deine Ausflüchte in die Vergangenheit werden seltener. Predige dir nicht Moral wegen deiner Fluchtneigungen, beschreibe sie einfach so, wie du sie eben erlebst, d. h. als ein fortwährendes Tun.

Das Verhältnis zur Vergangenheit und Zukunft muß in der Gegenwart ständig neu überprüft werden. Ein sinnvoller Schritt für den Anfang ist, daß du die Szene und Situation *beschreibst*, in der du dich befindest. Nehmen wir z. B. an, du fährst mit der U-Bahn zur Arbeit, und statt wie sonst zu lesen, schaust du um dich und beginnst einen inneren Monolog: »In diesem Augenblick fahre ich mit der U-Bahn. Jetzt hält der Zug. Jetzt gehen die Leute zum Ausgang. Jetzt blickt mich dieser Mann dort an. Jetzt frage ich mich, was für einen Eindruck ich auf ihn mache.« Denk immer an diese zwei Seiten des Experiments:

1. Daß du in *jedem* Satz »jetzt« oder einen gleichbedeutenden Ausdruck gebrauchst, und

2. daß du deine Widerstände dagegen aufdeckst, z. B. wenn es dich langweilt oder ärgert oder, was wahrscheinlicher ist, wenn du das Gefühl für das Gegenwärtige verlierst (»abschweifst«).

Dies ist die Theorie zu diesen zwei Teilen des Experiments: *In dem Maße, wie sich dein Gefühl für das Gegenwärtige von deiner Alltagspersönlichkeit abgespalten hat, wird der Versuch, das Gegenwärtige zu erleben, Angst erwecken (die sich vielleicht als Ermüdung, Langeweile, Ungeduld oder Ärger tarnt), und ganz besonders wird derjenige Widerstand dir Angst erwecken, mit dem du dein Erleben drosselst und schmälerst.* Dies wird an späterer Stelle noch eingehender erörtert. In diesem Experiment geht es nur darum, daß du die *Gegenwart solcher Widerstände* gegen ein, oberflächlich besehen, doch »lächerlich einfaches« Vorgehen aufdeckst.

Zumeist wirst du den Übergang nicht bemerken, wenn du vom Kontakt mit deiner Umgebung zu Gedanken über Vergangenheit und Zukunft abschweifst. Vielleicht erlebst du einfach, wie du dich selbst auf der Flucht ertappst, wie du aus einem Tagtraum hochschreckst, oder andererseits wie du fürchtest, dich in Gedanken zu verlieren, so daß du womöglich nicht am richtigen Bahnhof aussteigst.

Ein Nebenergebnis dieses Experiments über das Erleben der Gegenwart wird sein, daß der Gebrauch und der Sinn der Wörter »jetzt« und »hier« dein Gefühl für die Konkretheit des Erlebens steigern und dein Vermögen schärfen, zwischen Konkretem und Abstraktem (Verallgemeinertem) zu unterscheiden. Sowohl das konkrete, unmittelbare Erleben wie auch das abstrakte Verallgemeinern, Klassifizieren usw. gehören zu den Fähigkeiten der gesunden Persönlichkeit, aber es sind je verschiedene Modalitäten des Sichverhaltens. Sie verwechseln heißt wirkliche Dinge und Personen als Stereotypen, als unbestimmte und irrelevante Versatzstücke oder, umgekehrt, Abstrakta bloß als Phantome betrachten, die nicht wirklich existieren. Das Spüren des Gegenwärtigen zerstreut diese Unbestimmtheit – wir werden darauf in einem späteren Experiment zurückkommen.

Die Überbetonung des Abstrakten ist bezeichnend für die sogenannten Intellektuellen. Bei manchen unter ihnen hat man den Eindruck, als käme alles, was sie sagen, nur aus anderen Worten, aus den Büchern, die sie gelesen, den Vorträgen, die sie gehört, oder den Diskussionen, an denen sie teilgenommen haben – ohne viel Berührung mit dem Fleisch und Blut des Nichtverbalen. Solchen Menschen kann der Versuch, sich ihres unmittelbaren Erlebens bewußt zu werden, zunächst als verstörend und wie Schwerarbeit erscheinen. Wir zitieren aus dem Bericht eines Studenten:

»Ich ging das erste Experiment etwa fünfzehn Minuten lang durch, wie es mir schien. Wachsende Ungeduld war der Hauptgrund, warum ich aufhörte. Es war eine ungewöhnliche Erfahrung. Das Wort ›jetzt‹ erzielt sehr wirksam ein Gefühl für die Unmittelbarkeit des Daseins. Dies erweckte in mir eine gewisse Furcht, die ich nur als ein sehr tiefes Atmen bei gleichzeitigem Beengungsgefühl in der Brust beschreiben kann. Andererseits war das Erleben eines Augenblicks viel reichhaltiger als je zuvor, und ich konnte tatsächlich in meiner Umgebung Dinge *sehen*, auf die ich zuvor nur flüchtige Blicke geworfen hatte. Ich war in meinem Zimmer, und als ich das Experiment durchging, spürte ich einen Drang, aufzuräumen und alles an den rechten Platz zu rücken. Es war so, wie wenn ich die Dinge im Zimmer zum ersten Mal oder nach langer Abwesenheit sähe. Sie hatten ihre Identität für sich, sie umstanden mich, hatten aber überhaupt nichts mit mir zu tun. Eine Tendenz, in abstraktes Denken abzuschweifen, schlich sich immer wieder ein.

Beim zweiten Mal, als ich es versuchte, bemerkte ich wieder dasselbe Furchtgefühl beim Gewahrwerden der Gegenwärtigkeit des Lebendigseins und ebenso eine Tendenz, mich mit dem Hinzufügen näherer Umstände, Bestimmungen und Adjektive zu den beobachteten Gegenständen zu beschäftigen, anstatt mich auf die Erfahrung beim Akt des Beobachtens zu konzentrieren, die ich psychisch ermüdend und störend fand.

Ein drittes Mal machte ich das Experiment in der U-Bahn. Es war eine fruchtbare und eindringliche Erfahrung. Das Furchtgefühl war immer noch da, aber in schwächerem Grade, vielleicht weil andere Leute um mich waren. Meine Fähigkeit zu sehen schien verhundertfacht, und dies gewährte mir ein starkes Vergnügen. Nach einer Weile war es wie ein belustigendes Spiel, aber eines, das viel Energie erfordert.«

Das Vollgefühl des Gegenwärtigseins wiederzuerlangen, ist ein machtvoll aufwühlendes Erlebnis, das ins Herz trifft. In der klinischen Situation ist es vorgekommen, daß Patienten ausriefen: »Plötzlich ist mir danach, daß ich in die Luft springen könnte!«, »Ich bin wach, richtig wach!« und »Mir ist ganz seltsam –

die Welt ist da, *tatsächlich da*! Und ich hab Augen, *richtige Augen*!« Aber von diesem Experiment bis zu einem solchen Erlebnis, das den ganzen Menschen ergreift, ist es noch ein weiter Weg.

Experiment 2: Spüren von Gegenkräften

Während des letzten Experiments haben wir gefragt, was dir für Schwierigkeiten begegnet seien, und diese haben wir als »Widerstände« bezeichnet. Jetzt müssen wir zu verstehen suchen, wer oder was den Widerstand leistet. Um einen Hinweis zu geben, dem du leicht nachgehen kannst: Beobachte einmal, was gesch eht, wenn die Instruktionen zu diesem Gegenwärtigkeits-Experiment einem gesunden Kind erteilt werden. Es findet darin nichts Komisches, Künstliches oder Entwürdigendes, und wenn du mit ihm gut Freund bist, so gibt es gleich einen Schwall von Hier-und-jetzt-Sätzen zum besten. Ja, in einem bestimmten Stadium des Spracherwerbs hält das Kind sogar spontane Monologe, in denen es sein Tun und Vorhaben von Sekunde zu Sekunde kommentiert. Im Vergleich zu den unseren sind seine Widerstände beim Gegenwärtigkeits-Experiment geringfügig.
Es scheint also, daß die Widerstände nicht von Anfang an da sind. Wenn wir verstehen können, wie wir diese Widerstände erworben haben, so sollte uns das manche Fingerzeige geben, wie wir uns ihrer entledigen können. Doch in dem nun folgenden Experiment unternehmen wir nur einen ersten Schritt in Richtung auf die Einsicht hin, daß sie – die Widerstände – uns angehören, *die unsrigen* sind, ebenso wie das, wogegen sie Widerstand leisten. Dies ist schwierig, denn dazu müssen wir begreifen, daß wir selbst unser eigenes Tun behindern, kurz gesagt, daß wir, ohne uns darüber im klaren zu sein, Gegenangriffe unternehmen, die unsere eigenen Bestrebungen, Interessen und Energien zunichte machen.
Um der Sache näher zu kommen, wollen wir den Begriff des Gleichgewichts betrachten. Der Grundgedanke ist der zweier sich die Waage haltender Kräfte. Im Chemielabor bestimmt der Student, der angewiesen worden ist, fünf Gramm von einer Substanz zu nehmen, diese Menge, indem er zunächst ein Standardgewicht – ein Stück Metall, von dem bekannt ist, daß es fünf Gramm wiegt – in die eine Schale seiner Waage legt. In die andere Schale gibt er nach und nach so viel von der Substanz, bis beide Schalen in der Luft schweben, und das genaue Gewicht hat er erreicht, wenn der Zeiger auf der Skala die Null zeigt. Jede Tendenz des Zeigers, in die eine Richtung auszuschlagen, wird genau aufgewogen oder vereitelt von der gleich starken und entgegengesetzten Tendenz, in die andere auszuschlagen.

Die Kabine eines Fahrstuhls hängt so im Schacht, daß die Kabel, die sie tragen, zu einem Flaschenzug über dem Schacht und von dort abwärts bis zu den schweren Metallplatten laufen, deren Gewicht mit dem Gewicht der Kabine etwa übereinstimmt. Damit die Kabine steigt, muß der Motor nur ein klein wenig mehr Kraft liefern, als nötig ist, um das Gewicht der Insassen oder der Fracht auszugleichen; soll die Kabine sinken, so muß er umgekehrt etwas weniger Kraft spenden, als der Belastung gleichkommt. Dies illustriert die Tatsache, daß dort, wo große Kräfte wirklich im Gleichgewicht sind, nur noch eine geringe zusätzliche Kraft auf der einen oder anderen Seite erforderlich ist, um große Änderungen zu erzielen.
Ein Körper in Bewegung kommt erst zur Ruhe, wenn er auf Gegenkräfte stößt, die stark genug sind, ihn aufzuhalten. Eine Pistolenkugel fliegt natürlich nicht unbegrenzt weit, aber sie kommt sehr viel eher zur Ruhe, wenn sie einen harten Baumstamm als wenn sie einen Ballen Stoff trifft. Ähnlich fällt eine Feder, wie heute wohl allgemein bekannt ist, in einem Vakuum ebenso schnell zu Boden wie ein Stück Blei.
Von diesen einfachen Beispielen wollen wir nun zu anderen übergehen, bei denen das Gleichgewicht ständig neu gefunden werden muß. Die Gesamtheit der Lebensprozesse eines Organismus muß beständig ausgewogen werden, aber für den Augenblick wollen wir uns auf eine einzige Tätigkeit, das Radfahren, beschränken. Dem Anfänger erscheint es als ganz unmöglich. Schwankt er zu weit nach einer Seite hin, so versäumt er es entweder, dies durch eine Gewichtsverlagerung oder durch Lenken angemessen zu korrigieren, oder aber er korrigiert in der Hast zu stark und fällt zur anderen Seite hin um. Wenn er es trotz Beulen und Schrammen weiter versucht, gelingen ihm die ständigen Korrekturen, die zuerst solche Mühe bereiteten, schließlich fast automatisch. Er kommt auf seinem Rad nicht zu einem statischen Gleichgewicht. Vielmehr gewinnt er Erfahrung darin, Ungleichgewichte auszubalancieren, ehe sie zu stark werden – und dies ist alles andere als mühsam und macht einen großen Teil des Vergnügens beim Radfahren aus.
Um in seinem Tun ein gesundes Gleichgewicht zu erreichen und zu halten, muß ein Mensch – wie der geübte Radfahrer – die Unterschiede in seiner Situation, sowie sie auftreten, einschätzen und auf sie einwirken. Das können feine Unterschiede sein oder auffällige und unübersehbare. Damit jedoch überhaupt irgend etwas bemerkt werden kann, muß es sich von seinem Hintergrund abheben. Es muß davon so verschieden sein, daß es »einen Unterschied macht«. Wenn man auf eine rein weiße Fläche einen weißen Flecken malt, bemerkt das niemand, weil es buchstäblich keinen Unterschied macht. Ein schwarzer Fleck dagegen sorgt für den maximalen Kontrast; er sieht noch schwärzer aus und das Weiß noch weißer als jede Farbe für sich allein betrachtet.
Viele Erscheinungen könnte es gar nicht geben, gäbe es nicht auch ihr Gegen-

teil. Wenn der Tag nicht anders als die Nacht wäre, hätte nie jemand diese Unterscheidung getroffen, und wir würden die entsprechenden Wörter nicht kennen. Kommen wir nun zum ersten Schritt unseres Experiments:

● Denk dir einige Gegensatzpaare, in denen es beide Teile nicht geben könnte ohne die wirkliche oder angenommene Existenz ihres Gegenteils.

Mit etlichen Gegensatzpaaren, die dir eingefallen sind, wirst du vielleicht nicht zufrieden sein. Bei manchen wirst du das Gefühl haben, es sind keine echten Gegensätze, und andere wieder sind Gegensätze nur in ganz bestimmtem Kontext. Bei manchen, so wirst du festgestellt haben, gibt es weitere Erscheinungen, die eine mittlere Position einnehmen könnten. Zu »Anfang-Ende« z. B. gibt es ein Dazwischen, die »Mitte«, zu Vergangenheit-Zukunft« die »Gegenwart«, zu »Begierde-Widerwillen« die »Gleichgültigkeit«. Das Mittelglied bei solchen Paaren ist besonders interessant, weil es oft den »neutralen« Null- oder Indifferenzpunkt einer Dimension oder eines Kontinuums bildet. Auf einer algebraischen Skala nehmen die numerischen Größen immer um eins ab, bis sie bei Null sind; jenseits Null nehmen sie wieder zu, nun aber als negative Größen. Die Schalthebel an vielen Geräten haben Extrempositionen, die etwa »vorwärts« oder »rückwärts« bedeuten, und eine »neutrale« Zwischenposition, bei welcher das Gerät »leerläuft« oder in Ruhestellung bleibt.

Der Pilot eines Flugzeugs, das von einem Flugzeugträger aus startet, muß mit einer kurzen Startbahn auskommen. Wenn er bis zum Ende des Decks keine Geschwindigkeit erreicht hat, die ausreicht, um ihn in der Luft zu halten, stürzt er ins Wasser. Um diese Gefahr zu verringern, läßt er zunächst seine Maschine auf hohen Touren laufen, während ihn die volle Wirkung seiner Bremsen noch festhält. Dann, wenn der Motor den Propeller mit solcher Geschwindigkeit herumwirbelt, daß sich das Flugzeug schüttelt, dröhnt und sich gegen die Bremsen stemmt, läßt er diese plötzlich los und fegt in die Luft. Bis zu diesem Augenblick könnte der Pilot, wenn er sich mit seiner Maschine identifizierte, seinen Eindruck der einander widerstreitenden Kräfte etwa so ausdrücken: »Ich spüre den mächtigen Drang, loszufliegen, aber auch die gleich starke gegensätzliche Tendenz, noch zurückzuhalten. Wenn ich lange so bliebe, würde es mich in Stücke zerreißen.« Und natürlich wäre das ganze Manöver sinnlos ohne die klare Absicht, im richtigen Moment die Bremsen zu lösen und abzuheben.

Zu beachten ist der Unterschied zwischen dem »Leerlauf« im »neutralen« Zustand, wo keine Kraft vorwärts oder rückwärts wirkt, und der Vorwärtsspannung bei angezogenen Bremsen. Der erste ist ein Zustand der »Ruhe«, der zweite einer des extremen Konflikts. Im Fall des Flugzeugs besteht der Gegensatz nicht zwischen vorwärts und rückwärts, sondern zwischen Starten und Nicht-Starten. Ein mechanisches Beispiel für den Vorwärts-Rückwärts-Konflikt wäre ein Schiff, das zu schnell auf seinen Anlegeplatz zuläuft und die Maschinen rückwärts laufen läßt, um die Fahrt zu verlangsamen.

»Schöpferisches Noch-nicht-entschieden-Sein« ist die Situation im Indifferenz-Punkt eines Kontinuums, wenn man sich noch zwischen den verschiedenen möglichen Situationen auf beiden Seiten im Gleichgewicht befindet, sich *dieser Situationen aber schon bewußt und an ihnen interessiert* ist. Man fühlt sich aufgerufen zu handeln, hat sich aber noch auf keine Seite festgelegt.

Um zum Ausgangsproblem zurückzukehren, was hat dies alles mit Widerständen zu tun? Situationen, wo du auf eine Sperre gegen die Ausführung einer Aufgabe stößt, die du dir selbst gestellt hast, sind Konflikt-Situationen, und weiter, der Konflikt ist ein *Konflikt zwischen einem Teil deiner Person und einem anderen Teil.* Des einen Teils bist du gewahr, dessen, der die Aufgabe stellt und sie zu erfüllen versucht. Des anderen Teils, des Widersachers, bist du weniger, wenn überhaupt gewahr. Sofern du gegen Widerstände anrennst, scheint es dir oft so, als seien sie keinesfalls von dir selbst geschaffen, sondern dir von außen entgegengestellt und aufgezwungen.

Wenn diese Experimente dich einfach deinen gewohnten Geschäften nachgehen ließen, würdest du kaum einen Konflikt spüren, denn in diesen Angelegenheiten weißt du sehr gut, wie du Konflikte vermeiden kannst. Unsere Arbeit dient aber eigens dem Zweck, dich zu beunruhigen. Sie beabsichtigt, dir die Konflikte in deiner Persönlichkeit zu vergegenwärtigen. Wenn das alles wäre, was mit diesem Programm erreicht werden soll, könntest du uns mit Recht Böswilligkeit vorwerfen. Aber dies ist die weitere Absicht: dir zu zeigen, wie der Widersacher durch geeignete Maßnahmen aus dem Nichtgewahrten zurückgewonnen und in einen höchst schätzenswerten Verbündeten umgewandelt werden kann. Der widerstrebende Teil deiner Person besitzt Vitalität, Kraft und viele andere bewundernswerte Eigenschaften, so daß es zwar eine langwierige und mühsame Arbeit ist, sich diese abgespaltenen Teile wieder ganz anzueignen, es aber doch dem endgültigen Verlust von Teilen deiner Persönlichkeit zustimmen hieße, wolltest du dich mit weniger zufriedengeben. Die erfreulichere Seite des Vorhabens ist die, daß du, ehe du noch weit gekommen bist, wahrscheinlich spüren wirst, was für unschätzbare Kräfte und Energien du schon für dich geborgen hast.

In diesen theoretischen Bemerkungen ist von deiner Person als von etwas die Rede, das in zwei kriegführende Parteien zerfallen ist. Wenn du das schon nicht glaubst, werden wir deinem Unglauben noch ein bißchen mehr zumuten, indem wir dich auffordern, den Konflikt zwischen diesen Parteien als deinen eigenen Konflikt anzuerkennen.

Wie sollst du es bewerkstelligen, daß du die gegensätzlichen Kräfte in deinem Charakter spürst? Nun, im Sinne des bisher Gesagten, müßten wir da nicht folgern, daß die Wünsche und Neigungen dieses Widersachers, dessen du so wenig gewahr bist, *nur das Gegenteil derjenigen sein können, von denen du glaubst, daß du sie für die Aufgabe mitbringst?* Und würde daraus nicht weiter folgen, daß du eine Vorstellung davon gewinnen könntest, wie der Widersacher die Dinge sieht, wenn du versuchtest, dir das genaue Gegenteil von all dem vorzustellen, was du als bewußter Mensch für eine Tatsache hältst? Wenn dir dies den Versuch zu lohnen scheint, tu folgendes:

● Denk dir manche Alltagssituationen, Gegenstände oder Tätigkeiten, so, als ob sie *genau das Gegenteil* dessen wären, wofür du sie gemeinhin hältst. Stell dir dich selbst in einer Situation vor, welche das Gegenteil deiner jetzigen ist, in der du genau die entgegengesetzten Wünsche und Neigungen hast wie gewöhnlich. Betrachte Gegenstände, Bilder und Gedanken so, als wäre ihr Zweck oder Sinn die Antithese dessen, was du gewöhnlich dafür hältst. Außerdem setze, während du dir dies vorstellst, deine Wertmaßstäbe für gut oder schlecht, angenehm oder unangenehm, vernünftig oder töricht, möglich oder unmöglich zeitweise außer Geltung. Begnüge dich damit, zwischen – oder besser: über – den Gegensätzen zu stehen, im Nullpunkt, und an beiden Seiten Interesse zu nehmen, ohne dich auf die eine Seite zu schlagen.

Wenn wir unsere Fähigkeit ausbilden, die Dinge verkehrt herum zu sehen und ein unbefangenes Interesse an den Gegensätzen zu nehmen, so hat das den Vorteil, daß wir die Kraft erlangen, *unsere Werturteile selber zu fällen.* Die Psychoanalyse hat viele Wertverkehrungen herbeigeführt. Was früher als gut galt – zum Beispiel sexuelle Hemmungen – gilt nun als schlecht; was früher abgelehnt wurde, wird nun anerkannt. Als zu Freud Patienten kamen, die ihre Heimlichkeiten hatten, drängte er sie, sich darüber auszusprechen. Als er bemerkte, daß Träume neue, synthetische Einheiten sind, machte er sich daran, sie auf ihre einzelnen Elemente hin zu analysieren. Aber, wenn all dies als gut bewertet werden soll, nach welchem Kriterium soll das geschehen?

Wie soll der Patient wissen, ob das Werturteil des Analytikers über sexuelle Hemmungen richtiger ist als sein eigenes? Wenn der Analytiker sein Wissen und seine Autorität dazu einsetzt, *seiner* Wertung Geltung zu verschaffen, während er gleichzeitig die ihr entgegengesetzte Wertung des Patienten als Widerstand, als negative Übertragung oder als irrationale Gewissensregung abtut, so kann er dem Patienten, indem er ihn von seinem Unrecht überzeugt, eine neue Zwangsmoral *mit umgekehrtem Vorzeichen* aufdrängen. Wenn der Patient statt dessen spüren kann, wie die gegensätzlichen Wertungen in der eigenen Person zusammenstoßen, ohne daß ihn das umwirft oder überwältigt, so kann er anfangen, sich nicht mehr als einer zu fühlen, der immer nur *beurteilt wird,* sondern als einer, der, wie es sich tatsächlich verhält (was später noch klarer werden wird), *selbst derjenige ist, welcher urteilt.*

Behandle das Verkehrungsexperiment als ein Amüsement. Mach dir nichts daraus, wenn die Situation in der Verkehrung nun lächerliche oder traurige Seiten offenbart. Schon Sokrates hat gesagt, daß es vom Komischen zum Tragischen nicht weit sei, und dasselbe Geschehnis kann aus verschiedenen Blickwinkeln bald komisch, bald tragisch erscheinen. Das Mißgeschick des Kindes oder des Jugendlichen findet der Erwachsene komisch (z. B. »Ist er nicht süß, wenn er heult?«), und die Leiden der Erwachsenen sind ein Gelächter für die Götter. Wechsle für diesmal die Plätze!

Verkehre solche Details wie das »p« in einer Schreibmaschinenzeile in »q«, oder kippe das »p« um zu einem »b«. Drehe andere Buchstaben um, deren Sinn sich dadurch verändert. Beachte, was passiert, wenn du zum Beispiel Wörter rückwärts buchstabierst wie »Neger« und »Regen«. Die Unfähigkeit, solche Umkehrungen zu erkennen, ist ein wichtiges Moment bei den Leseschwierigkeiten und im spiegelverkehrten Schreiben mancher Kinder.

● Stell dir die Bewegungen um dich her in umgekehrter Reihenfolge vor, wie in einem rückwärts laufenden Film, wo jemand elegant vom Sprungbrett ins Wasser schwebt und dann mit gleicher Leichtigkeit aus dem Wasser wieder auf das Sprungbrett zurückfliegt. *Kehre die Zwecke um!* Unter welchen Umständen könnte man von einem Stuhl essen und auf einem Tisch sitzen? Statt durchs Fernrohr den Mond zu betrachten, stell dir vor, daß der Mann im Mond dich betrachtet! Stell dir die weiße Decke deines Zimmers blau und die blauen Wände weiß vor! Stell die Bilder auf den Kopf! Laß die U-Boote und die Fische durch die Luft fliegen. Laß die schizophrenen Möglichkeiten deiner Phantasie los – sie sind meist nicht seltsamer als die verbissen behauptete Überzeugung, wir Menschen und die Gesellschaft insgesamt handelten unzweifelhaft vernünftig.

Freud traf eine wichtige Feststellung, als er sagte, wenn wir Menschen auf dem Kopf stehend fänden, so müßten wir sie umdrehen, um sie wieder auf die Füße zu stellen. Mach dir zum Beispiel klar, wie extrem weit verbreitet es ist, den »Wunsch, geliebt zu werden« mit »Liebe« zu verwechseln. Der Neurotiker behauptet, voller Liebe und Güte zu sein, doch dann stellt sich heraus, daß das, was er für die Geliebte tut, hauptsächlich aus der Befürchtung kommt, abgelehnt zu werden. Ähnlich begegnen wir oft unseren »guten Freunden« mit Gefühlen von Haß und Abscheu. Vielleicht ist dir (an anderen) aufgefallen, daß alle Überkompensationen Umkehrungen der ursprünglichen Neigung sind. Zwanghafte Bescheidenheit verdeckt Begierde, und Arroganz verdeckt innere Unsicherheit.

● Stell dir vor, was wäre, wenn du heute morgen nicht aufgestanden wärest! Was würde in einer bestimmten Angelegenheit geschehen, wenn du ausnahmsweise einmal »nein« statt »ja« sagtest? Was wäre, wenn du zehn Zentimeter größer wärest? Oder zwanzig Pfund leichter? Was, wenn du Mann statt Frau wärest oder umgekehrt?

Jedes Haben ist zugleich ein Soll, ein Übertrag von irgendwoher. Die Natur arbeitet mit doppelter Buchführung. Jede Addition ist irgendwo eine Subtraktion. Die Nahrung, die wir dem Boden abringen, erschöpft den Boden, und in Mißachtung dieser offensichtlichen Verkehrung hat der Mensch viele Wüsten und Dürregebiete geschaffen. Denk daher an etwas, was du gewonnen oder gefunden hast, und stell dir vor, wo jemand anders es verloren hat. Was wäre, wenn du es nicht erlangt hättest? Und, im Hinblick auf etwas anderes, das du nicht bekommen hast, was wäre jetzt, wenn du es hättest?

Die Reaktionen auf dieses Experiment lassen sich grob in zwei Kategorien einteilen. Die meisten empfinden es als Befreiung aus der »Zwangsjacke« des Gegenwärtigkeits-Experiments und als Chance, »die Phantasie spielen zu lassen«. Anderen erscheint es als ein »albernes Getue, weil man doch die ganze Zeit über weiß, so ist es nicht«, oder als unerbetene Kritik ihrer Orientierung an dem bewährten Leitsatz, daß man »schlafende Hunde nicht wecken« dürfe. Zum Beispiel:

». . . Jedenfalls bin ich in meinen Ansichten schon allzuviele Jahre lang verwaschen und ohne Überzeugung gewesen, und alles, was ich darüber sagen kann, ist, daß ich mir wie eine verlorene Seele vorkam. Als ich lebenserfahrener wurde, begann ich, mir meine Neigungen selber nach empirischen Gesichtspunkten zu bilden, und zum ersten Male bekam ich das Gefühl, so etwas wie eine Richtung zu haben. Mit anderen Worten, ich wurde konservativ. Gut, stimmt, aber das ist besser, als sich wie eine Amöbe zu fühlen. Es scheint mir wichtiger, daß jemand richtige Entscheidungen trifft, als daß er in einem chronischen Zustand der Analyse lebt. Was ist richtig? Doch offenbar das, was von der Gesellschaft als besonders vernünftig betrachtet wird, worüber ein Konsensus der Meinungen besteht. Hat die Gesellschaft ein Monopol auf die Wahrheit? Vermutlich nicht, aber man darf sich öffentlich nicht allzu radikal von dem Konsensus entfernen. Trotz der fehlenden Geldmittel und der Überfüllung der Krankenhäuser kann man sich letzten Endes nur ein gewisses Maß an bizarrem Verhalten erlauben, sonst wird man eingeliefert.«

Können wir eine Vermutung über die Prämisse hinter solchen Aussagen riskieren? Zumindest geht daraus hervor, daß man besser daran tue, sich ziemlich eng in den Bahnen des Konventionellen zu halten, weil einem andernfalls droht, in eine psychiatrische Klinik eingesperrt zu werden. Sicher, bizarres Verhalten *kann* einen unter Verschluß bringen, und Denken ist auch eine Form des Verhaltens. Aber ob es wohl vernünftig ist, die von diesem Experiment geforderten Schritte als eine so gefährliche Annäherung an den Rand des Abgrunds anzusehen? Oder können wir sagen, daß dieser Mann es nötig hat, ein möglichst finsteres Schreckgespenst zu beschwören, um sich bei der Stange zu halten?

Manche machen sich bei diesem Experiment selbst Schwierigkeiten, indem sie von sich verlangen, sie müßten imstande sein, etwas zu finden, das bis ins kleinste Detail das genaue Gegenteil von etwas anderem ist. Zum Beispiel:

»Ich schreibe auf der Maschine. Was ist das Gegenteil? Jetzt bin ich baff. Was ist das Gegenteil von Maschineschreiben? Nicht schreiben. Aber das ist bloß die Negation, da bleibt nichts übrig. Also probiere ich verschiedene Situationen durch, ob sie das Gegenteil von Maschineschreiben sind, aber keine paßt. Ist vielleicht Kahnfahren das Gegenteil? Oder ein Orchester dirigieren? Sicher, das ist nicht Maschineschreiben, aber das Gegenteil ist es auch nicht.«

Nun besteht wohl bei keiner hochdifferenzierten Tätigkeit oder Struktur Grund zu der Annahme, man könnte, wenn man sich nur umblickt, ein perfektes, spiegelverkehrtes Gegenstück zu ihr finden. Aber, um beim Maschineschreiben zu bleiben, was tust du da? Du bringst Wörter zu Papier. Was ist das Gegenteil? Du entfernst sie wieder, d. h. du radierst sie aus. Oder auch, was ist es, das du da schreibst? Vielleicht ein Brief, daß du eine angebotene Stellung annimmst. Was ist das Gegenteil? Ein Kündigungsschreiben. Oder, um noch einmal den Kontext zu wechseln, das Gegenteil von Maschineschreiben ist, jemand anders für sich schreiben zu lassen. Auf den Punkt, daß die richtige Paßform der Gegensätze vom jeweiligen Kontext abhängt, kommen wir gleich noch zurück.

Manchen erscheint es als der Gipfel der Absurdität, daß es ein Problem für jemanden sein kann, Stellung oder Folge der Buchstaben in einer Schreibmaschinenzeile zu ändern, doch lesen wir dazu das Folgende:

»Beim Umkehren solcher Kleinigkeiten wie ›p‹ in ›q‹ fand ich auch das störend. Ich reagierte genauso wie wenn ich sehe, daß jemand eine Büchse oder eine Zigarettenpackung am unteren Ende aufmacht. Für mich müssen die Dinge genau so sein, wie sie sein sollen – nämlich korrekt. Wenn ich abends zu Bett gehe, kann ich nicht einschlafen, wenn ich weiß, ein Schubfach steht noch auf oder die Tür zur Toilette ist nicht zu. Da ist etwas falsch, nicht so, wie es sein soll.«

Ein anderer Student war beim Buchstabenumkehren noch mehr in Nöten:

»Als ich die Buchstaben umdrehte, wurde ich nervös. Mein Herz begann schneller zu schlagen, und meine Augen trieften. Weil ich zuerst bloß Wörter auf einer Seite ansah und mir vorzustellen versuchte, wie sie umgedreht aussehen würden, dachte ich, es käme vielleicht daher, weil ich dabei meine Augen überanstrengte. Also versuchte ich, sie verkehrt herum hinzuschreiben und sie dann anzusehen, aber dann trieften mir die Augen so, daß ich überhaupt nicht mehr hinsehen konnte. Das ist doch Wahnsinn! Was macht Ihr da mit uns in Euren Experimenten?«

»Schöpferisches Noch-nicht-entschieden-Sein« kann mißverstanden werden als ein Zustand chronischer Unentschlossenheit. Es ist aber nur die Phase des Sichorientierens angesichts der verschiedenen Möglichkeiten und Wirklichkeiten, oder auch, nachdem man den einen Plan erfolglos auszuführen versucht hat, die Phase der Rückkehr zum Nullpunkt, um sich über die anderen Möglichkeiten neu zu orientieren. Ein Student sagte: »Die Haltung, immer beide Seiten sehen zu wollen, führt letzten Endes zum Desinteresse an der Realität.« Vielleicht meint er den Trick, Nichtstun damit zu entschuldigen, daß man das eine Argument gegen das andere ausspielt, und in diesem Falle würden wir ihm zustimmen, daß es »Desinteresse an der Realität« bedeutet; wir würden jedoch sagen, daß es der Wunsch ist, unbeteiligt zu sein, der diese Strategie stützt und hervorruft, und nicht umgekehrt.

Ein Student berichtet über seinen Versuch, eine wichtige Angelegenheit in seinem Leben zu verkehren:

»Die wirkliche Situation ist die: Meine Süße kommt bald wieder nachhause, nachdem sie fast neun Monate in Europa gewesen ist, und wenn sie kommt, werden wir heiraten. Ich hab in der ganzen Sache das Gefühl, jetzt einfach nicht länger warten zu können.

Wenn ich nun versuche, mir vorzustellen, ich hätte die entgegengesetzten ›Wünsche und Neigungen‹, so käme etwa dies heraus: Ich will gar nicht, daß sie zurückkommt; ich mag sie nicht; ich würde lieber noch ein paar Jahre mit allerlei anderen Frauen herumziehen. Und jetzt, wo ich das geschrieben habe, da sehe ich, am letzten Punkt ist ein bißchen was Wahres dran.

Das führt mich zur Kritik daran, was Ihr über die Zahlen gesagt habt, die sich algebraisch an Null annähern und dann wieder zunehmen, nur diesmal mit negativem Vorzeichen. Das ist eine verflucht komplizierte Art, etwas ganz Unwichtiges zu sagen. Außerdem ist es falsch, denn die Wahrheit über eine Situation ist ziemlich gleichmäßig über das ganze Kontinuum verteilt. Die eine Seite ist nicht rein positiv oder rein negativ, und daher ist das irreführend, was Ihr da sagt . . . Aber auch hier wieder vielleicht nur für mich.«

Dieser Auszug kann uns helfen, mehrere Punkte zu verdeutlichen. Im ersten Absatz spricht der junge Mann seine offizielle Haltung zu seiner bevorstehenden Heirat aus, nämlich, er sei ganz scharf darauf. Dann, während er Sätze aufschreibt, die das Gegenteil besagen, merkt er, daß er auch manche zuvor nicht vermuteten widerstrebenden Gefühle hat. Wenn wir nur ein bißchen zwischen den Zeilen lesen, können wir annehmen, daß er daraufhin wütend auf uns wurde, weil wir ihm zu dieser unwillkommenen Einsicht verholfen haben, denn sofort greift er manche unserer Behauptungen an. Schließlich, nachdem er seine Wut richtig an den Mann gebracht hat – nämlich genau an diejenigen, die sie in ihm erregt haben –, ist die Luft wieder rein, und er kann am Ende zugeben, daß seine Einwände vielleicht höchst persönlicher Natur seien.

Ein Mann, welcher der Geburt seines ersten Kindes entgegensah, erkannte durch das Verkehrungs-Experiment im voraus, daß das kleine »Haben«, das unterwegs war, auch mancherlei »Soll« mit sich bringen würde:

»Meine Frau und ich, wir wollen Kinder haben, und ich sehe der Geburt des ersten mit großer Ungeduld entgegen. Um mir eine Situation vorzustellen, wo ich eine solche Aussicht unausstehlich fände, insistierte ich – und war selber überrascht, wie schnell mir das alles einfiel – auf der Freiheitseinbuße, den Störungen mitten in der Nacht, den Arztkosten und all den anderen möglichen Nachteilen. Mir wurde richtig klar, wie wahr es ist, daß es kein Haben gibt ohne Soll.«

Manche Verkehrungen sind wie Alpträume. Ein Zoologiestudent berichtete: »Nicht ich seziere den Schweinefötus. Er seziert jetzt mich.« Wenn wir auf unsere Träume achten, stellen wir fest, daß sehr viele einen Sinn verraten, sobald wir sie als *spontan ausgeführte Verkehrungsexperimente* verstehen. Im Traum erhält der Widersacher eine Chance, sich offener auszusprechen, aber er bedient sich einer Sprache, die wir im wachen Zustand nahezu unverständlich finden.
Auch Tagträume sind spontane Verkehrungsexperimente, und ihr Sinn liegt gewöhnlich sehr viel näher. Was wir uns vorstellen, ist meist die Verkehrung einer gegenwärtigen Enttäuschung. Wenn wir pleite sind, träumen wir vom Lotteriegewinn; wenn uns die Freundin sitzenläßt, schwelgen wir in Rachephantasien; wenn wir uns wie eine Null vorkommen, legen uns die Tagträume die Welt zu Füßen. An Tagträumen ist nichts Schlimmes, solange sie unsere Anstrengungen im »wirklichen Leben« nicht beiseite drängen. Wenn du dich Tagträumen hingibst, kannst du aus ihrem Inhalt erfahren, auf welchen Gebieten du dich enttäuscht fühlst, du kannst klarer erkennen, in welche Richtung deine Bedürfnisse gehen.
Wenn du zum Beispiel im Tagtraum ein Verhältnis mit einer berühmten Filmschönheit hast, so bedeutet das vielleicht, daß du zwar nicht unbedingt einen Filmstar brauchst, aber daß es sich lohnen könnte, die Bekanntschaft mit jener attraktiven Person im Nebenhaus zu pflegen. Wenn du davon träumst, ein berühmter Schriftsteller zu werden, hast du vielleicht verborgene Talente in dieser Richtung, die es wert sind, daß du sie weiter pflegst. Wenn du den Anregungen des Tagtraums tatsächlich nachgehst, wird das Ergebnis zwar weniger grandios sein als in der Phantasie, aber es wird deinen wirklichen Bedürfnissen sehr viel näher kommen.
Eine Studentin kehrte Situationen um, in denen sie auf Leute wütend geworden war. Sie berichtet: »Manches davon ließ mich laut auflachen. Ich war erleichtert, als ob ich das nun hinter mir hätte.«
Manche berichten von Schwierigkeiten beim Versuch, sich vorzustellen, sie haßten jemanden, den sie lieben. Andere können sich eine solche Möglichkeit überhaupt nicht denken. Einer, der versucht hatte, sich vorzustellen, er hasse seine Frau, und dem das nicht gelungen war, bemerkte: »Vielleicht ist dies eine Form der ›Persönlichkeitsschrumpfung‹ infolge des Experiments – aber schließlich bin ich ja auch noch nicht ein Jahr verheiratet.«
Bei etlichen Verkehrungen ist es besonders wahrscheinlich, daß Blockierungen und Einfallslosigkeit auftreten. Eine davon ist die Vorstellung, man sei anderen Geschlechts. Eine andere, die du ausprobieren könntest, ist der Versuch, mit deinen Eltern die Rollen zu tauschen. Eine Studentin, die das Experiment zusammen mit ihrer Mutter machte, wobei beide einander Situationen vorschlugen, die die andere umkehren könnte, sagte, alles sei so lange glatt gegangen, bis

die Mutter vorschlug, die Mutter-Tochter-Beziehung umzukehren. »An diesem Punkt«, sagte die Studentin, »versagte meine Phantasie vollständig.«
Manche stellen sich die Situationen so lebhaft vor, daß sie schon Ansätze zum richtigen Verhalten spüren können:
»Im letzten Sommer habe ich als Kellnerin gearbeitet. In diesem Experiment stellte ich mir vor, wie ich als Kellnerin mich an einem Tisch niederließe, während ein Gast mich bediente. Obwohl mir das Unwirkliche daran doch klar war, konnte ich spüren, wie sich meine Beinmuskeln spannten, weil ich den Impuls unterdrücken mußte, gleich aufzustehen und die Situation zu berichtigen.«
Nun wollen wir etwas näher ansehen, was man tut, wenn man zwei Dinge als kontrastierende Gegenstücke behandelt. Ob man es merkt oder nicht, man rückt dabei beide in denselben Kontext. Versuch also jetzt bitte, nachdem du den Dreh bei den Verkehrungen ja schon heraus hast, die Gegensätze noch genauer zu machen, indem du den betreffenden Kontext bestimmst. Das Gegenteil von »faul« z. B. ist im Zusammenhang mit Tätigkeiten »fleißig« oder »geschäftig«, dagegen »frisch«, wenn von Eiern oder Tomaten die Rede ist, und »gebrochen« hat ein anderes Gegenteil, wenn es darum geht, wie jemand eine Sprache spricht (»fließend«), als in bezug auf Gliedmaßen (»heil«). Wenn du den genauen Kontext angeben kannst, wirst du dich besser zurechtfinden. Du wirst allmählich wichtige Verbindungen ohne Mühe sehen lernen, wo du sie vorher suchen mußtest. Noch wichtiger, die Kontraste selbst werden anfangen, dir als Funktionsbeziehungen zwischen den Gegenstücken zu erscheinen – d. h., sie bringen selbst ihre Erklärung hervor. Spiegelbilder z. B. lassen sich so verstehen, daß durch die Natur der Spiegelung links und rechts vertauscht werden, während bei Fotos die Linse sowohl eine Rechts-links- als auch eine Oben-unten-Verkehrung bewirkt.
Beachte, wie die Eigenschaften einer Situation – einer glücklichen oder traurigen, anziehenden oder abstoßenden – vom Kontext abhängig sind. Wenn es dich traurig stimmt, an etwas zu denken, das du verloren hast, so versuche, an jemand anders zu denken, z. B. einen Feind, den ebendies freuen würde. Auch hier beachte wieder, was der Hauptzweck dieses Experiments ist – nämlich, die Umstände oder die Personen herauszufinden, bei denen es dir schwerfällt, auch nur in der Phantasie die Verkehrung vorzunehmen. Wo rufst du Widerstände gegen deine freie Phantasietätigkeit wach? Du liebst deine Eltern? Dann male dir aus, unter welchen Umständen du sie hassen würdest. Dein Freund schikaniert dich? Dann stell dir vor, du schikaniertest ihn. Kannst du das? Achte auf den Moment, wo Angst, Besorgnis oder Ekel sich nach vorn drängen und dich von der Ausführung des Experiments Abstand nehmen lassen.
Meistens sind unsere »ganz klaren« Vorlieben und »natürlichen« Betrachtungsweisen reine Angewohnheiten. Sie werden uns zur Routine und kommen

uns »richtig« vor, weil wir es uns verbieten, uns ihr Gegenteil auch nur vorzustellen. Wenn Menschen keine Phantasie haben, dann immer deshalb, weil sie *Angst* haben, mit der Möglichkeit auch nur zu spielen, es könnte etwas anders sein als die Tatsachen, die sie ums Verrecken nicht missen wollen. Die Fähigkeit, eine interessiert-unparteiische Haltung zwischen vorgestellten Gegensätzen einzunehmen und darin zu verharren, so absurd auch die eine Seite erscheinen mag, ist wesentlich für jede neue und schöpferische Lösung von Problemen.

Vielleicht können wir uns der Klarheit in diesem Punkt noch einmal vergewissern, indem wir kurz das Verhalten der politischen Parteien in einer Demokratie ansehen, im Hinblick auf irgendein nationales Problem. Da jeder Parteistandpunkt von einem großen Teil der Bevölkerung geteilt wird, ist es äußerst unwahrscheinlich, daß die ganze Wahrheit auf einer Seite ist. Keine der vorgeschlagenen »Lösungen« wird daher vermutlich eine so schöpferische Lösung sein, daß nichts Wichtiges außer Betracht bliebe. Aber jede Partei geht so auf im Stimmenfang und in anderen Verpflichtungen, daß sie nicht unparteiisch interessiert sein, den Gegensatz nicht im richtigen Kontext begreifen und den Kontext nicht wechseln kann. Fast mit Sicherheit bedeutet dies, daß es Bestrebungen und eingewurzelte Interessen gibt, denen nicht erlaubt wird, in den Vordergrund des Gewahrseins zu treten.

Experiment 3: Aufmerksamkeitszuwendung und Konzentration

Die beiden vorigen Experimente waren gegensätzlich. Um dein Gespür für das Gegenwärtige zu schärfen, hast du deine Interessen auf dein Hier-und-jetzt verengt, während es dir andererseits nur dann hat gelingen können, etwas von den einander widerstreitenden Kräften in deiner Persönlichkeit zu spüren, wenn du deine Perspektive über deine gewohnten Deutungen und Bewertungen der Dinge hinaus erweitert hast. Das Ziel jedoch war in beiden Fällen das gleiche: dir zum Gewahrsein der Widerstände (Einfallslosigkeit, ungute Gefühle und andere Verhaltensschwierigkeiten) zu verhelfen, auf die du stößt, wenn du ernsthaft versuchst, die Experimente auszuführen.

Du brauchst nicht niedergedrückt zu sein, wenn diese Widerstände so stark waren, daß du dir bei den Aufgaben ein bißchen hilflos und untüchtig vorkamst. Wenn sich etwas in dir sperrte oder dir nichts einfiel, hast du vielleicht geschimpft: »Ich kann mich einfach nicht konzentrieren«, und da würden wir dir zustimmen, aber es ist nicht so, wie man gewöhnlich meint. Konzentrationsschwäche ist die Folge jahrelangen beflissenen Lernens, wie man Teile seiner Persönlichkeit in Schach halten kann, als ob sie einen sonst verschlingen würden wie hungrige Bestien. Wenn man nun diese Teile zu irgendeinem Vorhaben gebrauchen könnte, so kommen sie nicht gleich zurück, sobald man nur nach ihnen pfeift. Es nützt gar nichts, wenn Leute darauf bestehen, man müsse sich »zusammennehmen«, und die Sache wird auch nicht leichter, wenn es ein Psychoanalytiker ist, der einem sagt: »Einfach entspannen, keine Zensur, und nun erinnern Sie sich an die Einzelheiten Ihrer Kindheit.« *Außer in sehr oberflächlichen Belangen läßt sich dies nicht mit Vorsätzen erreichen.*

Möglich ist dagegen, womit wir in diesen Experimenten begonnen haben, nämlich, seiner Bestrebungen und Reaktionen gewahr zu werden und eine Haltung schöpferischen Noch-nicht-entschieden-Seins gegen sie einzunehmen.

Zuerst wollen wir trennen zwischen dem, was gemeinhin als Konzentration gilt, und der wirklich gesunden, organischen Konzentration. In unserer Gesellschaft wird Konzentration als eine absichtliche und zähe Anstrengung betrachtet – als etwas, *wozu man sich zwingt*. Das ist auch nicht anders zu erwarten von Neurotikern, die sich beständig selbst herumkommandieren, besiegen und Gewalt antun müssen. Die gesunde, organische Konzentration wird dagegen zumeist überhaupt nicht als Konzentration bezeichnet, sondern man spricht bei den vergleichsweise seltenen Gelegenheiten, wo sie überhaupt vorkommt, von Anziehung, Interesse, Faszination oder Hingegebensein.

Sieh den Kindern zu, wie sie spielen, und du kannst feststellen, sie konzentrieren sich so sehr auf ihr Tun, daß es schwerfällt, ihre Aufmerksamkeit auf etwas anderes zu lenken. Du wirst auch sehen, daß sie ganz aufgeregt sind bei ihrem Treiben. Diese beiden Momente, die *Aufmerksamkeit* für die Sache oder Tätigkeit und die *Erregung*, weil der Gegenstand der Aufmerksamkeit ein Bedürfnis, Interesse oder einen Wunsch befriedigt, machen das Wesen gesunder Konzentration aus.

Bei absichtlicher Konzentration »zollen« wir Beachtung, wo wir den Eindruck haben, wir »müßten« es, und schließen gleichzeitig andere Bedürfnisse oder Interessen von der Beachtung aus. Bei spontaner Konzentration zieht der Gegenstand der Beachtung von selbst unsere gegenwärtigen Interessen in vollem Umfang auf sich. Wenn wir eine Arbeit in Angriff nehmen »müssen«, können wir von Glück sagen, wenn die absichtliche Konzentration sich in spontane Konzentration umwandelt, so daß immer mehr von unseren Kräften verfügbar wird, bis die Arbeit getan ist.

Wo die Persönlichkeit im Hinblick auf eine bestimmte Angelegenheit gespalten ist, so daß der Teil, der die Sache erledigen will, sich einem sabotierenden Widersacher gegenübersieht, kann die volle Kraft nicht ungehindert dem Gegenstand der Aufmerksamkeit zugewandt werden, denn ein Teil der Kraft ist schon anderswo gebunden, und zwar möglicherweise gerade in dem Geschäft, die Ausführung des »beabsichtigten« Vorhabens zu stören und zu hintertreiben. Solche Störungen wird jemand, der sich absichtlich konzentriert, als »Ablenkungen« erleben, und er muß nun einen Teil seiner für absichtsvolles Tun verfügbaren Energie darauf verwenden, den störenden Einfluß der Ablenkung auf ein Minimum zu reduzieren. Beachten wir genau, was hier in bezug auf die gesamte Energie des Organismus geschieht. Die Gesamtenergie erleidet eine Aufsplitterung in drei Teile: Ein Teil fließt der Aufgabe zu, ein Teil geht an den Widersacher, und ein Teil wird auf die Bekämpfung desselben verwandt. Beachten wir auch, daß das, was für den sich absichtsvoll Konzentrierenden »*Ab*-Lenkungen« sind, für den widerstreitenden Teil »*An*-Ziehungen« sind, die von anderer Stelle ausgehen, d. h. »Hin-Lenkungen« zu etwas anderem als der zu erledigenden Angelegenheit oder gar zum Kampf gegen deren Erledigung. Wenn nun immer mehr Energie in dieser Schlacht um die »anziehende Ablenkung« gebunden wird und immer weniger davon für die Arbeit im Sinne des beabsichtigten Vorgehens verfügbar bleibt, so spürt man eine zunehmende Gereiztheit und Verärgerung, bis man entweder von der undankbaren Aufgabe abläßt oder explodiert.

Mit anderen Worten, wenn man sich zwingt, sich um etwas zu kümmern, das nicht von selbst das Interesse auf sich zieht, so sammelt sich die Erregung nicht zu diesem »gewählten« Gegenstand der Aufmerksamkeit hin, sondern zum Kampf gegen die »Ablenkung«, die in Wahrheit dazu dienen könnte, das Interesse zu beflügeln. (Wenn die wachsende Erregung sich schließlich in einem Wutausbruch entlädt, kehrt man sie oft gegen einen unschuldigen Zuschauer, so als ob er der Urheber der Ablenkung wäre.) Inzwischen ist die Erregung der Aufmerksamkeit immer mehr in der Unterdrückung des Störenfrieds gebunden worden, und das, worauf man sich bewußt konzentriert, verliert dementsprechend mehr und mehr an Interesse. Kurz, es wird langweilig.

Langeweile tritt ein, wenn einer des Interesses ermangelnden Sache vorsätzlich Beachtung »gezollt« wird. Was interessant werden *könnte*, ist wirksam ausgeschaltet. Das Ergebnis sind Müdigkeit und am Ende Dahindämmern. Plötzlich zieht sich die Aufmerksamkeit von der anödenden Sache zurück in Tagträume.

Kennzeichen spontaner Aufmerksamkeit und Konzentration ist die fortschreitende Herausbildung eines Figur/Grund-Verhältnisses, ob es in der Situation nun darum geht, daß man etwas empfindet, einen Plan macht, sich etwas vorstellt, sich erinnert oder Hand anlegt. Wenn sowohl Aufmerksamkeit wie Erregung da sind und zusammenwirken, so wird der Aufmerksamkeitsgegenstand mehr und mehr zu einer einheitlichen, hellen und scharfen Figur vor einem immer leereren, unbeachteten und uninteressanten Grund. Diese Art einer einheitlichen Figur vor einem leeren Grund hat man als eine »gute Gestalt« bezeichnet.

Selbst die Gestaltpsychologen haben sich jedoch, insgesamt gesehen, nicht zur Genüge für die Bedeutung des Grundes interessiert. Grund ist *alles*, was in der erlebten Situation nach und nach von der Beachtung ausgeblendet wird. Im Figur/Grund-Verhältnis bleibt das, was jeweils Figur und was Grund ist, nicht statisch, sondern wechselt im Laufe der Entwicklung.

Denken wir an eine simple Erfahrung beim Betrachten einer sichtbaren Form, z. B. eines Quadrats auf einer Tafel. Wenn das Quadrat scharf und deutlich wird, umfaßt das »alles andere«, das ausgeblendet wird, die Tafel, den Raum, den eigenen Körper, alle anderen Sinneseindrücke außer diesem einen und jedes andere Interesse außer dem einen momentanen Interesse an dem Quadrat. Damit die Gestalt einheitlich und hell hervortritt – eine sogenannte »ausgezeichnete Gestalt« –, *müssen* all diese verschiedenen Element des Hintergrunds blasser und reizloser werden. Die Helligkeit und Prägnanz der Figur ist die Energie aus der Erregung, dieses Quadrat zu sehen, die ihr aus dem sich leerenden Hintergrund in reichem Maße zufließt.

Um einen einfachen Vergleich zu ziehen, man könnte sich die zerstreute Aufmerksamkeit zu Beginn des Figur/Grund-Prozesses so ähnlich vorstellen wie Licht, das durch eine Glasscheibe fällt und eine relativ große Fläche bescheint. Kein Teil der Fläche ist heller beleuchtet als die übrigen. Wenn es möglich wäre, daß sich die Glasscheibe nach und nach zu einer Linse umformte, dann würde die Fläche insgesamt dunkler, während der Fleck im Brennpunkt der Linse allmählich heller würde. Es wäre dazu nicht mehr Energie in Form von Lichteinheiten erforderlich, sondern die Strahlen würden immer mehr von der Peripherie her in dem hellen Fleck zusammenfallen und die Energie dort konzentrieren. An dem Figur/Grund-Verhältnis geht unser Vergleich aber insofern vorbei, als wir darin offengelassen haben, was es denn ist, das den besonderen Fleck auswählt, auf den die Linse sich richtet, oder den Schärfegrad ihrer Einstellung bestimmt. Im Verhältnis von Organismus und Umwelt ist es natürlich die Bedeutung der Gegenstände in der Umwelt für die Bedürfnisse des Organismus, die den Figur/Grund-Prozeß determiniert. Insofern ist unser Beispiel des Quadrats auf der Tafel trivial, zumindest unter gewöhnlichen Umständen. Es soll uns nur dazu dienen zu zeigen, daß der Figur/Grund-Prozeß nicht etwas ist, das nur unter ungewöhnlichen oder dramatischen Umständen vorkommt.

Wir schlagen vor, daß du selbst nachvollziehst, was wir eben über die Gestaltbildung gesagt haben. Tu folgendes:

● Richte die Aufmerksamkeit für kurze Zeit auf einen sichtbaren Gegenstand, z. B. einen Stuhl. Während du ihn ansiehst, achte darauf, wie er klarer wird, indem er den Raum und die anderen Gegenstände um sich her eintrübt. Wende dich nun einem anderen sichtbaren Gegenstand in deiner Nähe zu und achte darauf, wie auch bei diesem wieder der Hintergrund sich zu ändern beginnt. Desgleichen achte auf ein Geräusch, das du gerade hörst, und achte darauf, wie die anderen Geräusche einen Hintergrund dazu bilden. Schließlich wende dich einem Gefühl in deinem Körper zu, z. B. einem Beißen oder Jukken, und achte darauf, wie die anderen Gefühle in deinem Körper in den Hintergrund zurücktreten.

Das dynamische, fließende Verhältnis zwischen Figur und Grund kann offenbar auf zwei Weisen unterbrochen werden:
a) Die Figur kann zu starr fixiert werden, so daß ihr aus dem Grund kein neues Interesse mehr zufließen kann (dies ist der Fall bei erzwungen-absichtlicher Konzentration); oder b) der Hintergrund kann Punkte enthalten, von denen eine zu starke Anziehung ausgeht, als daß sich das Interesse von ihnen abziehen ließe (in diesem Falle bewirken sie entweder Ablenkung oder sie müssen unterdrückt werden). Wir wollen nacheinander mit beiden Fällen experimentieren:

a) Fixiere starr eine bestimmte Form und versuche, nur diese Form für sich allein und nichts anderes zu erfassen. Du wirst bemerken, daß sie bald undeutlich wird und daß du die Aufmerksamkeit von ihr abschweifen lassen möchtest. Wenn du dagegen deine Blicke die Form umspielen läßt, so daß sie aus immer anderen Hintergründen zu ihr zurückkehren, wird die Form im Nacheinander dieser Differenzierungen vereinheitlicht, sie wird klarer und besser sichtbar.

Ebenso wie beim Anstarren wird ein Gegenstand undeutlich, wenn er die Aufmerksamkeit einfach durch die grobe Erregung eines Sinnesorgans erlangt hat, wie z. B. beim anhaltenden Heulen einer Sirene. Es ist nicht die physische Gewalttätigkeit dieses Geräusches, das die »Ermüdung« hervorruft, sondern der grundsätzliche Mangel an Interesse, die Unfähigkeit des Hörers, weitere Elemente aus dem Hintergrund in die Figur hineinzuziehen. Wenn der Komponist ein Fortissimo länger weiterzuführen wünscht – das vielleicht weitaus lauter ist als die Sirene –, so hält er die Aufmerksamkeit fest, indem er Klangfarbe und Harmonie wechseln läßt. Ähnlich lassen wir beim spontanen Betrachten eines Bildes oder einer Skulptur die Blicke darüber hinwandern, oder wir gehen um die Skulptur herum. Die Wahrnehmung verödet, wenn wir ihr kein freies Wechselspiel der Eindrücke gestatten. Bei erzwungener Konzentration, sofern sie nicht in spontane übergeht, finden wir daher Ermüdung, Flucht und, um dies wettzumachen, *Anstarren.*
Während des Krieges hörten wir von Fliegern Klagen über Kopfschmerzen bei Nachtlandungen. Diese kamen vom starren Fixieren des Landestreifens. Nachdem sie unterwiesen worden waren, sich kleine Augenbewegungen zu gestatten und bald auf diesen, bald auf jenen Punkt des Landestreifens zu blicken – d. h. nicht mehr starr zu fixieren –, stellten sie fest, daß ihre Kopfschmerzen aufgehört hatten und daß sie schärfer sahen. Wenn das Anstarren bis zu dem Punkt weitergetrieben wird, wo Figur und Grund völlig verschwinden, kann das Ergebnis die hypnotische Trance sein, in der das Wachbewußtsein überhaupt ausgeschaltet ist.
b) Die entgegengesetzte Schwierigkeit bei der spontanen Herausbildung des Figur/Grund-Verhältnisses ist die Unfähigkeit, den Hintergrund zu entleeren; das Ergebnis ist, daß die Figur nicht einheitlich wird. Das Extrem wäre die

Wahrnehmung eines Chaos. Es ist nicht leicht, seine Umgebung als ein Chaos wahrzunehmen, denn in praktischen Lebensangelegenheiten ist man immer darauf angewiesen, gegliederte Einheiten (Gestalten) zu finden. Möglicherweise kennst du aber dieses Gefühl des Chaos von manchen Werken der modernen Kunst her, die deiner bisher anders geschulten Aufmerksamkeit nichts bieten, woran sie sich heften könnte. Du flüchtest dann aus diesem Chaos-Gefühl, weil es dir entweder schmerzhaft oder lächerlich vorkommt. Die folgenden Experimente dürften dir helfen, solchen Erfahrungen eher in einer einverständnisbereiten Haltung freischwebender Aufmerksamkeit zu begegnen, so daß dir der Sinn des Kunstwerkes aufgehen kann und du es nicht bloß deshalb ablehnst, weil du zu stur bist, um dich von überkommenen Ideen zu lösen.

● Such dir eine Situation ungeduldigen Wartens aus, du wartest z. B. auf den Bus oder auf einen Menschen. Hör und sieh unbefangen die Figuren und Hintergründe in deiner Umgebung, wie im vorigen Experiment, d. h. laß die Aufmerksamkeit vom einen zum andern schweifen. Du wirst bemerken, daß der Grad deiner Erregung infolge der immer noch fortdauernden Wartesituation (z. B. zunehmende Besorgnis, zu spät zu kommen) den Grad des Interesses vermindert, das du für andere Belange aufbringen kannst. Während du aber dennoch weiter beachtest, was um dich ist (jedoch ohne dich zu künstlicher Konzentration auf etwas Bestimmtes zu zwingen), überlaß dich dem einsetzenden Gefühl für die chaotische Sinnlosigkeit deiner Umgebung. Wie immer achte auf deine Widerstände, Geistesabwesenheit oder Tagträume.

Deine Umgebung ist als solche natürlich nicht sinnlos. Wenn du inzwischen schon etwas Gespür für das Gegenwärtige erlangt hast, wirst du sagen können: »Hier und jetzt sind Menschen und Dinge zu sehen. Das Warten auf den Bus ist jetzt Teil des Hintergrunds. Ich bin jetzt ungeduldig.« Und dann, weil sich der Ungeduld allein ja nichts abgewinnen läßt – der Bus oder die Person, die du erwartest, kommen deshalb nicht früher –, kannst du ebensogut die Zeit nutzen und der augenblicklichen Situation in einer Haltung schöpferischen Unentschiedenseins begegnen.

Oft kommt es auch unter den günstigsten Lebensverhältnissen vor, daß der Hintergrund starke Attraktionen enthält, deren wir gewahr sein mögen oder nicht, wir uns jedoch gleichzeitig bewußt auf eine bestimmte Aufgabe konzentrieren müssen. In diesem Falle ist es ein Fehler, eine Haltung allzu starren Pflichtbewußtseins einzunehmen und die Ablenkung allzu streng zu unterdrücken – denn der Vordergrund wird dadurch immer weniger klar und reizvoll. Wenn wir gegen uns selbst nachsichtiger sind, werden wir uns wahrscheinlich eher bis zu einem tatsächlichen Interesse an der Sache durcharbeiten. Ein Student z. B., der große Schwierigkeiten hatte, sich seine Stoffe einzupauken (eine Art zu »lernen«, die das Interesse per definitionem ausschließt), brachte es schließlich auf die Weise fertig, daß er sich von Zeit zu Zeit unterbrach und sich bewußt ein paar Minuten lang Tagträumen hingab.

Wir wollen nun im Zusammenhang mit der Theorie der Psychotherapie die beiden Hindernisse für die spontane Konzentration erörtern, die zu starr fixierte Figur und den allzu reizhaltigen Grund. *In der Therapie ist es das Ziel, den inneren Konflikt zwischen dem Trieb und dem Gegenangriff des Widerstandes in einen offenen, bewußten Konflikt umzuwandeln.* Nehmen wir an, als Therapeuten konzentrierten wir uns auf die Widerstände des Patienten und forderten auch ihn auf, sich auf diese zu konzentrieren. Die Widerstände sind zäh und kampflustig, und der Versuch, sie unter Kontrolle zu bringen, wird gewisse Zwangsmaßnahmen, also eine Art Anstarren erfordern. Eine solche erzwungene Konzentration – das Anglotzen von etwas, das nicht gesehen werden möchte – ist selber desintegrativ und zwanghaft. Der Patient kann dabei zum Beispiel lernen, pathologisch introspektiv zu werden.

Nehmen wir nun an, statt den Patienten zur Konzentration auf seine Widerstände zu ermahnen, hielten wir uns an die ältere Freudsche Methode der freien Assoziation, freischwebende Aufmerksamkeit und ähnliches. Dies ist ein spontanes und ungezwungenes Vorgehen, und es enthüllt die verborgenen Triebe (die Reizfülle des Grundes) usw. Aber solche »freien« Methoden bewirken eine Ideenflucht; gerade an den kritischen Punkten gehen sie vorbei, und die Technik der freien Assoziation wird zu einem Training der freien Dissoziation. Mit dem Therapeuten wird Karussell gefahren. Die mitgeteilten Gedanken und Symbole scheinen allesamt für das verborgene Problem von Bedeutung zu sein, aber sie führen immer wieder trügerisch im Kreise und in beliebige Richtungen. Notwendig ist, daß der Therapeut einen bestimmten *Kontext* findet und dann, sich immer in diesem Kontext haltend, ein freieres Wechselspiel zwischen Figur und Grund erlaubt – wobei sowohl das Anstarren der Widerstände als auch das ziellose Umherschweifen des Patienten vermieden werden. In der orthodoxen Psychoanalyse wird ein solcher Kontext in der »Übertragung« als gegeben angenommen, d. h. der erotischen Bindung an den Therapeuten und dem Haß auf ihn, denn dies ist eine der Beobachtung zugängliche und mehr oder weniger kontrollierbare Lebenssituation. In unserer Methode nehmen wir als Kontext statt dessen die Experimentalsituation der Therapiesitzung. Auf allgemeinerer und besserer Basis kannst du deine Gegenwart als Kontext nehmen – deine Situation an diesem Tag, mit ihren Erfordernissen und Zielrichtungen. Je dichter der Gefühlskontakt zwischen dir und deiner Umgebung und je ehrlicher du spürst und dir selber sagst, was du gegen die Personen und Dinge, mit denen du in Berührung kommst, an Begierde, Widerwillen, Kälte, Gelangweiltsein oder Abscheu empfindest, desto brauchbarer ist der Kontext, in dem der »innere Konflikt« während der Experimente auftauchen kann.

Die folgende Übung wird dir helfen, in Gefühlskontakt zu deiner Umgebung zu treten:

● Laß deine Aufmerksamkeit von einem Gegenstand zum anderen schweifen; beachte dabei Figur und Grund in dem Gegenstand – und in deinen Gefühlen. Sprich die Gefühle jedesmal aus, etwa »Ich mag dies«, oder »Das mag ich nicht«. Unterscheide auch zwischen den einzelnen Teilen des Gegenstands: »*Dies* mag ich daran, aber *das* mag ich nicht.« Und schließlich, sobald dir diese erste Aufgabe leichtfällt, unterscheide zwischen deinen Gefühlen, etwa so: »Für dies empfinde ich Ekel«, oder »Für dies empfinde ich Haß« usw.

Die inneren Widerstände, die dir während dieser Übung wahrscheinlich begegnen, sind Verlegenheit, Befangenheit, das Gefühl, zu hart, gemein oder anmaßend zu sein, vielleicht auch der Wunsch, lieber *beachtet zu werden* als zu beachten. Sollten diese Widerstände im Hinblick auf Personen, mit denen du zu tun hast, allzu stark werden, als daß du sie ertragen könntest, und dich in Versuchung bringen, die Übung abzubrechen, so beschränke dich eine Zeitlang auf Tiere und unbelebte Dinge.

In ihren Berichten über die ersten Teile dieser Übung bringen die meisten Leute Erleichterung zum Ausdruck, »hier endlich mal etwas Greifbares zu haben«. Hinsichtlich der Unterscheidung zwischen Figur und Grund in ihren Gefühlen gehen die Resultate jedoch auseinander. Viele betonen, »überhaupt keine emotionale Wirkung« stelle sich ein, und einige meinen: »Da müßte schon einiges mehr kommen, ehe ich emotional werde«. Andere dagegen machen Aussagen wie die folgende:

»Was das Unterscheiden zwischen Gefühlen angeht, so glaube ich nicht, daß ich dazu schon ganz imstande bin. Wenn ich an jemanden denke und versuche zu sagen, ich hasse ihn, dann fühle ich zuviel Schuld. Das kommt sogar vor bei unbelebten Dingen. Als ich versuchte, mir einzugestehen, daß ich ein bestimmtes modernes Bild abscheulich finde, kam ich mir so ungerecht vor, weil ich ihm keine Chance gab. Außerdem fühlte ich mich gemein, denn es war von dem Vater eines Freundes gemalt.«

Manche hatten Schwierigkeiten, weil für sie alles, was sie »Gefühl« nennen, Intensitätsgrade wie in einer Wagner-Oper erreichen muß. Wie wir später in einem Experiment zeigen wollen, bei dem wir die Aufmerksamkeit auf bestimmte einzelne Gefühle konzentrieren, herrscht im Gefühlsleben Kontinuität, auch wenn es natürlich richtig ist, daß die Kraft der Gefühle großen Schwankungen unterliegt.

Ein Student hatte einen glänzenden Einfall, und es könnte sich lohnen, wenn du das auch probierst:

»Mir fiel es sehr schwer, Neigungen, Abneigungen und allgemein emotionale Reaktionen auf leblose Objekte zu verbalisieren. Mir kamen Zweifel, ob irgendeines dieser Dinge solche Erfahrungen auslösen könne. Manche Dinge schienen in ihren affektiven Eigenschaften einfach ganz und gar neutral zu sein. Dann, als so nichts herauskam, fing ich an, jedem Objekt willkürlich bestimmte

Gefühle zuzuteilen. Nachdem ich dies getan hatte, begannen diese Gefühle mir echt vorzukommen, und ich vergaß beinahe, daß ich sie ja willkürlich verteilt hatte. Irgendwie erschreckte es mich zu sehen, wie leicht ich mich selbst glauben machen konnte, ich hätte Gefühle.«

Was soll man hier für das Wahrscheinlichere halten: daß die Gefühle, die ihm echt vorkamen, bloß simuliert waren, oder daß die anfängliche Verteilung der Gefühle vielleicht doch nicht so willkürlich war?

Das Folgende illustriert eine häufige Erscheinung, die Überraschung zu entdecken, daß die eigenen Gefühle sind, wie sie sind, und nicht, wie man sie sich gedacht hat:

»Die Gefühlsunterscheidungen machte ich in einem gedrängt vollen U-Bahnabteil, und ich stellte beachtliche Aggressionen gegen die anderen Fahrgäste fest. Statt mich deshalb beschämt oder verlegen zu fühlen, muß ich gestehen, ich *genoß* es geradezu, und spürte richtig den Wunsch, ihnen zu sagen, was ich von ihnen hielt. Später, in einer weniger störenden Umgebung, überdachte ich es noch einmal – und *nun* erst erlebte ich die Sperren (Scham, Wunsch, diese Gefühle aufzulösen, usw.), die ich in der anfänglichen Situation erwartet hätte, die aber dort nicht eingetreten waren.«

Wieder ein anderer sagt etwas, das deshalb bemerkenswert ist, weil es die verbreitete Tendenz zeigt, Gefühle im alltäglichen Verhalten zu verurteilen und seinen Stolz darein zu setzen, daß man emotional unbewegt bleibt:

»Der ›unerträgliche‹ Widerstand, der mir in meinem Gefühlskontakt mit der Umgebung begegnen sollte, *kam einfach nicht.* Nur einmal tauchte etwas dergleichen auf. Dieses eine Mal, als ich die Übung versuchte, während ich mit Leuten in einer Gruppe sprach, wurde mir der Wunsch bewußt, lieber beachtet zu werden als andere zu beachten. Aber alles, was dabei herauskam, war ein Lächeln, und ich vergaß es schnell wieder.«

Wo man ein unfreundliches Gefühl in sich erkennt, entsteht das dringende Bedürfnis, es durch etwas zu erklären, das man dann schnell wegschieben und vergessen kann wie im folgenden Falle:

»Ich saß neben meinem Schwiegervater. Ich fing an, Figur und Grund zu vermerken und dann (für mich) meine Gefühle zu verbalisieren. ›Ich mag ihn . . .‹, aber als ich mir das sagte, spürte ich so etwas wie Angst aufkommen, was sich in den Worten ausdrücken ließ: ›Irgendwas in dieser Figur gefällt mir nicht.‹ Es schien eine vage Befürchtung zu sein. An diesem Punkt beendete ich die Übung, und erst nach späterem Überdenken kam ich zu der festen Auffassung, daß es eine Furcht-Reaktion gewesen war. Nachdem ich mir diesen Punkt hin und her überlegt und dabei berücksichtigt hatte, daß ich mit meinem Schwiegervater immer auf bestem Fuße gestanden habe, verstand ich ein bißchen besser, was dies für eine Reaktion und welches ihr Grund war. Ein (vielleicht ›der‹) Grund ist, daß ich von meiner Frau und ihrer Schwester oft Geschichten darüber gehört habe, wie streng ihr Vater gewesen ist, als sie noch jünger waren. Das kann zu einer vorgefertigten Reaktion geführt haben, obwohl es auf nichts Konkretem basiert.«

Wenn dieser Vater seine beiden Töchter schikaniert hat, als sie aufwuchsen, ist es da nicht wahrscheinlich, daß er immer noch ein Mensch ist, gegen den man direkt etwas haben könnte, und nicht bloß vom Hörensagen?

Das Folgende ist ein Beispiel dafür, was geschieht, wenn jemand versucht, seine Aufmerksamkeit zwischen mehreren Personen zu teilen, die darum wetteifern:

»Als ich das ›Chaos der geteilten Aufmerksamkeit‹ eintreten ließ, fühlte ich mich wütend und frustriert. Mein Mann legt Wert darauf, daß ich ihm zuhöre, wenn er sich über irgendeine Theorie verbreitet, sogar dann, wenn die Kinder gerade etwas aushecken, was schlimme Folgen haben kann, wenn man sie machen läßt. Ich bin hin und hergerissen zwischen meinem Selbstgefühl – dem Wunsch, ihm eine intelligente Antwort zu geben – und dem Wunsch, auf die Kinder aufzupassen. Dieser Konflikt wird schnell unerträglich, und ich löse ihn, indem ich meine ganze Aufmerksamkeit den Kindern zuwende.«

Manchmal bemerken und äußern wir ein Gefühl deshalb nicht, weil das einem anderen zuviel Vergnügen bereiten könnte. Kannst du das in dem folgenden und letzten Auszug erkennen?

»Heute habe ich mich auf den Cadillac eines meiner Freunde konzentriert; er besitzt ihn seit über einem Jahr und ist mächtig stolz auf ihn. Ich bin oft mitgefahren. Gegen seinen Besitzerstolz bin ich immer ein bißchen spöttisch gewesen. Zum ersten Mal habe ich nun wirklich beachtet, wie schön die Linien und Kurven der Karosserie sind und was für großartige Eigenschaften der Wagen hat. Ich bekam ein ästhetisches Gefühl, von dem ich nie geglaubt hätte, daß ein Auto es auslösen könnte. Mein Vergnügen wurde noch übertroffen von dem meines Freundes, als ich eine aufrichtige und spontane Bemerkung darüber machte, wie schön der Wagen sei. Vielleicht bloß ein kleiner Vorfall, aber ich fand ihn bezeichnend für die neuen Erlebnisbereiche, die echtes Gewahrsein mir eröffnen kann.«

Experiment 4: Unterscheiden und Vereinheitlichen

Wenn sich die Aufmerksamkeit einem Ding spontan zuwendet, so daß das Ding als Figur heller und der Hintergrund dunkler werden, so wird das Ding gleichzeitig einheitlicher, aber auch detailreicher. Während immer mehr Details bemerkt und nacheinander analysiert werden, erscheinen zugleich auch ihre Beziehungen zueinander besser geordnet. Dagegen erbringt die erzwungene Konzentration nur eine dürftige Figur, und die geteilte Aufmerksamkeit erbringt ein Chaos.

Der Gegenstand der spontanen Konzentration scheint immer konkreter zu werden, er ist, was er ist. Zugleich wird er »sinnvoller«, insofern als er immer mehr zum Träger von Zwecken und Bedeutungen wird, an denen er im Organismus ein Interesse erweckt hat. Als klassisches Beispiel: Denk (sofern du verliebt bist) an den Menschen, in den du verliebt bist.
Die spontane Konzentration ist *Kontakt zur Umgebung*. Die gegenwärtige Situation ist in einer detail- und strukturreichen, lebhaften und interessanten Weise geordnet.
Im folgenden Experiment bleibt zwar das hier und jetzt Gegenwärtige für dich der Kontext, doch sollst du deine Aufmerksamkeit einen Gegenstand frei umspielen lassen. Die immerzu wechselnden Figuren und Hintergründe werden dir die Unterscheidung zwischen Anstarren und Sehen, zwischen dämmeriger Trance und lebendiger Anteilnahme deutlicher werden lassen.

● Zur Verdeutlichung wollen wir ein so gewöhnliches Ding wie einen Bleistift betrachten. (Du wirst dasselbe später noch mit anderen Dingen machen, die du dir selbst aussuchen kannst.) Beachte zuerst einmal, daß der Bleistift *dieses einmalige Ding* ist. Sicher, es gibt noch mehr Bleistifte, aber die sind nicht dieser hier. Sprich seinen Namen aus, »Bleistift«, und stell dir lebhaft vor, daß *das Ding nicht das Wort* ist. Der Bleistift als Ding ist *nichtverbal*.
Als nächstes bemerke möglichst viele der Eigenschaften, die diesem Ding innewohnen und die es ausmachen: die schwarze Graphitmine, das rötliche Holz, Gewicht, Härtegrad, wieweit er abgeschrieben und wie er angespitzt ist, den olivgrünen Anstrich, die Tatsache, daß das Holz rund ist, das Warenzeichen, den kleinen Radiergummi und die Metallfassung, die ihn am rückwärtigen Ende des Holzes festhält.
Betrachte nun weiterhin seine Zwecke und möglichen Verwendungen in seiner Umgebung: um zu schreiben, um damit in eine Richtung zu deuten, um einen Absatz zu unterstreichen, um ihn mit der Zunge anzufeuchten oder daran zu kauen, oder um als verkäuflicher Artikel in einem Laden zu stehen. Denk auch an seine eher beiläufigen Eigenschaften, wie sie in Unglücksfällen bedeutsam werden: daß er brennt, wenn das Haus brennt, daß er einem Kind ins Auge dringen kann, wenn es damit hinfällt; ebenso auch an fernerliegende, unwahrscheinlichere Verwendungszwecke: daß man ihn jemandem zu Weihnachten schenken oder hungrige Holzwürmer damit füttern kann.
Während du von diesem einmaligen Ding, diesem Bleistift hier, seine vielen Eigenschaften und Verwendungszwecke abstrahierst, beachte, wie sie im einzelnen miteinander verbunden sind oder in einer Struktur zusammenhängen, z. B. wie das Holz die Graphitmine umschließt und schützt und der schreibenden Hand einen Griff bietet.
Nun versuch dasselbe mit etwas, das du dir selbst auswählst.

Im Prinzip ist dies das Experiment, das Descartes mit einem von einer Kerze getropften Stück Wachs ausführte. Da sich das Wachs zwischen seinen Fingern kneten ließ, war die Form »zufälliger« als bei unserem Bleistift. Er kam zu dem Schluß, daß bestimmte Eigenschaften des Dinges, z. B. seine Masse und räumliche Ausgedehntheit, absolut dauerhafte Eigenschaften seien, und diese nannte er die »primären« Eigenschaften. Andere Eigenschaften, z. B. die Farbe, erachtete er für »sekundär«. Wir beschäftigen uns hier nicht mit Metaphysik, und ziehen deshalb die Richtigkeit seiner Folgerungen nicht in Zweifel. Uns geht es darum, uns die verschiedenen Abstraktionsstufen klarzumachen, indem wir uns ihnen unbefangen zuwenden: das »Sosein« des Dings, diese besondere Schattierung von Grün im Unterschied zu allen anderen grünen Lackfarben der Welt, die naheliegenden und »beabsichtigten« Zwecke, die beiläufigeren, fernerliegenden und unwahrscheinlicheren Verwendungen – und von alldem wollen wir möglichst vieles *in unserer gegenwärtigen Erfahrung zusammentreffen und sich vereinigen* lassen. Wenn also die Betrachtung eines Gegenstandes zu einer Phantasie führen sollte, dann sorg dafür, daß die Phantasie immer wieder zu dem gegenwärtig erfahrenen Gegenstand zurückkehrt und mit ihm verbunden bleibt.

Wenn auch das einmalige Ding, wie gesagt, nichtverbal ist, so liegen seine Bedeutung und sein Interesse für dich doch in Eigenschaften und Zwecken, die du *verbalisieren kannst*: Dies sind »Abstraktionen« von einmaligen Dingen, und sie bezeichnen als Wörter außer dem einmalig-gegenwärtigen Ding noch viele andere Fälle. Schreiben könntest du auch mit vielen anderen Dingen außer diesem einen Bleistift, und der Händler, der ihn dir verkauft hat, zieht seinen Gewinn aus ihm wie aus vielerlei anderen Waren. Dieser Bleistift, der seine Eigenschaften und Zwecke mit so vielen anderen Dingen gemein hat, ist kein Ding, das spontan eine grenzenlos reichhaltige Konzentration oder Faszination wekken könnte. Ein geliebter Mensch dagegen oder ein schönes Gemälde erscheinen als einmalig *sowohl* in ihrem »Sosein« *als auch* in ihren Eigenschaften und Bedeutungen. Mit ihnen tritt man in »engere Berührung«, und es ist weniger leicht zu abstrahieren.

● Angenommen, du machst die Übung mit einem Gemälde, das du schätzt. Achte auf die Linienführung und die Zeichnung, abgesehen von den gemalten Gegenständen und den Farben; zieh z. B. die Umrisse der wichtigsten Figuren nach und sieh, was für ein Muster sie bilden. Achte auch auf das Muster der *leeren Räume* zwischen den Konturen der Hauptgegenstände. Richte dein Augenmerk darauf, welches Muster jede Farbe für sich genommen bildet – abstrahiere, wie Blau, Gelb oder Rot verteilt sind. Wenn das Bild die Illusion von Dreidimensionalität erweckt, verfolge, wie Vordergrund, Mittelgrund und Hintergrund abgestuft sind. Finde heraus, wie Licht und Schatten verteilt sind. Achte darauf, wie mit dem Material verfahren wurde, anhand der Maserung der Pinselstriche. Erst zuallerletzt achte auf die dargestellte Szene oder Geschichte, denn hierauf achten die meisten Leute zuerst und werden *festgelegt*.

Wenn du in der angegebenen Weise verfahren bist und das Bild von vornherein geschätzt hast, so wirst du feststellen, daß es plötzlich in neuer Schönheit und Faszinationskraft auf dich eindringt. Allerlei neue Beziehungen zwischen den Teilen erscheinen plötzlich als »notwendig so und nicht anders« oder »einfach richtig«. Du fängst an, ein wenig an der Gestaltungsfreude des Künstlers Anteil zu nehmen. Jetzt wirst du des Bildes in spontaner Konzentration gewärtig sein: Die Details und ihre Einheit sind klar, ohne daß du sie mühsam auseinandernehmen und wieder zusammensetzen müßtest. Dies *einmalige, unmittelbare* Erfassen der gegliederten Einheit bedeutet, daß du mit dem Bilde in Kontakt stehst.

● Versuch nun dasselbe mit einem Musikstück. Wenn du musikalisch nicht geschult bist und dich selber für »unmusikalisch« hältst, achte zunächst darauf, wie schwer es dir fällt, überhaupt mit der Musik in Kontakt zu bleiben; die Töne degenerieren schnell zu einem Chaos, und du verfällst in einen Dämmerzustand. In diesem Fall (am besten, du spielst eine Platte mehrfach ab) abstrahiere zuerst das Vorkommen eines einzelnen Instruments. Dann achte nur auf den Rhythmus, dann nur auf die Klangfarbe. Versuch zu unterscheiden, was Melodie und was Begleitung ist. Oft wirst du feststellen, daß andere, »innere« Melodien auftreten, die du nicht erwartet hast. Abstrahiere nun die Harmonie, so wie sie dir vorkommt, d. h., achte darauf, ob sie unaufgelöst scheint, als ob noch etwas nachkommen müßte, oder ob sie sich im Gegenteil aufzulösen und zu »schließen« scheint. Vorausgesetzt, du machst dies ernsthaft, wird plötzlich alle Musik für dich lebendig werden.

Und die nächste Übung:

● Achte auf jemandes Stimme. Wie klingt sie? Monoton? Bewegt? Hoch? Schrill? Melodisch? Zu leise? Nachlässig in der Artikulation und schlecht zu verstehen? Zu laut? Glatt oder abgehackt? Gezwungen oder natürlich? Jetzt stell dir selbst zwei Fragen: Erstens, wie reagierst du gefühlsmäßig auf die besonderen Eigenschaften dieser Stimme? Stört dich z. B. der allzu schwache Ton, oder läßt dich die Lautstärke zusammenzucken? Zweitens, welches ist der Gefühlshintergrund des anderen, aus dem diese besonderen Stimmqualitäten hervorgehen? Ist er weinerlich, ölig, geil, wütend? Es kommt oft vor, daß dieser andere, ohne zu merken, was er tut, und oft auch *im Widerspruch zu dem, was er sagt,* in dir mit seiner Stimme genau den Eindruck hervorrufen *will*, den er hervorruft. Seine Worte sind vielleicht ruhig, er stellt dir etwas anheim, ohne dich zu drängen, aber seine Stimme wird einschmeichelnd. Oder aber die Worte umwerben dich, doch die Stimme klingt verdrossen und frostig.
Kannst du nun bitte versuchen, auf den Klang deiner eigenen Stimme zu horchen? Das ist sehr schwierig, wie schon die Tatsache zeigt, daß uns die eigene Stimme fremd vorkommt, wenn wir sie zum ersten Male auf Band hören. Aber sei dir über die Schwierigkeiten bei diesem Versuch im klaren.

Der kaiserliche Stoiker Marcus Aurelius empfiehlt eine Übung, ähnlich der unseren mit dem Bleistift. Er sagt:
». . . von jedem Gegenstand, welcher in den Kreis deiner Vorstellungen fällt, bilde dir einen genauen bestimmten Begriff, so daß du denselben nach seiner wirklichen Beschaffenheit unverhüllt, ganz und gar nach allen seinen Bestandteilen anschaulich erkennen, und ihn selbst sowohl als auch die einzelnen

Merkmale, aus denen er zusammengesetzt ist, und in die er sich wieder zerlegen läßt, mit ihren eigentümlichen Namen zu bezeichnen vermögest. Denn nichts ist für die Weckung eines hohen Sinnes [was wir »Persönlichkeitserweiterung« nennen würden] so förderlich als die Geschicklichkeit, jeden Gegenstand, der uns im Leben aufstößt, nach einer richtigen Methode zu untersuchen . . .« *(Selbstgespräche)*.

Zu bemerken ist, daß der beschriebene Prozeß, durch den man zu einer gegliederten Einheit gelangt, ein Prozeß ist, in dem Dinge auseinandergenommen und wieder zusammengesetzt werden – eine Art *Zerstörungs- und Wiederherstellungswut*! Es ist der destruktive Aspekt, der viele Leute abschreckt, denen man beigebracht hat, alles, was unter diese oder eine verwandte Bezeichnung falle, sei als unerwünscht, grausam, brutal und schlecht zu betrachten. Man darf sich an den Dingen nicht vergreifen, sondern man muß sie ohne Frage und Prüfung gelten lassen. Wer sich von solchen Gedanken leiten läßt, setzt wohl voraus, daß die Untersuchung, die einmal notwendig war, um das für alle Zeiten richtige Werturteil zu begründen, schon von anderen und weiseren Menschen vollzogen worden sei, und er findet es überheblich und verdammenswert, die Dinge vom Standpunkt der eigenen Erfahrung neu ansehen zu wollen.

Was in dieser versteinerten Haltung übersehen wird, ist die in nebensächlicheren Belangen allgemein bekannte Tatsache, daß jeder Art schöpferischen Neuaufbaus in gewissem Maße ein *Abbau* des schon Vorhandenen vorausgehen muß. Die gegenwärtigen Teile eines Dinges, einer Tätigkeit oder einer Situation müssen neu kombiniert werden, so daß sie den Erfordernissen der Wirklichkeit hier und jetzt besser entsprechen. Das schließt nicht notwendig die *Abwertung* eines der gegenwärtig vorhandenen Teile ein, sondern vielmehr eine *Umwertung* ihres Verhältnisses zueinander. Ohne detaillierte Analyse und ohne Auseinandernehmen (Zerstörung) gibt es keinen engen Kontakt, keine Erregung beim Entdecken und keine wahre Liebe zu einem Objekt (»Objekt« schließt in unserem Sprachgebrauch immer auch Menschen mit ein).

Als wir vorhin empfohlen haben, Detail für Detail von einem Bild zu abstrahieren, war dies die einstweilige Zerstörung, welche Voraussetzung für ein schärferes Neuerfassen ist. Zerstörung und Wiederherstellung beziehen sich hier nicht auf eine buchstäbliche Zerlegung des *physischen Objekts* in seine Bestandteile, sondern auf *unser Verhalten im Hinblick auf das Objekt*.

Enge Freundschaft ist nur möglich, wenn bestimme Schranken aufgehoben werden, so daß die beiden zu einem »Einverständnis« gelangen können. Damit man dahin gelangen kann, muß der andere in etwa ähnlicher Weise erforscht werden wie vorhin das Gemälde, so daß seine Teile in Beziehung zu den eigenen Hintergrundbedürfnissen neu zusammengefügt werden können, und diese Bedürfnisse nun treten gerade im Kontakt mit dem anderen Menschen in den Vordergrund und werden Figur. Um dies in Begriffe zu fassen, auf die wir später noch zurückkommen: Es kann keine Assimilation ohne vorherige Destruktion (Struktur-Auflösung) stattfinden; andernfalls schlucken wir die Erfahrung unzerkleinert herunter (introjizieren sie), sie wird nie unser eigen – und nährt uns nicht.

● Unternimm nun die Übung der Detail-Abstraktionen noch einmal mit den dir »näheren« Sinnen des Tastens, Riechens und Schmeckens und mit der Eigenwahrnehmung deiner Muskelbewegungen, genau wie vorhin beim Sehen und Hören, aber nicht ganz so gründlich. Bei diesen körpernäheren Sinnen wirst du feststellen, daß emotionale Faktoren sehr schnell ins Spiel kommen und daß du gegen die Übung bald Widerstand leistest oder daraus flüchtest. Wenn du das merkst, zwing dich nicht, weiterzumachen, sondern geh zum nächsten Experiment über.

Wie wär's, wenn du, um deine körpernahen Sinne ganz aufzuwecken, einmal mit deinen Eßgewohnheiten experimentiertest? Wir wollen dir an diesem Punkt keine Änderung nahelegen, außer der einen, daß du dich auf das Essen konzentrierst. (Wenn du eine ganz seltene Ausnahme bist, tust du das ohnehin schon.)

● Vergegenwärtige dir deine Eßgewohnheiten. Worauf pflegst du dich zu konzentrieren, während du ißt – auf das Essen? Auf ein Buch? Auf das Gespräch (vergißt du beim Reden manchmal das Essen)? Achtest du auf den Geschmack nur beim ersten Bissen, oder bleibst du während der ganzen Mahlzeit mit dem Geschmack in Kontakt? Kaust du gründlich? Reißt du Stücke mit den Zähnen herunter? Durchbeißt du die Nahrung? Was ißt du gern und was nicht? Zwingst du dich, etwas zu essen, das dich teilweise abstößt (vielleicht, weil es angeblich für dich gut sein soll)? Probierst du neue Speisen aus? Hat die Anwesenheit bestimmter Personen Einfluß auf deinen Appetit?
Sei dir im klaren, daß zwischen dem Geschmack deines Essens und dem »Geschmack« der Welt eine Beziehung besteht. Wenn dir dein Essen wie Stroh schmeckt, erscheint dir vermutlich die Welt gleichermaßen öde. Wenn dir dein Essen schmeckt, findest du sehr wahrscheinlich auch die Welt interessant.
Versuch nicht, während du jetzt eine Bestandsaufnahme deiner Eßgewohnheiten machst, einzelne zu verbessern, außer daß du so schwere Ablenkungen wie Lesen ausschaltest. Einzig der Mensch geht ja so weit, das Essen als ein notwendiges Übel oder als eine Art Auftanken zu betrachten. Schließlich ist Essen eine sehr wichtige biologische und – obwohl wir darauf hier nicht näher eingehen – gesellschaftliche Tätigkeit. Sicherlich wäre man ja auch nicht versucht, bei der wichtigen biologischen und gesellschaftlichen Tätigkeit des Geschlechtsverkehrs zu lesen. Essen, Geschlechtsverkehr und – wie wir später noch sehen werden – Atmen sind *entscheidende* Tätigkeiten des Organismus und *verdienen daher, beachtet zu werden.*
Gegen die Konzentration auf das Essen wirst du höchstwahrscheinlich die Widerstände der Ungeduld und Verärgerung mobilisieren. Mit diesen Widerständen werden wir uns später im Zusammenhang mit den »Introjektionen« befassen. Versuch nun zu leisten, was so einfach zu sein scheint und doch so schwer ist, nämlich dir die Tatsache bewußt zu halten, daß *du ißt, wenn du ißt*!

Dieses Experiment zur gegliederten Einheit, das den Abschluß einer Reihe von vier Experimenten bildet, die deinen Kontakt zur Umgebung verbessern sollen, ist das erste, auf das fast alle Personen bisher zumindest in einem gewissen Maße und in manchen Bereichen positiv reagiert haben. Die Kommentare reichen von der Behauptung, hier ginge es ja bloß um eine systematischere Weise, dasselbe zu tun, was man ja ohnehin schon immer getan habe, bis zu Erklärungen wie dieser: »Da gehe ich nun schon jahrelang in Konzerte und nehme Musikunterricht, und jetzt, zum ersten Mal, *höre* ich die Musik!«
Recht oft wird kritisiert, daß wir das Wort »Zerstörung« in positivem oder billigendem Sinne gebrauchen, zum Beispiel: »›Zerstörung‹ hat einen bösartigen und antisozialen Beiklang. Warum sucht Ihr nicht ein Wort, das soviel bedeutet wie ›Auseinandernehmen zum Zwecke des Wiederzusammensetzens in einer besseren Ordnung‹? Ich sehe gern ein, daß vor dem Neuaufbau eine ›Zerstörung‹ geschehen muß, wie Ihr das nennt, Zerstörung dessen, was wiederhergestellt werden soll, aber warum so ein anstößiges Wort dafür gebrauchen?« Ein besseres Wort wurde bisher nicht vorgeschlagen. Mehrfach wurden uns dagegen lange Listen von Wörtern angeboten, die praktisch die Wörterbuch-Definition von »Zerstörung« verdoppeln. Wir könnten natürlich einen neuen Terminus prägen, der genau das meint, was wir beabsichtigen, aber da hören wir schon das noch lautere Geschrei über den Wissenschaftsjargon und die ärgerliche Frage: »Warum redet Ihr nicht deutsch?«
All dies ließe sich mit ebensoguten Gründen über ein Wort wie z. B. »Aggression« sagen. Es bedeutet »unprovozierter Angriff« (für denjenigen unter uns, der diesen Teil redigiert hat). Aber obwohl diese spezielle Bedeutung von »Aggression« in der heutigen Umgangssprache vorherrscht, umfaßt die allgemeinere Bedeutung des Wortes, wie sie zum Beispiel dem Kliniker vorschwebt, alles, was der Organismus tut, um mit seiner Umwelt Kontakt aufzunehmen. Wir glauben, wenn man neue Wörter für das prägte, was Kliniker mit »Zerstörung« und »Aggression« meinen, so würden auch diese schließlich denselben anstößigen Beiklang gewinnen, denn schon wenn wir als Kinder für die volle Stammesmitgliedschaft geschult werden, bringt man uns bei, nicht nur die »böswillige Zerstörung« und den »unprovozierten Angriff« bei uns selbst und anderen zu verdammen, sondern auch Formen der Destruktivität und Aggressivität, die *für die Gesundheit des Organismus notwendig* sind. Wenn dem nicht so wäre, könnte unsere soziale Szenerie sich schneller und überzeugender zum »guten Leben« hin wandeln.
Ist es nicht alles in allem vielleicht doch ratsam, starke, leistungsfähige Wörter wie »Aggression« und »Destruktion« beizubehalten und einstweilen manche Akte »aggressiver Destruktion« gegen die Schranken zu unternehmen, die diese Wörter auf ihre spezielle Bedeutung von etwas selbstverständlich und ohne Zweifel Verdammenswertem einengen wollen?

Unsere Betonung der Tätigkeit des Essens stößt bei fast allen auf entrüstete Ablehnung, ausgenommen einige wenige, die sich zu den »seltenen Ausnahmen« zählen, die sich schon immer aufs Essen konzentriert haben. Etliche teilen uns mit, sie würden gar nicht daran denken, die Essenszeit *bloß mit Essen* zu vertun. Andere weisen auf die schlechte Ernährung und die unerfreuliche Umgebung hin, in welcher der typische Arbeiter in der Großstadt sein Frühstück einnimmt, und fragen: »Wollt Ihr vielleicht, daß ich mich *darauf* konzentriere?« Zugegeben, gegessen wird oft unter scheußlichen Umständen, aber würde man das immer weiter ertragen ohne diese allgemeine Geringschätzung des Essens? Für diejenigen, die darauf bestehen, Lesen vertrage sich »ganz natürlich« mit Essen, während sie uns zugleich feierlich versichern, Lesen während des Geschlechtsverkehrs sei unmöglich, können wir nur den Fall jenes Mannes erwähnen, der die *ejaculatio praecox* damit aufhielt, daß er sich während des Verkehrs vorstellte, er läse die Abendzeitung.
Wir zitieren einen Studenten, der die Übung zu den Eßgewohnheiten ernst nahm:
»Seit Jahren sind meine Mahlzeiten bloß noch Vorwände gewesen, über geschäftliche Dinge zu reden. Ich fand, daß das, womit ich mich vorher so gebrüstet hatte, mein katholischer Geschmack am Essen und die Tatsache, daß ich praktisch alles essen kann, eigentlich auf einer fast vollständigen Nichtbeachtung dessen beruhten, was ich aß. Ich pflegte beim Essen zu lesen und mein Essen mit einer Geschwindigkeit herunterzuschlingen, die man nur beängstigend nennen konnte.
Fast augenblicklich, nachdem ich den Hier-und-jetzt-Test beim Essen angewandt hatte, spürte ich größeres Vergnügen an meiner Nahrung. Obwohl ich mehrere Jahre lang in Kalifornien gelebt habe, bin ich überzeugt, ich habe bis gestern morgen noch nie richtig geschmeckt, was Orangensaft ist. Ich habe noch einen weiten Weg vor mir – man kann langjährige Gewohnheiten nicht in ein paar Tagen ändern – und ich vergesse oft, bewußt bei der Sache zu bleiben. Ich frage mich, ob diese schlechten Angewohnheiten nicht an den Verdauungsbeschwerden schuld sind (Magengeschwüre, Magensäure, Durchfall), unter denen ich seit ein paar Jahren leide. In den letzten Tagen, seitdem ich diese Sache mit dem Essen ernsthaft betreibe, habe ich keine der typischen Magenbeschwerden mehr gehabt, auf die ich nun schon immer gefaßt bin. Es ist natürlich noch zu früh, um zu sagen, ob dies bloß vorübergehend ist oder nicht.«
Wir schließen diese einleitende Gruppe von Experimenten mit zusammenfassenden Berichten von mehreren Studenten ab:
»Mich interessiert, wie die verschiedenen Experimente ineinanderzugreifen scheinen. Ich weiß nicht, ob dies letztlich der Zweck ist, aber die ›Hier-und-jetzt‹, Verkehrungs-, Figur/Grund- und ›gegliederte Einheit‹-Experimente fallen mir alle zugleich ein, oder in wechselnden Kombinationen. Heute abend

war es so, als ob ich sie alle zugleich machte, während ich mir ein paar Tanzstücke in einer Fernseh-Show ansah. Ich hatte das Gefühl, noch nie eine Aufführung so klar gesehen zu haben und dabei zugleich imstande gewesen zu sein, den Mittelpunkt des Interesses scharf zu beobachten, ohne von Unwesentlichkeiten im Grund gestört zu werden.«

»Empfinden des Gegenwärtigen, Spüren gegensätzlicher Kräfte, Konzentration und gegliederte Einheit sind in solchem Maße wechselseitig abhängig, daß ich, sobald ich im Kontakt mit meiner Umgebung auch nur eine von diesen Erfahrungen mache, die anderen auch mache.«

»Je weiter ich mit diesen Experimenten komme, desto größer erscheint mir ihre Integration. Jedes leistet mehr und mehr für das Ausgangsmotiv, ein Gespür für das Gegenwärtige zu erlangen. Das letzte Experiment im besonderen hat diese Entwicklung fortgesetzt, aber ich würde keinesfalls sagen, daß mir mit dem Begriff der gegliederten Einheit etwas revolutionär Neues aufgegangen sei. Der neuartigste Eindruck ging aus von dem Versuch, Persönlichkeiten zu zerstören und wiederherzustellen, doch fällt es mir schwer, diese Zerstörung und Wiederherstellung von den letzten drei Experimenten zu unterscheiden, denn alles fließt ineinander, und die Grenzen lösen sich auf.

Dennoch stelle ich eine starke Neigung in mir fest, mich nicht auf die ›Selbstgewahrseins‹-Technik einzulassen. Ich glaube, um mir die Methode ganz zunutze machen zu können, werde ich sie erst theoretisch – und leise für mich – üben müssen, ehe ich mir vieles davon laut und in Gesellschaft anderer zutraue. Manches fängt schon an, ›zweite Natur‹ zu werden; zum Beispiel meine wachsende Neigung, im ›Hier-und-jetzt‹-Bezug zu denken, überrascht mich nicht mehr und kommt mir nicht mehr wie etwas Besonderes vor. Das wird nun schon zu einem Stück von mir.«

3
Technik des Gewahrseins

Die vier Experimente der vorigen Gruppe sollten deinen Kontakt zur Umwelt erweitern und verbessern. Wahrscheinlich hatten sie mit persönlichen Problemen irgendwelcher Art wenig zu tun. Wenn dem so war, stimmen wir zu, daß wir uns bisher nicht direkt mit deinen »inneren Konflikten«, sondern vielmehr damit beschäftigt haben, die Einstellung deiner Sinnesorgane – und zwar zumeist der exterozeptiven – so zu verbessern, daß du ein höheres Gewahrsein erlangen kannst, *wo du stehst*.

Wir hoffen, dir ist inzwischen klargeworden, was wir jetzt sagen, und du pflichtest uns nicht bloß aus Höflichkeit bei: *Du* und deine *Umwelt*, ihr seid keine voneinander unabhängigen Größen, sondern *zusammen* seid ihr ein lebendiges Gesamtsystem wechselseitiger Einflüsse. Ohne deine Umwelt fändest du – deine Gefühle, Gedanken, Handlungsweisen – zu keiner Ordnung, Richtung oder Konzentration; andererseits wäre ohne dich als lebende, gegliederte Gewahrseinseinheit die Umwelt für dich nicht vorhanden. *Dein Sinn für das einheitliche Wechselspiel zwischen dir und der Umwelt ist Kontakt*, und der Prozeß des Kontaktaufnehmens ist die Herausbildung und Verschärfung des Figur/Grund-Kontrastes, der, wie wir gesehen haben, das Werk der spontanen Aufmerksamkeit und der wachsenden Erregung ist. Für dich als Lebewesen ist der Kontakt also die letztgültige Realität.

Im Tasten, Riechen und Schmecken ist der Kontaktsinn bei den meisten Menschen recht gut erhalten. Im Hinblick auf die körperferneren Sinne des Gesichts und Gehörs jedoch haben viele Menschen von heute das Gefühl, von äußeren Reizen heimgesucht zu werden; was sie widerwillig sehen und hören, ist ihnen von außen aufgezwungen – und sie antworten darauf mehr oder weniger mit »Abwehr-Reflexen«. Solches Verhalten ist ein Symptom der paranoiden Projektion, ein Thema, auf das wir später noch zu sprechen kommen. Nur trübe, wenn überhaupt, ist den Menschen im allgemeinen gewärtig, daß Sehen und Hören ein Ausgreifen sind, ein aktives Hinlangen nach allem, was von Interesse ist und Bedürfnisbefriedigung erwarten läßt. Da dieses Gewahrsein verdunkelt ist, haben sie das Gefühl, daß die Umwelt sie angreift – statt umgekehrt, wie es bei allen gesunden Organismen der Fall sein muß. Daher – denn ihre Bedürfnisse müssen natürlich von und in ihrer Umwelt erfüllt werden – *wollen sie, daß die Umwelt sie angreift*, ohne dessen gewahr zu sein. Um es anders zu sagen, denn dies ist ein für den modernen Menschen äußerst schwer zu begreifender und anzuerkennender Gesichtspunkt: Der Organismus und die Welt, die ihn trägt, müssen in engem Kontakt sein, wenn Wachstum, Entwicklung und Leben weitergehen sollen. Wenn nun aber – und dies werden wir beweisen müssen – der Organismus aufgrund früher erworbener Ängste und Zaghaftigkeiten nicht mehr wagt, die nötigen Kontakte herzustellen und sie in eigene Verantwortung zu nehmen, dann (weil sie nun einmal hergestellt werden *müssen*, damit das Leben weitergeht) werden Initiative und Verantwortung der Umwelt aufgeladen. Diese Leistungen werden von verschiedenen Umwelt-Elementen erwartet, im einen Falle vielleicht von den »Alten«, im anderen von der »Regierung«, »der Gesellschaft« oder »Gott«. Von diesen Instanzen wird erwartet, daß sie »mir das bieten, was ich brauche«, oder auch »mich dazu bringen, daß ich tu, was ich tun sollte«.

An diesem Punkt, das wissen wir, erheben viele Leser Einwände. Wenn wir zum Beispiel sagen, jemand, der das Gefühl hat, ihm werde von seiner Umwelt aufgedrängt, was er sieht und hört, bekunde damit schon ein Symptom der paranoiden Projektion, so ist das gewiß nicht eben vorsichtig ausgedrückt. Echte Ausnahmen bieten sich sofort an. Manchmal greift die Umwelt tatsächlich an; andernfalls wären die gesunden Abwehrmechanismen des Organismus – die wir stärken und mit tauglicheren Waffen ausrüsten wollen – ganz überflüssig.

Im Hinblick auf den körpernächsten Sinn, die Eigenwahrnehmung – das Spüren der eigenen Bewegungen –, pflegen die Menschen nur dessen gewahr zu sein und nur das gelten zu lassen, was mit wissentlich arrangierten Bewegungen zusammenhängt, also das, was man »mit Absicht« tut. Ihre spontanen muskulären Interaktionen mit dem Raum, mit der Schwerkraft und mit vielen anderen Dingen geschehen ohne Gewahrsein.

Wiedererlangen mußt du die Einsicht, daß *du* es bist, der sieht, hört und sich bewegt, und daß du es bist, der sich auf die Objekte einstellt, ob sie nun interessant oder fad, Freund oder Feind, schön, häßlich oder hundsgewöhnlich sind. Solange ihr eure Umwelt als eine »gegebene« hinnehmt oder als eine, die ihr euch habt andrehen lassen und mit der ihr euch bestenfalls abfinden könnt, solange tragt ihr dazu bei, ihre gegenwärtigen unerwünschten Seiten zu verewigen. Dies gilt insbesondere für eure nächste Umgebung, aber in gewissem Maße auch für das »Öffentliche«, das ferner liegt. Bedenkt, wie wichtig dies zum Beispiel in der öffentlichen Frage der Stadtplanung wäre! Wenn die Menschen eine solche Umwelt als ihre Sache und als *ihre* Umwelt ansehen würden, so hätten wir bald bessere Städte. Nur die Haltung des »Was kann *ich* schon daran ändern?«, dieses hilflose (?) Sichschicken in den Status quo, zögert die notwendige Zerstörung und Wiederherstellung hinaus.

Die wichtigste Schranke gegen ein ungeschmälertes, gesundes Erleben ist die Neigung, nur dasjenige Tun als eigenes gelten zu lassen, das man wissentlich, d. h. »mit Absicht« tut. Alles andere hüten wir uns zu beachten. So isoliert der moderne Mensch seinen »Willen« von seinem Organismus wie von seiner Umwelt, und er spricht von der »Willenskraft« als von etwas, das man auf eine die Grenzen des Fleisches und der irdischen Verhältnisse transzendierende Weise irgendwie müßte anrufen können. Um daher die Zone des Gewahrseins in dir zu erweitern, fang nun an, auf dein spontanes Selbst zu achten, und versuche ein Gefühl für den Unterschied zwischen deinem absichtlichen und deinem spontanen Tun zu bekommen.

Wenn du das folgende Experiment zum ersten Mal machst, wirst du nicht imstande sein, echtes Gewahrwerden von Introspektion zu unterscheiden, und vermutlich denkst du dann, wir erwarteten von dir Introspektion – dies aber stimmt nicht. Gewahrsein ist freies Erspüren dessen, was in dir auftaucht – was du fühlst, tust oder vorhast. Introspektion ist absichtliches Hinwenden der Aufmerksamkeit auf diese Vorgänge, um bewertend, lenkend oder berichtigend in sie einzugreifen, und oft modifiziert oder unterbindet dabei gerade die »gezollte« Beachtung das Auftauchen des Beachtenswerten im Gewahrsein. Habituelle Introspektion ist pathologisch, gelegentliche Introspektion, wie sie der Psychologe oder der Dichter vornimmt, kann eine nützliche Technik sein, aber sie ist sehr schwierig.

Gewahrsein ist wie das Licht der Kohle, das aus ihrer Eigenverbrennung stammt; der Schein der Introspektion ist wie Licht, das von einem Objekt zurückgeworfen wird, wenn man eine Taschenlampe darauf richtet. Beim Gewahrsein findet im Gesamtorganismus ein dem Verbrennen der Kohle ähnlicher Prozeß statt, bei der Introspektion geschieht der Prozeß im Benutzer der Lampe (einem abgespaltenen und sehr voreingenommenen *Teil* des Organismus, den wir das Absichts-Ich nennen wollen). Wenn du Zahnschmerzen hast, bist du dir ihrer bewußt ohne Introspektion, aber du kannst sie natürlich auch introspizieren – auf den schmerzenden Zahn aufbeißen, mit den Fingern daran wackeln oder ihn vorsätzlich nicht beachten, die Aufmerksamkeit stoisch zwingen, sich von ihm abzuwenden.

In dem folgenden Wahrnehmungsexperiment laß die Aufmerksamkeit frei umherschweifen und laß Figur und Grund sich gestalten. Unsere bisherigen Experimente haben sich weitgehend auf die Außenwahrnehmung beschränkt – auf die Eindrücke, welche einem die Rezeptoren auf der Körperoberfläche übermitteln, wie etwa die des Gesichts, Gehörs, Geruchs, Geschmacks und des Tastsinns. Nun aber werden wir diese um die Eindrücke aus dem »Körper« und dem »Geist« ergänzen, die uns die Eigenwahrnehmung übermittelt, deren Rezeptoren sich in den Muskeln, Sehnen und Gelenken befinden. Zuerst wirst du diesen Eigenwahrnehmungen fast mit Sicherheit introspektiv zu nahe treten – und sie dir damit versperren. Wenn das geschieht, achte auf eben diese Sperren (Widerstände) und auf die Konflikte (gegensätzliche Kräfte), an denen sie beteiligt sind.

Unsere Technik des Gewahrseins erscheint dir vielleicht als eine Variante der Yoga-Techniken. Das ist sie auch, aber das Ziel ist ein anderes. Wir im Westen haben uns jahrhundertelang hauptsächlich mit der Wahrnehmung der »Außenwelt« beschäftigt, während die Inder sich im Gegenteil der Wahrnehmung des Körpers und des Selbst zugewandt haben. Wir möchten diese Dichotomie ganz überwinden. Der Inder versucht, Leiden und Konflikt durch Betäubung des Empfindens zu besiegen und sich so gegen die »Umwelt« abzuschirmen. Wir hingegen wollen uns nicht scheuen, das Empfinden und die Reaktion auf äußere Reize zu beleben und Konflikte zu schüren, wo sie nötig sind, um am Ende zur *einheitlichen Lebenstätigkeit des ganzen Menschen* zu gelangen. Selbstgewahrsein betonen wir nicht deshalb, weil dies im Leben der Güter höchstes wäre (obzwar es tatsächlich etwas Gutes ist), sondern weil es den meisten Menschen gerade daran fehlt. Was darüber hinausgeht, entdeckt jeder für sich selbst bei seinen eigenen schöpferischen Anpassungen, sobald er das Gewahrsein und die Energie besitzt, solche Anpassungen zu leisten.
Such dir einen Platz aus, wo du von niemandem gestört wirst. Sitz oder lieg bequem in einem Sessel, auf einer Couch oder einem Bett, möglichst einem, das nicht allzu weich ist. *Versuch nicht, dich zu entspannen*; wenn jedoch die Entspannung von selbst über dich kommt, versuch auch nicht, sie zu verhindern.
Erzwungene Entspannung ist so unvernünftig wie erzwungene Konzentration. Die Muskelspannungen, die der Entspannung im Wege stehen, sind ein wichtiger Teil eben der Widerstände, um die wir uns kümmern wollen, also dürfen wir sie nicht gleich zu Anfang aus dem Haus scheuchen. Im Fortgang des Versuchs wirst du feststellen, daß du dich in mancher Hinsicht weiter entspannst, ebenso wirst du aber auch allmählich bemerken, wie du die Entspannung verhinderst – z.B. indem du den Atem anhältst oder die Seiten der Couch mit den Händen umklammerst. Manchmal wirst du eine Spannung, die du bemerkst, auflösen können, zu anderen Zeiten packt dich ein starkes ängstliches Unbehagen, es ist dir unmöglich, dich irgend wohl zu fühlen, und der Wunsch wird gebieterisch, aufzustehen und den Versuch abzubrechen. Vermerke all dies und den genauen Zusammenhang, in dem es auftritt.
Wenn wir sagen, »entspanne dich nicht«, dann nur, um zu verhindern, daß du das Unmögliche versuchst. Erzwungene Entspannung gelingt manchmal an einer Körperstelle oder an mehreren, aber nur auf Kosten einer neuen Spannung anderswo. In diesem Stadium unserer Experimente ist es möglich, der Widerstände gegen die Entspannung gewahr zu werden, aber nicht, eine allgemeine Entspannung herbeizuführen. Wenn wir es dir nicht sagten, würdest du es höchstwahrscheinlich versuchen – und müßtest dich von vornherein ins Mißlingen ergeben. Unsere Gesellschaft verlangt so oft Unmögliches von uns. Ohne das Wachstum, die Schulung oder Erfahrung, die zum Erwerb vieler sozial geschätzter Eigenschaften nötig sind, sollen wir stark sein, Willenskraft ha-

ben, freundlich, geduldig und versöhnlich sein! Da uns diese Forderungen so beharrlich von allen Seiten aufgenötigt werden, glauben wir, sie *müßten* vernünftig sein – und die Folge ist, wir zwingen uns, unsere Rolle zu spielen, so wie wir denken, daß es passend wäre.

Bei unserem ersten Experiment haben wir angemerkt, daß es zwar pathologisch sei, in der Vergangenheit oder Zukunft zu leben, aber gesund, sich vom Standpunkt der Gegenwart aus an Vergangenes zu erinnern und auf Zukünftiges vorzubereiten. Wir geben nun die Instruktionen zu einem Experiment, das deine Fähigkeit stärken soll, dich zu erinnern:

● Wähle eine Erinnerung aus, die nicht zu fern oder zu schwierig ist; z. B. besuche in deiner Vorstellung noch einmal das Haus eines Freundes. Schließ die Augen! Was siehst du jetzt? Die Tür, jemanden, der sie öffnet? Möbel? Andere Leute? Kram nicht hervor, was du »im Geist« hast – was du denkst, was da noch sein müßte –, sondern kehr einfach immer wieder zurück zu diesem Ort und sieh zu, was da ist.

Es ist eine Grundtendenz des Organismus, jede ihm unerledigt scheinende Angelegenheit oder Situation zu vollenden; wenn du daher an dem gewählten Erinnerungskontext festhältst, werden sich Figur und Grund, ganz ohne daß du vorsätzlich nachhelfen müßtest, herausbilden. Vor allem denk und tüftele nicht etwa so: »Da müssen doch Stühle gewesen sein, wo standen die bloß?« *Sieh* einfach hin. Wende die Technik aus dem letzten Experiment – Detailabstraktion – auf deine Vorstellung an. Nimm die Bilder so, als ob sie dir hier und jetzt vor Augen stünden. Sehr bald werden die vergessenen Einzelheiten von selber auftauchen. Aber du wirst auch schnell auf Widerstände stoßen, zum Beispiel das ärgerliche Gefühl, etwas, wovon du genau weißt, es ist da, einfach nicht zu Gesicht zu bekommen, oder etwas nicht aussprechen zu können, was dir auf der Zunge liegt. Auch hier wieder, zwing dich nicht! Versuch diese eine Sache aus dem Spiel zu lassen. Nicht lange, so fällt sie dir vielleicht blitzartig ein. Manche Dinge aber, die dir zur Vervollständigung der Szene fehlen, werden dir nicht einfallen, weil deine Widerstände zu stark sind, andere deshalb nicht, weil sie nie bedeutsam genug waren, um in die Figur, die du in dieser Situation in erster Linie erlebst, aufgenommen zu werden.

Visuelles Gedächtnis haben Menschen in unterschiedlichem Grade; manche haben »gar keines«, manche haben wie Goethe ein eidetisches (photographisches) Gedächtnis. Das eidetische Gedächtnis ist »infantil«. Du hattest es als Kind, und vielleicht haben es Tiere. Nur wenige Menschen bewahren diese Fähigkeit, sich Situationen in solcher Lebendigkeit zurückzurufen, wobei sich Figur und Grund leicht verschieben lassen. Die konventionellen Anforderungen unserer »Bildung«, nach denen wir aus Situationen voller Leben nur nützliche Objekte und nur verbales Wissen mit fortnehmen dürfen, unterdrücken unsere eidetische Kraft so gründlich, daß wir sie meist nur noch im Traum an uns erfahren.

Wie jedes andere Vermögen kann das eidetische Gedächtnis gut genutzt werden, wie im Falle Goethes, oder schlecht, wie im Falle eines Patienten, der ganze Seiten »vorlesen« konnte, an die er sich mit photographischer Genauigkeit erinnerte, und so Examen in Fächern bestand, von denen er nichts begriffen oder assimiliert hatte (ein Fall von perfekter Introjektion).
Wenn du gegenwärtig wenig oder gar kein visuelles Gedächtnis besitzt – das Vermögen, etwas lebhaft vor deinem »geistigen Auge« zu sehen –, dann wahrscheinlich deshalb, weil du *zwischen dir und deiner Umwelt eine Mauer aus Worten und Gedanken aufgerichtet* hast. Du erfährst deine Welt nicht wirklich, sondern läßt sie nur so weit an dich heran, als nötig ist, um dein einmal erworbenes Abstraktionssystem zu aktivieren. Intellekt ist an die Stelle lebendigen Anteilnehmens getreten. Wir werden später zu einem sehr nützlichen Experiment kommen, wie wir die Fähigkeit erwerben können, in einer Region des Sprachlosen zu leben, in einer Situation inneren Schweigens. Inzwischen verfahre so, *als ob* du visuelle Vorstellungen hättest. Auch wenn du zumeist nur die Schatten der Ereignisse erleben wirst, an die du dich zu erinnern suchst, so ist es doch wahrscheinlich, daß du hier und da für einen kurzen Moment etwas siehst.
Der Widerstand ist weitgehend eine Verspannung der Augenmuskeln, wie beim Anstarren. Es könnte helfen, wenn du die Augen schließt und so tust, als schliefest du. Dabei wirst du oft tatsächlich einschlafen, aber mit etwas Übung sollte es dir gelingen, auf der Grenze zwischen Schlafen und Wachen zu verharren, in dem Zustand, wo die sogenannten hypnagogischen Bilder auftreten. Diese, wenn sie dir kommen, werden von schizophrenem Charakter sein, ohne Zusammenhang, doch ertrage sie – sie bedeuten nicht, daß du verrückt wirst – und rümpfe nicht über ihre Sinnlosigkeit die Nase. Sie können eine Brücke zur Wiedererlangung einer Fähigkeit sein, dich an etwas zu erinnern und es vor dir zu sehen.
In der gleichen Weise lassen sich auch das Gehör und die anderen Sinne schulen. Achte auf deinen Widerstand, wenn du versuchst, dich an die Stimmen anderer Menschen zu erinnern. Sollte dir das überhaupt nicht gelingen, so kannst du sicher sein, daß du anderen niemals richtig zuhörst, wenn sie sprechen. Vielleicht überlegst du dir, was du selber sagen wirst, wenn du zu Wort kommst, oder vielleicht war deine Abneigung gegen den Sprecher stärker, als dir klar war.
Geruchs- und Geschmackseindrücke und Bewegungen sind für diese Art eines lebhaften Nacherlebens, die auf so etwas wie ein gesundes Halluzinieren hinausläuft, nicht so leicht zugänglich. Wenn du jedoch irgend etwas davon nacherleben kannst, wirst du merken, daß diese körpernahen Sinne stark gefühlsbeladen sind. Gefühl ist eine einheitliche Gestalt aus Außen- und Eigenwahrnehmungen, worauf später noch näher einzugehen sein wird. Gesicht und Gehör können als »Fern«-Sinne relativ leicht von der lebendigen Anteilnahme am

Körpergeschehen isoliert und gefühllos werden – außer bei unseren Reaktionen auf Malerei und Musik, welche die Muskelsperre zu durchdringen pflegen. Geschmack und Geruch können als »Nah«-Sinne den Gefühlston eher behalten, wenn auch Taubheit des Gaumens und Nasenverstopfung als Widerstände recht häufig sind.

● Unternimm nun noch ein Gedächtnis-Experiment wie das vorige, diesmal aber achte nicht nur auf Gesichtseindrücke, sondern versuche, so viele Sinne wie möglich zu vereinen – nicht nur, was du gesehen, sondern auch, was du gehört, gerochen, geschmeckt, angefaßt und bei deinen Bewegungen gespürt hast –, und versuch auch den Gefühlston, den das Erlebnis hatte, wiederzufinden.
Vermeidest du es, dich an bestimmte Personen zu erinnern? Merkst du, daß du dich an leblose Objekte erinnern kannst oder an Photographien von Personen, aber nicht an die Personen selbst? Bleibt die Situation statisch, an die du dich erinnerst, oder ist sie in Bewegung? Hat die Szene dramatische Motive? Erhaschst du nur flüchtige Eindrücke, oder kannst du den Details nachgehen, ohne das Ganze aus den Augen zu verlieren? Verschwimmen die Bilder oder weichen sie zurück?

Wir wollen ein paar der Reaktionen auf dieses Experiment mitteilen und dabei mit einer beginnen, die daran erinnern mag, daß die »Kraftprobe« unter allen Widerständen der größte Selbstbetrug ist:
»Ich finde an dieser Aufgabe nichts Schwieriges. Ich kann mich völlig klar erinnern: an Szenen, Ereignisse, Situationen und Menschen, aus der jüngsten wie aus der ferneren Vergangenheit. Ich bemerke keine besonderen Spannungen oder Sperren in meinem Erinnerungsfluß.«
Viele fanden, daß sie zwar eine sehr ausgeprägte visuelle Vorstellungswelt besaßen, der Gehörsvorstellungen dagegen völlig ermangelten. Bei anderen war es umgekehrt.
»Das Erinnerungs-Experiment war das bisher fruchtbarste, weil es mir auf dramatische Weise Einsicht in einen Mangel verschaffte. Ich war schon ganz selbstzufrieden gewesen in dem Gefühl, ich beherrschte schon alles, was mit Figur/Grund, Konzentration, Gegenwärtigkeit usw. zu tun hatte, mit dem Ergebnis, daß es nur um so schockierender war, was bei diesem Experiment für mich herauskam.
Ich wußte schon immer, daß meine Fähigkeit zu sehen und, im Gedächtnis, wiederzusehen, außergewöhnlich gut ist, aber ich wußte nicht, bis zu welchem Grade sie meine Wahrnehmung beherrscht und vielleicht – ja, leider – etwas kompensiert, woran es mir fehlt. Gelegentlich – ich bin ein Kunst-Enthusiast – sagte ich zu Freunden: ›Die schönen Künste sind für mich, was für andere die Musik ist.‹ Ich meinte damit, die meisten Leute seien blind für visuelle Figur/Grund-Verhältnisse, aber empfänglich für auditive Gestalten, wie man an den Schwierigkeiten der modernen abstrakten Malerei sehen kann, bei einem Publikum Anerkennung zu erlangen, das für Figur und Grund im Visuellen

blind ist. Was ich nicht wußte, ist, daß ich selbst für auditive Figur/Grund-Verhältnisse so gut wie taub bin.
Die nackte Wahrheit ist, daß ich in dem Erinnerungs-Experiment völlig unfähig war, mir einen Gehörseindruck zu vergegenwärtigen. Seitdem gebe ich mir Mühe, besonders gut hinzuhören, und mir wird zum Beispiel allmählich klar, daß am Tanzen doch mehr dran ist als bloß Herumrühren mit den Füßen.«
Viele berichten über Schwierigkeiten, Belebtes und Bewegtes in der Erinnerung zu sehen, und etliche, die sich nicht an Farben erinnern können, haben nur schwarz-weiße Gesichtsvorstellungen. Es kommt vor, daß Photographien von Personen erinnert werden, die Personen selbst aber nicht. In vielen Fällen gaben schon die zu diesem Experiment nötige einfache Bestandsaufnahme und die Entdeckung, daß im eigenen Leben etwas fehlt, was andere besitzen, den Anstoß zu einem korrigierenden Bemühen, dem unterentwickelten Sinn mehr Interesse und Beachtung zu widmen.
»Bevor ich die Instruktionen und Erläuterungen zu diesem Experiment las, habe ich wohl immer gedacht, es sei nur eine Redensart, wenn man sagt, man sehe etwas im Geiste vor sich. Ich dachte wohl, erinnern könnten wir uns nur an Dinge, die wir verbalisiert hätten. Allmählich gelingt es mir jetzt, mir ein paar verschwommene Bilder zu vergegenwärtigen, und ab und zu habe ich einen ziemlich klaren Gedächtnisblitz. Merkwürdigerweise fällt es mir leichter, mich an Stimmen zu erinnern als an Gedächtnisbilder.«
Auf die Lebhaftigkeit der Erinnerung hatte natürlich die persönliche Bedeutung des erinnerten Geschehnisses Einfluß. Zum Beispiel:
»Stimmen drangen entweder gar nicht durch oder aber so eindringlich realistisch, daß ich es fast mit der Angst zu tun bekam. Dies waren die Stimmen meiner Mutter und meines Stiefvaters. Als ich sie hörte, fing mein Geist an zu schwimmen, und Schläfrigkeit überkam mich.«
Ein anderer Bericht enthielt das Folgende:
»Ich fand, es ging viel leichter und gelöster, wenn ich mich an gute, als wenn ich mich an schlechte Vorfälle erinnerte. Eine Sache, an die ich mich erinnerte, brachte mich zu einer automatischen Bewegung der Beine. Es ging um eine Situation, wo ich rasch zurückspringen mußte, um nicht von einer abgebrochenen Bierflasche geschnitten zu werden. Ich war überrascht zu sehen, daß ich im Gedächtnis den Vorfall fast noch einmal durchlebt hatte. Ich merkte, daß mein Atem und mein Herzschlag beschleunigt gingen und daß dies damit zusammenhing.«
Und als letzten den folgenden Bericht:
»Für die auditiven Versuche muß ich feststellen, daß sie völlig mißlangen. Ich war entsetzt, als ich merkte, daß mir nicht einmal mehr die Stimmen meiner Eltern einfielen. Ich denke, ich habe ein durchschnittliches Gehör, und Akzente und Besonderheiten an einer Stimme fallen mir schnell auf. Aber mich daran zu

erinnern, fand ich unmöglich, es sei denn wenige Minuten, nachdem der Betreffende fort war. Jeder Versuch, mich auch noch etwa einen Tag später an die Stimme zu erinnern, mißlang.
Ich habe bisher den einzigen Versuch nicht erwähnt, wo es mir doch gelang, eine Stimme zu hören. Zuerst hatte ich mich nur an angenehme Szenen erinnert. Diesmal nahm ich mir mit Absicht eine unangenehme vor. Zuerst ging es nicht, aber als ich hartnäckig blieb, konnte ich mich daran erinnern. Sie kam mir plötzlich und mit außerordentlicher Klarheit wieder in den Sinn. Es erschien mir, als habe ich die Szene bis ins kleinste Detail wiedererkannt. Dann schien ich eine Stimme zu hören. Es war die des Mannes, den ich hatte heiraten wollen. Der Eindruck war sehr flüchtig, und ich wurde plötzlich von einer Unruhe gepackt, die es unmöglich machte, weiter daran zu arbeiten.«

Experiment 6: Schärfung des Körperempfindens

Unsere Strategie für die Entwicklung von Selbstgewahrsein ist es, die bereits vorhandenen Zonen des Gewahrseins in alle Richtungen zu erweitern. Dazu müssen wir deine Aufmerksamkeit auf Teile deines Erlebens lenken, von denen du dich lieber fernhalten und die du lieber nicht als deine eigenen anerkennen würdest. Nach und nach werden ganze Systeme von Absperrungen auftauchen, welche die gewohnte Strategie deiner Widerstände gegen das Gewahrsein ausmachen. Wenn du erst imstande bist, diese in deinem Verhalten zu erkennen, werden wir uns ihnen in direkter Konzentration auf ihre spezifischen Formen zuwenden und versuchen, die in diesen Sperren gebundene Energie in die konstruktiven Tätigkeiten des Organismus umzuleiten.
Die Gruppe der gegenwärtigen Experimente beschäftigt sich mit dem ungerichteten Gewahrsein, im Gegensatz zum gerichteten, zu dem wir später kommen. Die folgenden allgemeinen Instruktionen sollen den geeigneten Kontext herstellen:

● 1. Bleib im Gegenwärtigen – behalte im Sinn, daß dein Gewahrsein hier und jetzt ist. 2. Versuch dir klarzumachen, daß *du* das Erlebnis erlebst, es durchmachst, beobachtest, erleidest, dich dagegen wehrst. 3. Beachte alle Erlebnisse und verfolge sie weiter, die »inneren« ebenso wie die »äußeren«, die abstrakten wie die konkreten, die in die Vergangenheit zurückführenden wie die in die Zukunft weisenden, diejenigen, die du haben »möchtest«, diejenigen, die du haben solltest, und diejenigen, die du einfach »hast«, diejenigen, die du absichtlich hervorrufst, und diejenigen, die von selbst zu kommen scheinen. 4. Im Hinblick auf jedes Erlebnis, ohne Ausnahme, sprich aus: »Jetzt bin ich gewahr, daß . . .«

Philosophisch betrachtet ist dies eine phänomenologische Übung: die Erkenntnis, daß deine Gedankenfolge, deine Oberflächenerfahrung – was immer dies sonst sein und bedeuten mag – zuerst einmal etwas ist, das souverän für sich existiert. Auch was »nur ein Wunsch« ist, *ist* doch etwas, nämlich der Vorgang des Wünschens. Es ist daher ebenso wirklich wie nur irgend etwas sonst. Solange du wach bist, ist dir in jedem Augenblick etwas gewärtig. Bei Geistesabwesenheit oder im Zustand der Trance ist das Gewahrsein sehr trüb; die Figur/Grund-Verhältnisse sind nicht in Bewegung, und was sich im Gewahrsein abspielt – Gesichtseindrücke, Phantasien oder was auch immer –, schlägt sich nicht in starken Erlebnissen in Form von Erinnerungen, Wünschen, Plänen oder Handlungen nieder. Viele Menschen leben permanent in Trance, was ihr nichtsprachliches Erleben angeht, und da sie außer einem gewaltigen Haufen in Worte gekleideter Gedanken fast nichts gewahren, halten sie die Worte fast schon für die ganze Wirklichkeit.

Insofern dies auch auf dich zutrifft – und es trifft in verschiedenem Grad auf uns alle zu –, bist du zumindest dieser deiner Wort-Existenz gewahr, und vielleicht hast du außerdem noch ein undeutliches Gefühl, daß dies nicht alles ist. Sehr vieles, dessen du nur trüb oder fast gar nicht gewahr bist, kann ins Gewahrsein kommen, wenn du ihm soviel Aufmerksamkeit und Interesse widmest, daß sich eine Gestalt bildet, die stark genug ist, um ein Erlebnis auszulösen. Es ist natürlich richtig, daß es »Verdrängtes« gibt und ebenso auch Objekte, deren wir nicht gewahr werden können, indem wir einfach auf das achten, »was nicht da ist« – aber darauf werden wir noch eingehen, wenn wir versuchen, die Gewahrseinssperren aufzulösen.

Bei jedem Erlebnis »Jetzt bin ich gewahr . . .« zu sagen, ähnelt der freien Assoziation der Freudianer, die ebenfalls gewohnte Erlebnisweisen lockern und typischerweise Unbeachtetes und Unbemerktes zugänglich machen, so daß man fähig wird, es auszusprechen. Die freie Assoziation verläßt jedoch den Kontext des Gegenwärtigen, und oft wird sie zu einer freien Dissoziation oder zu einem Mittel, das zu umgehen, was zur Lösung gegenwärtiger Probleme wichtig und nützlich wäre. Außerdem beschränkt sich die freie Assoziation im allgemeinen auf »Einfälle«, »Gedanken« und »psychische Prozesse«. Wir dagegen versuchen, *alle* Erlebnisse zu erfassen und miteinander zu verknüpfen – ob nun körperliche oder seelische, sensorische, emotionale oder sprachliche –, denn das deutliche Figur/Grund-Verhältnis geht aus dem einheitlichen Zusammenwirken von »Körper«, »Seele« und »Umwelt« hervor (all diese Ausdrücke sind Abstraktionen).

Das größte Hindernis dabei ist die eigene Neigung, in den Erlebnisstrom einzugreifen und ihn zu verfälschen, indem man unterdrückt (»Zensur« ausübt) oder erzwingt. Da unser Interesse nicht dahin geht, bestimmte einzelne Punkte, wie etwa einen Vorfall aus der Kindheit, aufzuarbeiten, sondern vielmehr dahin, die integrierten Lebenstätigkeiten zu erweitern und zu steigern, haben wir es nicht nötig, bestimmte Mitteilungen – zum Beispiel solche peinlichen Inhalts – zu erzwingen, ebensowenig wie wir Entspannung erzwingen wollen. Daß man sich zu etwas zwingt, könnte nicht geschehen, gäbe es nicht zugleich auch die Gegenbestrebung, es zu verweigern, und diese letztere, die Gegenkraft, ist ebenso man selbst und ebenso beachtenswert wie das Erzwingen. Sich gegen Widerstände voranzuquälen – z.B. indem man Verlegenheit durch Unverschämtheit überspielt –, ist ebenso nutzlos und verschleißend, wie wenn man einen Wagen mit angezogenen Bremsen fährt. Unsere Methode will zunächst eine Einsicht erreichen, daß hinter der Verlegenheit und der Verweigerung ein Konflikt verborgen liegt, der jetzt nicht ins Gewahrsein tritt, weil er zuviel Angst erregen würde. Es genügt an diesem Punkt, einfach sorgfältig auf alle Anzeichen für solche Konflikte zu achten.

»Jetzt bin ich gewahr . . .« – wenn du das zu allen deinen Erlebnissen sagst, so wird es dich, sofern du nicht ein sehr gewissenhafter, zwanghafter Charakter bist (in diesem Falle wirst du das Experiment auf irgendeine andere Weise zunichte machen), unweigerlich auf Abwege in Tagträume, »Gedanken«, Erinnerungen oder Zukunftserwartungen führen. Wenn du so von dem Experiment abschweifst, wirst du das Gewahrsein verlieren, daß *du jetzt* dies tust, und wenn du wieder zu dir kommst, wirst du verärgert sein, daß eine so einfache Aufgabe so schwer auszuführen sein soll. Erwarte für den Anfang nicht, daß du länger als ein paar Minuten bei der Sache bleiben kannst, ohne abzugleiten. Aber komm immer wieder darauf zurück zu sagen: »Jetzt bin ich gewahr . . .«, so lange, bis du das Gefühl hast, »ich«, »jetzt« und der Gegenstand, dessen du gewahr bist, bildeten ein einheitliches Erlebnis.

Also halte dich an diese Formel und, außerdem, halte dich ans Oberflächliche und Offenkundige! Versuch nicht, des Außergewöhnlichen und Geheimnisvollen innezuwerden! Rate nicht herum, wie du das »Unbewußte« deuten kannst! Bleib getreulich bei dem, was ist! Ohne vorgefaßte Ideen, ohne Modelle irgendeiner Art, ohne Karte oder Reiseführer *komm zu dir selber!* Indem du dies tust, nimmst du die Chance wahr, dich mit deinem spontanen Erleben zu identifizieren, zur Ergänzung deiner gewöhnlichen Identifikation mit vorsätzlichen, »absichtlichen« Handlungen. Das Ziel ist, die Grenze dessen, was du als dein eigen, als dich selbst anerkennst, so auszudehnen, daß sie alle organischen Tätigkeiten umfaßt. Wenn du dies langsam, aber stetig tust, wirst du allmählich fähig werden, vieles ohne Mühe zu leisten, was dir zuvor trotz allen Mühens unmöglich war.

● *So fahren wir mit ganz einfachen Dingen fort:* Jetzt bin ich gewahr, daß ich auf der Couch liege. Jetzt bin ich gewahr, daß ich das Gewahrseins-Experiment machen möchte. Jetzt bin ich gewahr, wie ich zögere und mich frage, womit ich anfangen soll. Jetzt bin ich gewahr, daß im Zimmer nebenan das Radio läuft. Das erinnert mich . . . Nein, ich bin gewahr, ich hatte vorgehabt, die Sendung anzuhören. Jetzt bin ich gewahr, daß ich mich gehindert habe, abzuschweifen. Jetzt fühle ich mich wieder wie verirrt. Ich entsinne mich des Rats, an der Oberfläche zu bleiben. Jetzt bin ich gewahr, daß ich mit gekreuzten Beinen daliege. Ich bin gewahr, daß ich einen Schmerz im Rücken spüre. Ich bin gewahr, daß ich mich gern anders hinlegen würde. Jetzt tu ich das, usw.

Beachte, es laufen Prozesse ab, und du bist an diesen Prozessen beteiligt und mit ihnen beschäftigt. Sich über ein solches dauerndes Beteiligtsein im klaren zu bleiben, ist äußerst schwierig, und die meisten Menschen gehen dem aus dem Wege, indem sie nur diejenigen Prozesse als die ihren anerkennen – sich mit ihnen identifizieren –, die beabsichtigt sind. Stück für Stück sollst du jedoch immer mehr Verantwortung (wir meinen nicht *Schuld*) für dein ganzes Erleben übernehmen, einschließlich deiner Sperren und Symptome, und nach und nach sollst du sowohl zum freien Einverstandensein mit dir wie zur Herrschaft über dich selbst gelangen. Die Vorstellung, daß »Gedanken« aus eigener Initiative und ohne jede Hilfe deinerseits dir »in den Sinn kommen«, muß der Einsicht weichen, daß *du* es bist, der die Gedanken denkt. Für jetzt genügt es, wenn du bemerkst, daß Gedanken keine Objekte sind, die im Raum umherirren, sondern Prozesse von einer bestimmten zeitlichen Ausdehnung.
Jetzt, während du immer noch dein ganzes Erleben anerkennst und dich mit ihm identifizierst, fang an, folgendermaßen zu unterscheiden:

● Versuch zuerst, hauptsächlich auf äußere Vorgänge zu achten – was du siehst, hörst oder riechst –, ohne jedoch andere Erlebnisse zu unterdrücken. Dann, in scharfer Gegenwendung, konzentriere dich auf innere Vorgänge: körperliche Empfindungen, Muskelspannungen, Vorstellungen, Gefühle, Gedanken. Anschließend unterscheidest du zwischen diesen verschiedenartigen inneren Vorgängen, indem du dich möglichst ausschließlich auf je eine Art konzentrierst, zuerst auf Vorstellungen, dann auf Muskelspannungen usw. Geh sie alle durch wie eben schon, versuch dabei im einzelnen zu erkennen, welches die verschiedenen Objekte oder Tätigkeiten sind und, wenn möglich, ob es vielleicht eine bewegende dramatische Szene gibt, der sie angehören.

Der Rest dieses Experiments und die nächsten beiden Experimente sollen dir helfen, zwischen deinem »Körper«, deinen »Gefühlen« und deinem »Denken« zu unterscheiden.
Fast alle Menschen in unserer Gesellschaft haben die Eigenwahrnehmung weiter Regionen ihres Körpers eingebüßt. Der Verlust war nicht zufällig. Er war, als er eintrat, das einzige Mittel zur Unterdrückung unerträglicher Konflikte. Die Probleme, um die es damals ging, können nun allmählich wieder ins Gewahrsein zurückgeholt und unter den Voraussetzungen für eine wirkliche Lösung und Beendigung der Konflikte durchgearbeitet werden. Dann kann das Verlorene – die Kraft, mit sich selbst und seiner Umwelt konstruktiv umzugehen, Gefühle und Befriedigungen auszukosten, die nun jenseits der Gewahrseinsgrenze liegen – durch eine Neubelebung der nun »fehlenden« Teile des Organismus zurückgewonnen werden. Das Folgende soll dich auf diesen Weg bringen:

● Konzentriere dich auf dein Körperempfinden als Ganzes. Laß die Aufmerksamkeit durch jeden Körperteil wandern. Wieviel kannst du von dir selber spüren? In welchem Grad, mit welcher Klarheit und Gewißheit existiert dein Körper – und existierst du? Achte auf kleine Schmerzen, Stiche oder Ermüdungen, die du normalerweise ignorierst. Was für Muskelspannungen kannst du spüren? Achte auf sie, laß zu, daß sie anhalten, und versuche nicht voreilig, sie zu lockern. Versuch genau ihre Grenzen nachzuziehen. Achte auf deine Hautempfindungen. Spürst du deinen Körper als ein Ganzes? Spürst du, wo dein Kopf ist, im Verhältnis zum Rumpf? Wo sind deine Geschlechtsteile? Deine Brust? Die Gliedmaßen?

Wenn du glaubst, daß dir das eben voll gelungen ist, hast du dich fast mit Sicherheit geirrt. Mangels zutreffender Eigenwahrnehmung ihres Körpers behelfen sich die meisten Menschen statt dessen mit visuellen Vorstellungen oder Theorien. Zum Beispiel *wissen* sie, wo ihre Beine sind, also stellen sie sich vor, dort seien sie. Dies heißt nicht, sie dort *spüren!* Mit einer Vorstellung von deinen Beinen oder einer anatomischen Karte deines Körpers im Kopf kannst du sicher auch in gewisser Weise gehen, rennen oder trampeln; zur freien, ungezwungenen, spontanen Betätigung dieser Glieder bedarfst du jedoch des Gefühlskontakts mit deinen Beinen als solchen. Diesen mußt du direkt aus der Eigenwahrnehmung ihrer Spannungen und Bewegungstendenzen entnehmen. Insofern eine Diskrepanz zwischen dem sprachlichen Begriff des Selbst und dem verspürten Gewahrsein des Selbst besteht – und diese Diskrepanz besteht in gewissem Maße praktisch bei jedermann – *ist dies die Neurose.* Also, achte auf den Unterschied, während du vom einen zum anderen übergehst, und *mach dir nicht vor,* du spürtest mehr, als du spürst. Es ist nützlich, sich ungefähr folgendes zu sagen: »Jetzt bin ich einer Beklemmung in meiner Brust gewahr – aber jetzt stelle ich mir den Übergang zwischen meiner Brust und meinem Halse vor – und jetzt weiß ich bloß, daß ich mich übergeben möchte.«
Mit seinem Körpergewahrsein zu experimentieren, ist für jedermann schwierig, es erweckt Angst und Widerstand. Aber es ist von tiefer Bedeutung, und es lohnt sich, viele, viele Stunden damit zuzubringen – *in mäßiger Dosierung.* Es ist nicht nur die Voraussetzung für die Auflösung des »motorischen Panzers«, sondern auch das Mittel zur Heilung aller psychosomatischen Beschwerden. Wunderheilungen, von denen hier berichtet wird, wie z. B. die Auflösung eines akuten neurotischen Symptoms in ein paar Minuten, werden dir ganz natürlich erscheinen, sobald du erst einmal die körperliche Struktur solcher Symptome gespürt hast. Die neurotische Persönlichkeit *schafft* sich ihre Symptome durch *unbewußte Lenkung ihrer Muskeln.* Leider kann aber die neurotische Persönlichkeit nicht begreifen, daß das Symptom Figur und die Persönlichkeit Grund ist – daß hier das Figur/Grund-Verhältnis des Erlebens ein Verhältnis zwischen Symptom und Persönlichkeit ist. Der Neurotiker hat den Kontakt zum Grund seiner Persönlichkeit verloren, und nur das Symptom bleibt ihm gewärtig. Insofern

das auch für dich gilt, wird viel Wiederaneignung geleistet werden müssen, ehe du klar spürst, *was* du selber tust, *wie* du es tust und *warum* du es tust. Aber dieses Experiment mit dem Körpergewahrsein wie auch die späteren bringen dich genau auf diesen Weg. Wichtig ist jetzt nicht, daß es dir »gelingt«, sondern daß du aufrichtig und ohne Überspannung einfach weitergehst. Wenn du die Haltung einnimmst, du »müßtest« doch fähig sein, alles von dir Verlangte zu tun, so schränkst du schon ein, daß du nur solcher Dinge gewahr werden darfst, die du schon weißt und erwartest. Sei einverstanden, experimentierfreudig und neugierig so gut du kannst, denn was du auf diese Weise über dich selbst in Erfahrung bringen wirst, ist faszinierend und erfrischend. Also noch einmal:

● Geh umher, sprich oder setz dich hin; sei dir der Einzelheiten deiner Eigenwahrnehmung bewußt, ohne irgend in sie einzugreifen.

Sei nicht bestürzt, wenn dir dies sehr schwer fällt. Du bist so sehr daran gewöhnt, oberflächliche »Korrekturen« an deiner Haltung, deiner Art zu sprechen oder wo immer vorzunehmen, daß es dir beinah unmöglich vorkommt, in einer »schlechten« Haltung weiterzugehen oder beim Sprechen einen »falschen« Ton beizubehalten, auch wenn dir ganz klar ist, daß alle raschen, absichtlichen Verbesserungen so unnütz und folgenlos sein werden wie die guten Vorsätze zu Neujahr. Und tatsächlich wird auch deine Vorstellung davon, was »richtig« ist, wahrscheinlich unvernünftig sein, sofern sie sich vielleicht an einer falschen militärischen Norm oder an der Stimme eines Schauspielers orientiert.

Bei diesem Experiment wird dir vielleicht plötzlich bewußt, daß *du gespalten bist in einen Nörgler und einen, an dem herumgenörgelt wird.* Wenn dem so ist, geh der Sache so aufmerksam wie möglich nach. Wenn es geht, fühl dich in beide Rollen ein, in die des Nörglers und die seines Opfers. Schließlich:

● Sitz oder lieg bequem da, im Gewahrsein deiner verschiedenen Körperempfindungen und Bewegungen (Atmung, Verspannung, Zusammenziehen der Bauchmuskeln usw.), und dabei sieh zu, ob du unter diesen Spannungen, Schmerzen und Empfindungen irgendwelche Kombinationen oder *Strukturen* erkennst – Dinge, die zusammengehören und eine Gestalt zu bilden scheinen. Achte darauf, daß du oft den Atem anhältst. Bemerkst du Spannungen in den Armen oder Fingern oder Kontraktionen des Bauchs und der Genitalien, die damit zusammenzuhängen scheinen? Oder hängt es damit zusammen, daß du die Ohren »spitzt«, wenn du den Atem anhältst? Oder mit bestimmten Hautempfindungen? Was für Kombinationen kannst du feststellen?

Da uns fast alle über Schwierigkeiten bei der Durchführung dieses Experiments berichten, fangen wir unsere Zitate aus den verschiedenen persönlichen Kommentaren mit solchen an, die Ausnahmen sind:

»Was das Gewahrsein von Körperempfindungen angeht, so konnte ich offenbar alles Verlangte tun. Meine allgemeine Reaktion auf all das war: ›Na und?‹«

Über diese Art von Reaktion haben wir uns schon geäußert, es ist der »Kraftbeweis«. Er kann wie hier in der Form geschehen, daß man das Experiment macht und damit fertig ist – ehe man richtig angefangen hat.
»Wenn ich mich auf meinen Körper konzentriere, werden mir bedeutungslose Stiche und Schmerzen bewußt, besonders in den Gliedmaßen. Gewöhnlich, im normalen Verlauf meiner Tätigkeiten, bemerke ich das nicht.«
Wir fragen, ob das wirklich »bedeutungslos« ist. Alles kann für bedeutungslos gehalten werden, wenn man nicht zuläßt, daß seine Bedeutung sich entfaltet und einem aufgeht. Der Wunsch, diese Phänomene als bedeutungslos anzusehen – und damit als Dinge, die einen nichts angehen und für die man nichts kann –, ist leicht verständlich. Verständlich ist auch der Widerstand, der sich als Vorsichtsmaßnahme gegen Hypochondrie rationalisiert:
»Ich bin von frühester Kindheit an kränklich gewesen; mir wurde beigebracht, und ich habe mir selbst beigebracht, die Schwächen und Schmerzen meines Körpers nicht zu beachten. Ich habe mit diesem Experiment nur ein bißchen herumgespielt, und ich habe auch, ein bißchen, meinen Körper gespürt, mit all seinen Launen und Spannungen. Aber weiter mach ich nicht mit, denn nachdem ich nun die Jahre bisher damit zugebracht habe, mein Körpergefühl zu ›entlernen‹, bin ich mißtrauisch dagegen, seinen Schmerzen und Verzerrungen zu viel Platz in meinem Geiste einzuräumen.«
Wenn es unser letztes Ziel wäre, euch mit den gegenwärtigen Funktionsstörungen eures Organismus vertraut zu machen und euch sodann ohne weitere nützliche Anweisungen in der Luft hängen zu lassen, so hätte dieser Mann unbezweifelbar recht. Wie wir immer wieder betont haben, ist dies hier nur die Vorarbeit, die dich besser über deine Organismus/Umwelt-Situation orientieren soll, so wie sie jetzt ist. Speziell bei diesem Experiment liegt das Ziel darin, daß du die chronischen, »bedeutungslosen« Spannungen in deinem Körper kennenlernst. Wenn du selbst erst aufgrund eines solchen *direkten Gewahrseins* der Situation ein echtes Bedürfnis spürst, sie zu ändern, *dann* wird es nötig, praktische Korrekturmaßnahmen vorzuschlagen.
Viele erlebten bei diesem Experiment deutlich die Spaltung ihrer Persönlichkeit in einen Nörgler und einen, der benörgelt wird.
»Wenn mir gewärtig war, daß ich sprach, dasaß oder umherging, versuchte ich dauernd, zu verbessern, was ich tat.«
Manche waren imstande, sich ein bißchen mehr mit dem Benörgelten zu identifizieren – ausnahmsweise für ihn Partei zu nehmen –, als sie gewöhnlich zu tun pflegen:
»Ich fand es gar nicht schwer, einmal nicht meine Haltung und Redeweise zu verbessern, ich fand es vielmehr wunderbar erfrischend. Ich konnte den Teil von mir links liegenlassen, der immer herumnörgelt und etwas verbessern will.«
Wir kommen nun zu mehreren Kommentaren von Menschen, die ziemlich

erstaunt und betroffen waren, was da für Dinge in ihrem Körper vorgingen: »Anfangs hatte ich in bezug auf dieses Experiment äußerst negative Gefühle. Es dauerte etwa drei Wochen, ehe ich zu irgendwelchen Resultaten kam. Da bemerkte ich plötzlich Muskelspannungen. Auf einmal kam ich mir wie ein Haufen verknoteter Muskeln vor. Ja, auch jetzt noch, wo ich dies schreibe, kommt es mir so vor, als ob ich teilweise aus Knoten bestünde. Die stärksten Spannungen scheinen im Kreuz zu sitzen, im Nacken und in den Oberschenkeln. Ich merkte auch, wenn ich bei diesen Experimenten meinen Geist auf irgendeine kleine Störung oder einen Schmerz richtete und mir diese Kleinigkeit dann immer deutlicher wurde, so war mein ganzes Gewahrsein damit beschäftigt, und alle anderen Teile meines Körpers gerieten ins Dunkel. Diese Spannungen machten mir klar, daß Widerstände und Spannungen zwei Seiten derselben Sache sind – oder vielleicht sogar überhaupt *eins*. Ich habe etwas Einsicht in den Grund mancher dieser Spannungen, aber bisher ist es mir nicht gelungen, sie zu lösen.«

Die »Einsicht«, von der hier die Rede ist, ist weitgehend verbaler und theoretischer Natur; sie kann zwar auf ihre Weise völlig richtig sein, enthält jedoch nicht die Gefühlsbedeutung, welche die Voraussetzung für eine Auflösung der Spannung wäre.

»Normalerweise – d. h. bevor ich ›meine Aufmerksamkeit durch meinen Körper wandern‹ ließ – war ich meiner Körperempfindungen nur wie eines dauernden Summtons gewahr, eine Art schlecht definiertes Gefühl allgemeiner Vitalität und Wärme. Der Versuch nun, dies in die einzelnen Empfindungen aufzugliedern, aus denen es sich zusammensetzt, wurde zur Quelle echter Bestürzung. Ich wurde einer Anzahl von Spannungen in verschiedenen Körperteilen gewahr: in den Knien und Unterschenkeln, wenn ich auf einem Stuhl sitze, in der Gegend des Zwerchfells, um die Augen, in den Schultern und der Hals-Rücken-Gegend. Dies war für mich eine recht erstaunliche Entdeckung. Es war fast so, als seien meine Empfindungen in einen fremden Körper eingedrungen, mit ganz anderen Spannungen, Belastungen und Versteifungen als in dem meinen. Fast sofort, nachdem ich sie entdeckt hatte, gelang es mir, diese Spannungen zu lösen. Dies wiederum machte mir ein Gefühl von Lockerheit, ja, Hochgestimmtheit gewärtig, ein ganz plötzliches Freisein, Vergnügen und Bereitschaft zu allem, was da kommen mag. Abgesehen von diesen angenehmen Empfindungen war ich keiner Gefühle, Ängste oder Befürchtungen im Zusammenhang mit diesen Spannungen und ihrer Auflösung gewahr. Hinzufügen will ich, daß diese Spannungen, ungeachtet der Tatsache, daß ich ihre Existenz bloßgelegt und sie erfolgreich hatte auflösen können, beständig wiederkamen, und in späteren Sitzungen wiederholte sich dieser Zyklus von Entdecken, Entspannen und Zufriedensein.«

Die hochgestimmte Entspannung, zu der dieser Teilnehmer gelangte, ist keineswegs gering zu schätzen. Sie ist mit der Wirkung einer Massage zu vergleichen oder mit der eines Trainings in schrittweiser Entspannung, wie es Edmund Jacobson erteilt. Was fehlt, ist die endgültige Lösung der Konflikte, welche die Spannungen hervorrufen. Wie gesagt wurde, die Spannungen kamen »unweigerlich« wieder. Daß sie aber so leicht nachgaben, heißt vermutlich, daß die Konflikte, die speziell mit diesen Spannungen zusammenhingen, nur oberflächlich waren, und hätte man sich auf die Spannungen konzentriert, statt sie übereilt und immer wieder von neuem zu lösen, so hätte ihre Bedeutung sich vielleicht recht schnell gezeigt und sie wären ein für alle Mal beseitigt worden.

»Das Experiment zum Körperempfinden war recht dramatisch: Ohne viel Mühe erkannte ich Spannungen in den Bauchmuskeln. Zuerst war es ganz beängstigend. Arm- und Beinspannungen drangen klar durch, ebenso eine Steifheit des Oberkiefers über den Backenzähnen. Sie war sehr stark, wie heftiges Zahnweh, aber ohne Schmerz. Das einzige Mal, wo ich mich erinnern kann, sie schon gespürt zu haben, war bei einer Sauferei, und kurz darauf wurde ich krank. Begleitet wurde diese Spannung von einer Spannung der Halsmuskeln, was mir ein Gefühl gab, als ob ich krank würde. Ich frage mich, ob das irgendwie zusammenhängt.«

Und ob! Was in beiden Fällen zu spüren war, waren die Anfänge des Erbrechens-Reflexes und der Widerstand gegen ihn.

»Bei diesem Experiment neige ich extrem zum Flüchten. Oft überkommt mich der Schlaf. Ich bemerke eine Steifheit in Hals und Kiefer. Ich paß auf meine Atmung auf und merke, wie ich übertrieben tief einatme, um mich zu vergewissern, daß ich ganz durchatmen kann. Ich habe eine gewisse Fähigkeit, mir das Verhältnis zwischen den verschiedenen Teilen meines Körpers bildlich vorzustellen, im allgemeinen muß ich aber die Muskeln kontrahieren, um mit der Übung weiterzukommen. Während des ganzen Experiments sind Kiefer und Hals steif, die Beine gespannt, die Finger teilweise locker und der Rücken leicht gekrümmt.«

Statt so allgemein wie in diesem Falle können die Widerstandsspannungen auch sehr spezifisch sein wie im folgenden Beispiel:

»Ich machte die Übung zu den inneren Muskelspannungen das erste Mal im Zug und daher im Sitzen. Seither habe ich diese eine Phase auch im Liegen, Stillstehen und sogar im Gehen probiert, aber für die Richtigkeit der Ergebnisse nach dem ersten Mal kann ich mich nicht verbürgen, denn was ich da bemerkte, war für mich so überraschend, daß ich jetzt diese Spannung, immer wenn ich nachsehe, ob sie noch da ist, unweigerlich wiederfinde. Die Frage ist nur, woher weiß ich, daß es nicht gerade meine Konzentration auf sie ist, die sie hervorruft?

Folgendes passierte: Ich spürte in meinen Eingeweiden umher und kam schließlich in die Gegend meines Mastdarms, und dort bemerkte ich eine Spannung, die mir ganz blödsinnig erschien und von der ich vorher überhaupt nichts gespürt hatte. Ich saß da, die Darmmuskeln so eng wie nur möglich zusammengepreßt.

Es war so, als hielte ich mit dem unteren Teil meiner Gedärme den Atem an, wenn dieser Vergleich zu verstehen ist. Ich nannte diese Spannung blödsinnig, weil ich, als ich mich daraufhin prüfte, nicht das Gefühl hatte, ich müßte den Darm entleeren, aber da saß ich, mit ganz straff gespannten Schließmuskeln. Damit zusammenhängend fand ich einen Spannungsstreifen, der sich durch meinen Bauch bis in die Nabelgegend hin erstreckte, aber nicht so stark, wie mir schien, wie die Spannung im After.

Seitdem spüre ich, wenn ich liege, manchmal plötzlich zu meinen Darmmuskeln hinüber, um zu sehen, ob sie gespannt sind, und, so sicher wie nur was, sie sind es! Ich lege mich nicht eigens hin, um diese Spannung zu prüfen (denn dann wäre sie ganz sicher da), sondern spüre danach, wenn ich gerade auf dem Bett liege usw. Zu anderen Zeiten, im Sitzen, versuch ich nicht, sie zu finden, sondern schalte plötzlich darauf um, aus irgendeiner anderen Tätigkeit heraus. Ich spüre die Spannung jetzt immer. Es könnte eine ganz natürliche, körperliche Spannung sein, eine, die sein muß, aber vorher hab ich sie jedenfalls nie bemerkt.«

Diese Spannung im besonderen ist wohlbekannt. Vor etwa einer Generation schon sprach Ferenczi von ihr als dem »Manometer des Widerstands«. Sie findet sich bei allen Personen mit chronischen Verstopfungen, und ihre Auflösung behebt dieses psychosomatische Symptom.

»Als ich den Satz las: ›Achte auf die kleinen Schmerzen und Stiche, die du normalerweise ignorierst‹, dachte ich, im Gegenteil, erst wenn man Schmerzen hat, wird man des Körperteils, der weh tut, gewahr; später jedoch stellte ich überrascht fest, wenn ich bewußt darauf achtete, wie ich dasaß, bemerkte ich als erstes einen Schmerz in der unteren Hälfte des Knies – er war anscheinend auch vorher schon dagewesen, obwohl es mir wirklich nicht gewärtig war.«

Dieses Beispiel macht auf eine Sprachschwierigkeit aufmerksam. Wenn man sagt, man habe einen Schmerz, ohne seiner gewahr zu sein, so klingt das wie eine contradictio in adjecto; genauer müßten wir hier von einem Zustand sprechen, dessen wir nicht gewahr sind, der aber, wenn wir seiner gewahr werden, so wirkt wie ein Schmerz.

»Eine viel bessere Möglichkeit, Körpergewahrsein zu erzielen, wäre die, Gymnastik und Sport zu verordnen.«

Sportler haben nicht besonders viel Körpergewahrsein, doch Gymnastik, Tanzen und andere Betätigungen, die Gleichgewichtssinn und Bewegungskoordination erfordern, erhalten für gewöhnlich das Körpergewahrsein in der Tat lebendig oder beleben es sogar neu. Andere Hilfen sind Massagen, elektrische

Vibratoren, Liegen in der Badewanne und Anlegen einer Wärmflasche an die Spannungszonen.

»Ich stelle plötzlich fest, mit meinen Armen weiß ich nichts anzufangen. Ich bin gewahr, wie ich sie verlegen über der Brust kreuze. Ich stecke die Hände in die Taschen. Ich bin gewahr, daß ich mich unbehaglich fühle. Ich verändere ihre Haltung hin und her, und plötzlich bin ich gewahr, ich bin verwirrt. Fast sofort stehe ich auf und gehe umher. Meine Frau ruft mich zum Essen, und ich bin froh, das Experiment seinlassen zu können.«

Wenn sich die Aufmerksamkeit in dieser Weise auf bestimmte Körperteile konzentriert, aber nichts, was du anschließend tust, dich befriedigt und deine Rastlosigkeit beendet, so kann man manchmal mit Recht vermuten, all diese untauglichen Verhaltensweisen seien Ablenkungen, die verhindern sollen, daß du dessen gewahr wirst, was es denn nun ist, das du mit deinen Gliedern tun willst.

»Schon beim Lesen über dieses Experiment wurde ich starker Muskelspannungen (besonders in den Gliedmaßen) gewahr, und während der intensiven Konzentrationsbemühungen hielt ich dauernd den Atem an. All dies geschah trotz meines Interesses an der Sache.«

Müssen wir hier nicht sagen, daß trotz des Interesses eine Scheu da ist und eine gewisse Tendenz, Reißaus zu nehmen?

»Meine Gedanken setzen plötzlich aus. Ich bemerke jetzt, wie ich ein wenig die Fäuste balle. Meine Brust scheint sich zu stauen, als ob ich etwas schreien wollte. Ich kann mir nicht denken, was, auch nicht, wenn ich's versuche.«

Einen Monat später brach der Schrei durch, in Form eines wirksamen »Anschnauzers« gegen die einmischungsfreudigen Eltern seiner Verlobten.

»In manchen Körperteilen hatte ich einfach bloß ein Gefühl der Leere oder Taubheit. Ich wußte, wo die ›Mitte meines Rückens‹ war, aber spüren konnte ich sie nicht. Dann trat eine Reihe sehr komischer Empfindungen ein. Immer, wenn es mir wieder nicht gelungen war, Kontakt zu der ›Mitte meines Rückens‹ zu finden, erlebte ich sofort darauf manche ungewöhnlichen Empfindungen und ein Beißen in der Umgebung der unerreichbaren Gegend. Es kam mir äußerst ungewöhnlich vor, so als ob da ein Vakuum in einem Teil meines Körpers wäre – eine leere, unempfindliche Stelle, die man nicht spüren konnte.«

Andere fanden taube Stellen zwischen Kopf und Rumpf – d. h., sie hatten ihrem Gespür nach keinen Hals – oder an den Zehen, den Geschlechtsteilen, am Bauch usw.

Manche berichten, daß sie nach der Arbeit an diesem Experiment müde waren, andere fühlten sich am Ende aufgemuntert. Manche berichten von Müdigkeit nach dem ersten Versuch, Aufmunterung nach den späteren. Letzteres trat gewöhnlich dann ein, wenn sich eine zuerst »bedeutungslose« Spannung mit Bedeutung gefüllt hatte.

»Nachdem ich wiederholt dieselbe Kombination herausgefunden hatte – ungewöhnlich steifer Hals, stark gespannte und vortretende Unterlippe, schweres Atmen –, stellte ich fest, daß ich mich an bestimmte Situationen erinnern konnte, die automatisch diese ganze Sache mit sich zu bringen schienen. Es waren allesamt Situationen, in denen ich Ärger zurückhalten mußte. Das klarste Beispiel ergab sich, als ich meine Notizen durchging, bevor ich dies hier zusammentippte. Im gleichen Moment, als ich merkte, wie ich ein breites Grinsen aufsetzte, wurde mir gewärtig, daß ich genau diese Spannungskombination gehabt hatte, und – auch das wieder alles im gleichen Moment – mir wurde gewärtig, wie überfordert und gepeinigt ich mich gefühlt hatte, alle diese Experimente machen und darüber berichten zu müssen. Es schien, der Ärger über Euch war endlich angekommen! Später, wenn ich das Körpergewahrseins-Experiment auch längere Zeit über gemacht hatte, fühlte ich mich am Ende nicht mehr so ganz ausgelaugt wie zuerst, sondern irgendwie erfrischt und gut beieinander.«
Und als letztes Beispiel das folgende:
»Nach vielen Wiederholungen gelang mir das Eigenwahrnehmungs-Experiment, wenn auch mit vielen Widerständen. Ich habe vor, das fortzusetzen, denn ich spüre jetzt schon manchen Nutzen. In begrenztem Maße ist es mir gelungen, zu den meisten Teilen meines Körpers Kontakt aufzunehmen, und ich finde das jetzt sehr angenehm, obwohl es mich zuerst verwirrte. Ich finde, das Gescheiteste ist, es öfter zu machen und für kürzere Zeitspannen als bei meinem ersten Versuch. Meiner Muskelspannungen gewahr zu werden, war für mich zuerst eine überaus erschreckende Erfahrung. Ich hatte so viele, daß mein erster Eindruck war: ›Junge, bist du verkorkst!‹ Aber bei mehr Bewußtheit wurden sie weniger erschreckend, und, obwohl ich mich nicht bewußt anstrenge, meine Spannungen aufzulösen, finde ich es jetzt fast angenehm, sie zu spüren. Die wichtigsten Spannungen, die ich spürte, waren in den Muskeln der Arme und Beine, in der Brust, im Nacken, im Kiefer, über den Schläfen und eine Spannung am Solarplexus, was, glaube ich, in der Gegend des Zwerchfells ist. Beim letzten Versuch habe ich mich besonders auf meinen Bauch konzentriert, und ich bin überzeugt, starken Kontakt dazu gefunden zu haben. Ich spürte eine Verbindung zwischen bestimmten Vorgängen dort und den Muskelspannungen im Zwerchfell, in der Brust und, merkwürdig genug, über den Schläfen.«

Experiment 7: Erleben des Gefühls-Kontinuums

Die ersten Experimente galten der Außenwahrnehmung, welche die Grundlage deines Gewahrseins der »Außenwelt« ist. Dann, im vorigen Experiment, ging es um Eigenwahrnehmung, welche dir ein Gewahrsein deines »Körpers« mit seinen Regungen und Neigungen verschafft. Eine solchermaßen getrennte Behandlung des »Äußeren« und des »Inneren« war jedoch nur vorläufig, denn beide sind nur Abstraktionen aus der Ganzheit deines Erlebens, das beide mit einschließt. In dem jetzigen Experiment möchten wir, daß du weder das eine noch das andere besonders beachtest, sondern vielmehr die Gestalt wahrzunehmen versuchst, die sich bildet, wenn du nicht mehr darauf drängst, dem »Innen« und dem »Außen« jeweils eine abgetrennte, selbständige Existenz zuzuschreiben.

Was du erlebst, wenn wir nicht mehr vorsätzlich zwischen der »Außenwelt« und dem »Körper« trennen, ist das Feld von Organismus und Umwelt, die gegliederte Einheit, die dich-in-deiner-Welt umfaßt. Diese ständig wechselnde Gestalt ist für dich niemals etwas Neutrales, sondern von vitalem Interesse, denn sie ist in Wirklichkeit dein Leben im Prozeß seines Gelebtwerdens. Ihre Bedeutung, ihr Gewicht, ihr Einfluß auf dein Wohlergehen sind allgegenwärtig. Das Feld von Organismus und Umwelt *unter dem Wertaspekt* zu erleben, ist das, was das *Gefühl* ausmacht.

Im Sinne einer solchen Definition ist Gefühl ein *kontinuierlicher Prozeß*, denn jeder Augenblick des Lebens trägt in gewissem Maße eine angenehme oder unangenehme Gefühlstönung. Da jedoch im modernen Menschen diese Kontinuität des Gefühlslebens zumeist aus dem Bewußtsein verdrängt ist, wird das Gefühl als eine Art zeitweilige Aufwallung betrachtet, die sich unerklärlicherweise im Verhalten gerade bei jenen Gelegenheiten durchsetzt, bei denen man am meisten Wert darauf legt, »sich zu beherrschen«. Solche Ausbrüche – die ja so »unvernünftig« sind – werden natürlich meist mit Grauen und Wachsamkeit gemieden. Wo immer es geht, ist man bestrebt, sich aus Situationen, die dazu führen könnten, herauszuhalten.

Den meisten Verhaltenswissenschaftlern – auch wenn sie allem Anschein nach der Vorstellung treu bleiben, der Ausdruck »Gefühl« dürfe nur auf solche vulkanischen Vorkommnisse angewandt werden – sind andere Phänomene wohlbekannt, die diesen sehr ähnlich, wenn auch weniger gewaltsam sind. Sie werden gewöhnlich als »Stimmungen« bezeichnet, und in wissenschaftlichen Gesamtübersichten über dieses Gebiet findet sich mehrfach der Titel »Gefühle und Stimmungen«. Wir glauben, daß dieser Sprachgebrauch ein Versuch ist, in der Mitte durchzuschneiden, was in Wahrheit ein Kontinuum ist. Der Ort eines bestimmten Gefühlserlebnisses auf diesem Kontinuum hängt davon ab, in welchem Maße beim Erleben der Organismus/Umwelt-Gestalt das Interesse des Organismus aus dem Grund in die Figur getreten ist.

Gefühl, als direktes, werthaftes Erleben des Organismus/Umwelt-Feldes betrachtet, wird nicht durch Gedanken und sprachliche Urteile vermittelt, sondern es ist *un*mittelbar. Als solches ist es ein mächtiger Regulator des Handelns, denn es bildet nicht nur die Grundlage unseres Gewahrseins dessen, was wichtig ist, sondern spendet auch die Energie zu entsprechendem Handeln, oder, wenn diese nicht gleich verfügbar ist, so spornt und leitet es die Suche nach ihr an.

In seiner primitiven, undifferenzierten Form ist Gefühl einfach Erregung, erhöhte metabolische Aktivität und Mobilisierung von Energie, mit denen der Organismus auf das Erleben neuartiger oder stimulierender Situationen reagiert. Beim Neugeborenen sehen wir diese Reaktion in massiver und relativ ungerichteter Form. Später, wenn das Kind nach und nach zwischen den einzelnen Teilen seiner Welt unterscheidet – den Ereigniskonstellationen, die ihm bei vielerlei Anlässen zugleich von innen wie von außen begegnen –, differenziert es seine ursprünglich globale Erregung zu einzelnen ausgewählten, nach Situationen unterschiedenen Erregungen. Diese erhalten Namen als spezifische Gefühle.

Gefühle an sich sind nicht unbestimmt und diffus, sondern nach Struktur und Funktion ebenso scharf in sich gegliedert *wie der Mensch, der sie erlebt.* Wenn jemand seine Gefühle als roh und wirr erlebt, dann bezeichnen diese Ausdrücke auch *ihn*. Daraus folgt, daß Gefühle für sich genommen nicht etwas sind, dessen man sich mit so an den Haaren herbeigezogenen Begründungen wie etwa, daß sie klarem Denken und Handeln im Wege seien, entledigen dürfte. Im Gegenteil, sie sind nicht nur notwendig als Regulatoren der Energie im Feld von Organismus und Umwelt, sondern sie sind auch einzigartige Geburten des Erlebens, für die es keinen Ersatz gibt – sie sind das, was uns unserer Interessen gewahr werden läßt, und damit auch dessen, was wir sind und was die Welt ist.

Diese Funktion des Gefühls wird in unserer Gesellschaft übel verkannt. Wie schon gesagt, Gefühl wird als etwas betrachtet, das nur in Krisen aufkommt, und auch dann nur, wenn einer »die Beherrschung verliert« und »emotional« wird. Ruhe wird hochgeschätzt als das Gegenteil von Gefühl, und die Menschen bemühen sich, »ruhig, gelassen und gefaßt« zu erscheinen. Aber auch Ruhe entbehrt nicht der Gefühlstönung, denn sie geht daraus hervor, daß wir direkt bewertend diese besondere Situation als eine erleben, mit der wir sicher fertig werden, oder, im entgegengesetzten Fall, als eine, in der ohnehin nichts zu retten ist. Wahrhaft erregend ist die offene Situation, die zu einem ungewissen Ausgang hin »im Fluß« ist, wo einer das Gefühl hat, daß viel auf dem Spiel steht und daß er durch eigenes Tun das Rad herumreißen kann. Sich in einer solchen Situation ruhig zu geben, heißt eine Fassade präsentieren, indem man Anzeichen von Bewegung unterdrückt. Andere auf diese Weise zu täuschen, mag sich lohnen, wenn sie Feinde sind, sich aber selber zu täuschen, bedeutet soviel, wie sich selber für einen Feind zu halten und sich das Gewahrsein dessen zu verweigern, was auf dem Spiel steht.

Bei gewissen »negativen Gefühlen« wird die emotionale Bedeutung gewohnheitsmäßig verleugnet. Aber Frigidität und Langeweile z. B. sind tatsächlich sehr starke Gefühle – sie sind nicht bloß Abwesenheit von Gefühl. Das Eis fühlt man ebenso deutlich wie das Feuer. Taubheit, die Abwesenheit von Gefühl, wo es erwartet wird, ist paradoxerweise ein überwältigendes Gefühl, so stark, daß es schnell aus dem Gewahrsein verbannt wird. Dies ist der Grund, warum es in unseren Experimenten solche Schwierigkeiten bereitet, die blinden Flecken aufzuspüren und die Empfindung wiederherzustellen.

Wegen des Unbehagens, das sie bei den Erwachsenen erwecken, die sich alle Mühe geben, die eigenen Gefühle niederzuhalten, wird auch den Gefühlen der Kinder keine natürliche Entwicklung und Differenzierung gestattet. Was die »Erwachsenen« nicht erraten können und wogegen sie sich erbittert zur Wehr setzen, wenn man es ihnen sagt, ist, daß ihre eigene Unnachsichtigkeit, mit der sie das Kind dahin bekommen, »seine Gefühle zu beherrschen«, solide in der Tatsache verankert ist, daß in ihrer eigenen Kindheit »die Autoritäten« dieselbe voreingenommene und argwöhnische Haltung gegen die Gefühle einnahmen. Sie selbst sind, da ihnen nie erlaubt wurde, nach Maßgabe ungezwungenen Erlebens angemessen zu differenzieren, in vieler Hinsicht der kindlichen Gefühlswelt niemals entwachsen. Sie haben sie nur verdrängt – *und das tun sie immer noch!* Wenn das Kind sich spontan verhält, regt es dieselben verborgenen Tendenzen in den Erwachsenen an und gefährdet damit den prekären Anschein von »Reife« in ihrem eigenen Verhalten. Die Folge ist, auch das Kind muß so schnell wie möglich gezwungen werden, starke Gefühle zu verdrängen und ein für allemal das Fassadengesicht der konventionellen »Selbstbeherrschung« aufzusetzen.

Dies wird weitgehend dadurch erreicht, daß man die »Außenwelt« mit ihren Anforderungen zur *Realität* erklärt, während man die Eingebungen der organischen Bedürfnisse, die durch Eigenwahrnehmung bewußt werden, weitgehend als »bloß in deinem Kopf vorhanden« abtut. Das Kind paßt sich diesem unablässigen Druck an, indem es sein Körpergefühl taub werden läßt und dann alles Interesse, was es eben noch zusammenscharren kann, der »Außenwelt« widmet.

Dieser ganze Kreuzzug für die »Beherrschung der Emotionen« hat natürlich seinerseits emotionale Gründe und wird in höchst emotionalem Stile geführt. Er bleibt nicht ohne Resultate, nur sind dies andere als die zu seiner Rechtfertigung versprochenen. Er *beseitigt* nicht die »unerwünschten« Gefühle des Menschen, denn er kann *den Plan der Natur für die Lebenstätigkeit der Organismen* nicht außer Kraft setzen. Herauskommt dabei nur, daß das ohnehin komplizierte Feld von Organismus und Umwelt noch weiter durch Schaffung einer großen Anzahl von Situationen »verkompliziert« wird, die, *wenn sie nicht vermieden werden, ungeheure Emotionen erregen.*

Wenn zum Beispiel jemand, der »wohlerzogen« ist, in Situationen bestimmter Art »die Selbstbeherrschung verliert« und spontan herausläßt, was sich in ihm

gestaut hat, dann wird *dies* zu einer Situation, die so schmerzhaft-intensive Gefühle wie Scham, Kummer, Erniedrigung, Selbstverachtung, Verlegenheit, Abscheu usw. hervorruft. Um der Wiederholung eines solchen demoralisierenden Erlebnisses vorzubeugen, wird der Betreffende den Gürtel seiner Selbstbeherrschung noch enger schnallen, bis er schier erstickt.
Das ist alles, was dabei herauskommen kann, wenn man seine »Emotionen« überwindet. Manche Gefühle werden, bevor sie viel Einfluß auf das Handeln gewinnen und vielleicht sogar, bevor man ihrer gewahr wird, von den Gegengefühlen, die sie auf den Plan rufen, erstickt und lahmgelegt; wenn die Situation so auf dem toten Punkt angelangt ist, wird sie insgesamt mehr oder weniger wirksam aus dem Gewahrsein verbannt. Will man dieser unerfreulichen Enklave in der eigenen Persönlichkeit gewahr werden, so gerät man erneut in schmerzhafte Konflikte, in Durcheinander, Angst und »gefährliche« Aufregung. Aber, sofern man nicht bereit ist, dies als den Stand der Dinge anzuerkennen, ist die Situation relativ immun gegen Veränderungen und pflanzt sich hoffnungslos fort.
Im folgenden Experiment verlangen wir keine Heldentaten von dir, nur daß du einen ersten Schritt in Richtung auf mehr Gewahrsein deiner Gefühle machst. Sofern du dich für die Haltung und die Regungen deines Körpers nicht allzu sehr abgestumpft hast, kannst du dir vielleicht vermittels der folgenden Instruktionen selbst demonstrieren, daß Gefühl, wie wir gesagt haben, das interessierte Erleben kombinierter Außen- und Eigenwahrnehmungen ist.

● Versuch ein bestimmtes Bewegungsmuster in deinem Körper zu betätigen. Straffe z. B. den Kiefer und lockere ihn wieder, balle die Fäuste, fang an, stoßweise zu atmen. Du stellst vielleicht fest, daß dies ein undeutliches Gefühl erregt, in diesem Falle enttäuschten Ärger. Wenn du nun zu diesem Erlebnis ein zweites hinzufügen könntest – möglicherweise ein bloß vorgestelltes –, etwa eine Person oder eine Sache in deiner Umgebung, die dich ärgert, so wird das Gefühl in voller Stärke und Deutlichkeit aufflammen.
Umgekehrt könntest du in Gegenwart einer dich ärgernden Person oder Sache feststellen, daß du das Gefühl des Ärgers nicht *fühlst*, sofern oder solange du nicht auch die entsprechenden Körperbewegungen *als die deinen anerkennst*, d. h. *in* dem Ballen der Fäuste, dem heftigen Atmen usw. den Ärger zu fühlen beginnst.

Die berühmte James-Langesche Theorie vom Gefühl als Reaktion auf Körperbewegungen – z. B. Davonlaufen zieht Furcht, Weinen zieht Kummer nach sich – ist zur Hälfte richtig. Hinzugefügt werden muß, daß die Bewegungen oder der Zustand des Körpers auch eine relevante *Orientierung* an der Umwelt und eine beabsichtigte *Beeinflussung* derselben darstellen; z. B. macht nicht allein schon das Laufen die furchterregende Situation aus, sondern das *Davon*-Laufen *vor etwas*, etwas *Gefährlichem*.
Als biologische Organismen werden wir nur im Erkennen unserer Gefühle der Schwierigkeiten gewahr, mit denen wir es in unserer Umwelt zu tun haben, oder der besonderen Vorteile, welche der Augenblick bietet. Nur wenn du zum

Beispiel deine Begierde nach etwas oder jemandem billigst und anerkennst – weil du die Stärke deines Wunsches kennen mußt, diese Person oder Sache aufzusuchen, im Verhältnis zu der Entfernung oder den Hindernissen, die dich von ihr trennen –, findest du die Orientierung zu zweckmäßigem Handeln. Nur wenn du deine Trauer billigst und anerkennst – die Verzweiflung und das Nicht-wissen-Wohin beim Verlust einer Person oder Sache, die dir viel bedeutet hat –, kannst du weinen und Abschied nehmen. Nur wenn du deinen Zorn billigst und anerkennst, wenn du spürst, wie du in Angriffsstellung gehst bei der Auseinandersetzung mit Personen oder Sachen, die dich empören, kannst du die Energie aufbieten, um diese Schwierigkeiten auf deinem Weg gut zu überwinden.

Die Psychotherapie ist oft als »Schulung der Gefühle« bezeichnet worden. Wenn sie diese Bezeichnung verdienen soll, so können wir dem Vorangegangenen leicht entnehmen, daß sie eine ganzheitliche Methode anwenden muß, die sich *sowohl* auf die Orientierung in der Umwelt (Analyse der gegenwärtigen Situation, Empfindungen, Phantasien, Erinnerungen) *als auch* auf die Lockerung der motorischen Sperren im »Körper« konzentriert. Bei Überbetonung einer der beiden Seiten können Pseudo-Heilungen die Folge sein. Auf der einen Seite legt man zuviel Gewicht auf die sogenannte »Realitätsanpassung«, was meist soviel heißt wie sich rückhaltloser in den Status quo fügen, so wie ihn die Träger der Autorität sich vorstellen und gewahrt wissen wollen. Auf der anderen Seite, wenn der Therapeut nur mit dem »Körper« arbeitet, so kann er den Patienten zwar dahin bringen, daß dieser in der Therapiesitzung allerlei Gefühle simuliert und äußert, nur werden diese leider ganz unbrauchbar sein oder doch nicht recht zu dem passen, was der Patient, nachdem er den Therapeuten verlassen hat, als seine Situation erlebt. Nur wenn »Außen« und »Innen« aufeinander abgestimmt und vereinigt werden, kann der Patient jemals als »geheilt« entlassen werden.

Um dein Gewahrsein des Gefühls zu schärfen, versuch nun folgendes:

● Leg dich hin und versuch dein Gesicht zu spüren. Kannst du deinen Mund spüren? Die Stirn? Die Augen? Die Kiefer? Wenn du dies nun im Gespür hast, frag dich: »Was für ein Ausdruck ist in meinem Gesicht?« Korrigiere ihn nicht, sondern laß den Ausdruck einfach so stehen. Konzentriere dich auf ihn, und du wirst sehen, wie schnell er sich von selbst ändert. Binnen einer Minute fühlst du vielleicht eine ganze Anzahl verschiedener Stimmungen.

Solange du wach bist, ist dir irgend etwas gewärtig, und dieses Etwas hat immer auch eine Gefühlstönung. Was dir völlig gleichgültig ist und überhaupt kein Interesse für dich besitzt, d. h. kein Gefühl weckt, löst einfach den Figur/Grund-Prozeß nicht in hinlänglichem Maße aus, um ins Gewahrsein treten zu können. Alles kommt darauf an, daß du der *Kontinuität* deines Gefühlslebens gewahr wirst. Sobald man einmal begriffen hat, daß das Gefühl keine Gefahr für die vernünftige Regelung unserer Angelegenheiten ist, sondern vielmehr die einzige Grundlage für eine vernünftige Ordnung des Menschenlebens, so ist der ständigen Beachtung seiner klugen Eingebungen der Boden bereitet. Es ist nicht richtig, wollte man annehmen, dies erfordere zusätzlichen Zeitaufwand und Konzentration. Es ist nur ein grober Vergleich, aber denken wir an einen geübten Autofahrer. Für ihn ist es keine Belastung, ständig dessen gewahr zu sein, daß der Motor gleichmäßig läuft, denn es nimmt seine Aufmerksamkeit nicht in Anspruch. Daß jedoch das Motorgeräusch Teil in dem dynamischen Figur/Grund-Verhältnis des Fahrens ist, und daß dies wohl etwas ist, das ihn interessiert, das verrät die Schnelligkeit, mit der es Figur wird und mehr Aufmerksamkeit beansprucht, sobald nur eine kleine, aber merkliche Unregelmäßigkeit auftritt. Ein anderer Fahrer, vielleicht einer, der *nicht behelligt werden möchte*, wird das anomale Geräusch gar nicht hören, oder wenn er es hört, so erkennt er seine Bedeutung nicht und fährt weiter, solange es geht, ohne zu bedenken, was für Schaden er anrichten kann. Ständig deines Gefühls gewahr sein kannst du nur, wenn du bereit bist, auch all dessen gewahr zu sein, was in deinem Leben von Belang ist, auch wenn es nicht mit dem übereinstimmt, was andere dir sagen oder was du dir früher *selbst gesagt* hast.

Viele Menschen empfinden ihr Leben als leer, während sie in Wahrheit bloß gelangweilt sind und sich dagegen sperren, etwas zu tun, das die Langeweile beheben könnte. Langeweile ist aber ein Zustand, gegen den sich recht leicht etwas ausrichten läßt, und wir wollen uns dem Heilmittel zuwenden.

In dem Konzentrations-Experiment haben wir gesehen, daß Langeweile dann entsteht, wenn man vorsätzlich etwas Uninteressantes beachtet und etwas anderes, das einen interessieren und die spontane Gestaltbildung erlauben würde, ebenso vorsätzlich nicht beachtet. Das Heilmittel der Natur ist die Müdigkeit, die Neigung, in Schlaf oder in Trance zu sinken, wo die spontanen Interessen, nachdem die Macht der Vorsätze gelockert ist, als Träume oder Phantasien in den Vordergrund treten können. Wenn du dies als einen natürlichen Vorgang hinnimmst, anstatt dagegen anzukämpfen, so kannst du dich der Phantasien als eines Mittels bedienen, das dir hilft zu erkennen, was du denn gern tun möchtest. Wenn du allein bist, ist das ganz einfach. Schließ nur die Augen und gestatte dir, ein wenig zu träumen. Dies wird oft eine klare Vorstellung herbeirufen, was du tun willst. Wenn du in Gesellschaft bist – wo man Pflichten hat, den Schein wahren muß, die Gefühle der anderen nicht verletzen will oder den Chef hinters Licht führen muß usw. –, ist die Lage schwieriger. Aber auch hier, wenn du dir eingestehst, daß es dich nicht interessiert, kann dir das zumindest helfen, einzelne interessante Punkte zu finden – angenommen, du kannst dich nicht davonmachen. Situationen jedoch, die dich chronisch langweilen, mußt du entweder ändern oder verlassen.

Du hast bemerkt, wie unterschiedlich du dich fühlst, wenn du unter Menschen bist. Der eine ödet dich an, der andere ärgert dich, von einem dritten fühlst du dich angeregt und von wieder einem anderen deprimiert. Natürlich sind dir die am liebsten, bei denen du dich behaglich oder glücklich fühlst oder dir wichtig vorkommst. In diesen deinen Reaktionen ist oft ein beträchtliches Maß an »Projektion« enthalten (du verlegst deine eigene Einstellung in den anderen hinein und sagst dann, *er gebe* dir dies oder das Gefühl). Dennoch trifft oft das Folgende zu: Wenn du eine sehr ausgeprägte Reaktion auf eine bestimmte Person in dir bemerkst, kann es sein, daß jene Person bewußt oder unbewußt *beabsichtigt*, diese Reaktion in dir zu erzeugen. Der Melancholiker *will* dich vielleicht deprimieren, der Kriecher will, daß du dir großartig vorkommst, das Lästermaul will dir weh tun, der Nörgler will dich ärgern. Umgekehrt will der Enthusiast auch dich interessieren, und der Glückliche will, daß du seine Freude teilst. Ein »Menschenkenner« wird man, indem man sich zu einem empfindlichen Gewahrsein der eigenen Reaktionen ausbildet.
Wenn man die Neigung überwunden hat, die eigenen unerwünschten und verleugneten Gefühle und Einstellungen auf andere zu projizieren – d.h. wenn man imstande ist, auf den anderen als solchen, statt auf das in den anderen hineinverlegte Bild seiner selbst zu reagieren –, so kann man bemerken, wenn einen jemand mit Worten und Fakten ersticken, einen mit seiner monotonen Stimme hypnotisieren, einen vertrauensselig machen oder mit Schmeicheleien einwikkeln, einen mit Jammern und Wehklagen deprimieren will. Diese nützliche Art von Intuition kannst du in dir ausbilden, indem du dich zuerst einmal vergewisserst, wie du auf jeden Menschen in deiner Umgebung reagierst, und sodann zusiehst, ob deine Reaktion angesichts seines sonstigen Verhaltens berechtigt scheint oder nicht. Während du dies tust, wirst du auch anfangen, die Projektion deiner eigenen unbewußten Neigungen vom echten intuitiven Erfassen des anderen zu trennen.
Unausgewogenheiten der Persönlichkeit behebt man nicht, indem man die Zügel straff zieht und die überentwickelte Seite unterdrückt, sondern indem man sich auf die unterentwickelte Seite konzentriert, ihr mehr Pflege und Differenzierung angedeihen läßt. Ein Übermaß an Empfindlichkeit führt leicht zu Hypochondrie, ein Übermaß an Gefühl zu Hysterie, an Denken zu Zwanghaftigkeit und steriler Intellektualität. Aber diese Übergewichte auf der einen Seite sind immer von Untergewichten in anderen Bereichen begleitet. Die Wiederherstellung von Harmonie und Integration kommt durch die Freilegung des Versperrten zuwege. Die bisher verarmte Seite der Persönlichkeit wird nun den ihr gebührenden Anteil an Energie und Aufmerksamkeit beanspruchen, und ihre Unterentwicklung verschwindet.
Ein weiteres Experiment, um dich für dein Gefühlsleben empfänglicher zu machen, ist das folgende:

● Geh in eine Gemäldegalerie, am besten in eine mit Bildern unterschiedlicher Herkunft. Wirf nur einen kurzen Blick auf jedes Bild. Was für ein Gefühl, wenn auch noch so schwach, erregt es in dir? Wenn ein Sturm gemalt ist, fühlst du in dir selbst einen ähnlichen Wirbel? Erschrickst du ein wenig vor der Bosheit jenes Gesichts? Ärgert dich dieser grelle Farbfleck? Welchen Eindruck du so rasch auch von dem Bilde gewinnen magst, bleib nicht stehen, um es nach Gebühr zu betrachten, sondern geh weiter zum nächsten. Beachte die erlesene Vielfalt der emotionalen Wirkungen, wenn du jetzt einen Blick auf diese Leinwand wirfst, dann auf jene usw. Wo deine Reaktion sehr schwach und flüchtig zu sein scheint – oder wo du überhaupt nicht ansprichst –, da nimm dies nicht als unabänderlichen Zustand hin, sondern wiederhole einfach dieses Experiment oder ähnliche bei anderen Gelegenheiten.
Wenn keine Gemäldegalerie erreichbar ist, nimm ein Buch mit Reproduktionen.

Das nächste Experiment wird echte Schwerarbeit, denn es verlangt von dir, daß du dich bemühst, Gefühle zu gewahren, die wir alle lieber vermeiden, nämlich jene Gefühle, vor denen wir uns in die Selbstbeherrschung flüchten. Solche unerwünschten Gefühle müssen jedoch ins Gewahrsein geholt und dort abgebaut werden, damit wir von neuem frei werden, uns in die Situationen zu begeben, wo wir sie erlebt haben. Angenommen, jemand hat Angst, vor einem Publikum zu sprechen, weil er es einmal versucht und sich furchtbar »blamiert« hat. Oder ein Mädchen hat Angst, sich zu verlieben, weil sie einmal sitzengelassen worden ist. Oder jemand traut sich nicht, wütend zu werden, weil er bei einer früheren Auseinandersetzung einmal übel zugerichtet worden ist. Wir alle haben schon vieles erlebt, was jetzt heraufbeschworen werden kann, um uns von neuen Versuchen mit interessanten Situationen, in denen wir früher Mißgeschicke erlebt haben, abzuschrecken. Diese alten Erlebnisse sind »unerledigte Geschäfte«, die uns den Zugang zu attraktiven »neuen Geschäften« versperren. Du kannst anfangen, mit ihnen fertig zu werden, indem du sie wiederholt in der Phantasie nacherlebst. Jedesmal, wenn du eine dieser unangenehmen Episoden durchmachst, wirst du neue Einzelheiten ergänzen und immer mehr der ausgesperrten Gefühle, die darin enthalten sind, im Gewahrsein ertragen können.

● Vollzieh im Geiste Erlebnisse nach, die dich emotional stark belastet haben. Durchlebe sie mehrfach, immer wieder von neuem, und versuch jedesmal, dich an weitere Einzelheiten zu erinnern. Welches ist zum Beispiel das schrecklichste Erlebnis, an das du zurückdenken kannst? *Fühle* dich noch einmal da hindurch, genauso, wie es gewesen ist. Und noch einmal. Noch einmal. Wenn du sprichst, dann in der Gegenwartsform.
Vielleicht tauchen in deiner Vorstellung manche Worte auf, Worte, die du bei jener Gelegenheit gesprochen hast oder jemand anders. Sag sie immer wieder, laut, hör dir zu, wie du das sagst, und spüre, wie du die Worte bildest und hervorbringst.
Bei welcher Gelegenheit wurdest du am stärksten gedemütigt? Erlebe es nach, mehrmals. Währenddessen achte darauf, ob dir nicht ein noch früheres Erlebnis ähnlicher Art einfällt. Wenn ja, wechsle zu diesem über und geh es ein ums andre Mal durch.
Tu dasselbe mit möglichst vielen anderen Arten von Gefühlserlebnissen, solange du Zeit

hast. Bist du zum Beispiel in einer unerledigten Situation der Trauer? Als jemand gestorben ist, der dir nahe war, konntest du da weinen? Wenn nicht, kannst du es jetzt? Kannst du dir vorstellen, du stehst neben dem Sarg und nimmst Abschied?
Wann warst du am wütendsten, beschämtesten, verlegensten, schuldbewußtesten usw.? Kannst du das Gefühl jetzt spüren? Wenn nicht, kannst du spüren, was du tust, um es auszusperren?

In den Kommentaren zu dem Experiment, sein Gesicht zu spüren, berichten etliche Studenten von der Entdeckung, ihr Gesicht sei ein »pokerface«. Manche äußern Stolz, sich auf diese Weise verbergen zu können, und sagen, sie dächten nicht daran, auf die Vorteile, die sie in dieser Abschirmung sehen, zu verzichten. Heißt das, sie betrachten alle ihre zwischenmenschlichen Beziehungen als eine nie endende Pokerpartie? Wenn sie, wie sie sagen, das Poker-Gesicht auch in privaten Dingen nicht ablegen, gegen wen spielen sie dann?
Fast allen fällt es schwer, das Experiment durchzuführen; dafür das folgende Beispiel:
»Das Gefühlsgewahrseins-Experiment hat in mir bisher zu viel Widerstand wachgerufen, als daß die Ergebnisse hätten merklich sein können. Hauptwiderstände waren Gefühle des Unbehagens und der Langeweile. Es gelang mir nicht, meinen Gesichtsausdruck zu bestimmen, und ich konnte auch nicht feststellen, ob er sich änderte oder nicht. Das einzige, was ich an Ausdruck bemerkte, war, daß meine Unterlippe im Verhältnis zur Oberlippe nach oben und nach außen drängte. Ich brachte dies in Zusammenhang mit unduldsamem Zynismus, wie immer, wenn ich etwas höre (meist in sachlichen Belangen), das ich nicht so recht glaube. Bei anderen Gelegenheiten bemerkte ich, daß mein Gesicht etwas Eisiges hatte. Das störte mich so sehr, daß ich, sobald es mir zu deutlich bewußt wurde, den Versuch abbrach. Auch wie mein Gesicht unter Einfluß von Wut ist, ist mir bewußt geworden. Wieder fand ich das Gewahrsein dieses Ausdrucks zu störend, um es für eine allzulange Zeitspanne beizubehalten.«
Manche stellten fest, daß ihr Gesichtsausdruck sich nicht änderte, sondern starr blieb, andere dagegen, daß er sich so rasch und immer von neuem änderte, daß sie ihn nicht benennen konnten. Manche sagten, sobald sie das Gefühl in ihren Zügen erst einmal benannt gehabt hätten, seien ihnen sofort Situationen eingefallen, zu denen es paßte; andere dagegen sagten, sie bekämen nur dann einen Ausdruck ins Gesicht, wenn sie zuerst an eine emotionale Situation dächten und dann aufpaßten, was sich in ihren Gesichtsmuskeln abspiele.
Die Entdeckung, daß ihre Gesichter relativ ausdruckslos seien, gab manchen Studenten neuen Grund, an sich herumzunörgeln:
»Die meiste Zeit über kam mir mein Gesicht nicht eben sehr ausdrucksvoll vor, und oft fühlte es sich ziemlich blöd an. Häufig stand mein Mund offen, und meine Augen zwinkerten. Beides sind Angewohnheiten, die ich nur ablegen

kann, wenn mir gewärtig bleibt, was ich mit meinem Gesicht mache. In Erregung, stellte ich fest, war mein Gesicht sehr viel ausdrucksvoller. Wenn ich das noch kontrollieren kann, bin ich sicher ein interessanterer Mensch.«
Hier zeigt sich die universelle Tendenz, sich lieber mit einem Symptom direkt abzugeben als mit dem, worauf es beruht. Wenn man seine Gesichtszüge vorsätzlich kontrolliert, so ist das nicht Ausdruck, sondern Schauspielerei und – es sei denn, man ist ein guter Schauspieler – wahrscheinlich bloß Grimassenschneiderei. In der Schauspielerausbildung wird anerkannt, daß man eine Bühnenrolle nur dann zulänglich spielen könne, wenn man im eigenen Leben einigermaßen ähnliche Erfahrungen gemacht habe und den Gesichtsausdruck wie die anderen Verhaltensweisen bei diesen Gelegenheiten noch gut nacherleben könne. In der Stanislavski-Methode der Schauspielerausbildung (wie z. B. in *Die Arbeit des Schauspielers an sich selbst** beschrieben) wird viel Wert auf die Kultivierung des »Sinnesgedächtnisses« und des »emotionalen Gedächtnisses« gelegt. Worum es uns geht, ist jedoch nicht, euch beizubringen, wie ihr Bühnenrollen überzeugend spielen könnt, sondern, wie ihr *euch selbst spielen* könnt.

Experiment 8: Verbalisieren

Verbalisieren heißt »in Worte fassen«. Wenn wir Gegenstände, Szenen oder Tätigkeiten beschreiben, sagen wir ihre Namen, in Zusammenhang mit anderen Worten, die mit ihrer Anordnung, ihren Beziehungen, besonderen Eigenschaften usw. zu tun haben. Wir sagen, was sie sind, nach dem, was wir gesehen, gehört oder auf andere Weise direkt erfahren haben. Wenn wir sie erörtern, manipulieren wir die sie beschreibenden Wortfolgen. Dies kann ohne weitere direkte Erfahrung geschehen, denn sobald etwas einmal benannt ist, kann für viele Zwecke sein Name stellvertretend gebraucht werden. Die Namen zu handhaben statt der benannten Objekte, kann ungeheuer nützlich und kräftesparend sein, z. B. wenn man sich vorher überlegt, wie man ein schweres Klavier transportieren will. Aber eins ist zu bedenken: Die Namen zu bewegen ist noch *nicht* dasselbe wie *das Benannte zu bewegen.*
Vernünftiges Verbalisieren hebt gewöhnlich vom Nichtverbalen ab – Objekten, Umständen, der Sachlage – und erzeugt am Ende wieder nichtverbale Wirkungen. Damit soll nicht bestritten sein, daß Verbalisieren manchmal auch in bezug auf etwas, das selbst schon verbal ist – wie Bücher, Theaterstücke, was einer gesagt hat – angebracht sein kann, aber diese Neigung, über Geredetes zu reden, ist in unserer Zeit eine Krankheit. Wo immer jemand die Berührung mit dem Gegenwärtigen fürchtet – mit Leuten aus Fleisch und Blut, mit dem eige-

* Ost-Berlin (Henschelverlag) 1961.

nen Fühlen und Empfinden –, da werden Worte als Schirm zwischen den Verbalisierer und seine Umwelt wie auch zwischen den Verbalisierer und *seinen eigenen Organismus* geschoben. Er versucht von Worten zu leben – und dann fragt er sich und weiß nicht recht, warum ihm etwas fehlt.
Diese Hypertrophie des Verbalisierens findet sich besonders beim »Intellektuellen«. Dieser versucht zwanghaft und wie besessen, sein persönliches Erleben »objektiv« zu sehen – was meist bedeutet, daß er in Worten über sich und seine Welt theoretisiert. Währenddessen vermeidet er –, und zwar mit eben dieser Methode – den Kontakt mit den Gefühlen, mit dem Handeln und den gegenwärtigen Situationen. Er lebt das Ersatzleben der Worte, kapselt sich ab gegen seine übrige Persönlichkeit, verachtet den Körper, ringt um die verbalen Triumphe des Rechthabens, streitet, propagiert und rationalisiert – während die wirklichen Probleme des Organismus unbeachtet bleiben.
Aber diese Wortkrankheit trifft nicht nur den Intellektuellen. Sie ist universal. Das partielle Bewußtsein der Störung bringt Leute dazu, Bücher mit Titeln wie *The Tyranny of Words* zu schreiben, und das Bestreben der Allgemeinen Semantik ging in den letzten Jahren dahin, die Wörter wenigstens wieder mit der nichtverbalen Realität der Umwelt zu verknüpfen, indem man darauf besteht, jedes Wort müsse sich auf ein nichtverbales Etwas beziehen. Unsere Experimente zur Gegenwärtigkeit und zur Abstraktion gingen in diese Richtung. Aber mit ihrer Genauigkeit im Hinblick auf die Dinge »da draußen« füllen die Semantiker oft nur ihre Zeit und Aufmerksamkeit aus und vermeiden so, auf die semantischen Probleme des »hier drinnen« zu sprechen zu kommen. Selten erwähnen sie die Biologie der Sprache – ihre sensomotorische Verwurzelung.
Unsere Technik, die pathologischen Aspekte des Verbalisierens bloßzulegen und bewußtzumachen, ist wie bei anderen Funktionen die, Verbalisieren zu allererst einmal als eine Tätigkeit zu betrachten, die es gibt. Das gilt, ob die Wörter nun laut ausgesprochen oder »bloß gedacht«, d. h. subvokal gesprochen sind. Das laute Sprechen kommt als erstes, denn so wird dem Kind die Sprache beigebracht, doch später kann man diese öffentlich erworbene Sprache als Denken in privaten Gebrauch nehmen. Als solches ist das Denken in der integrierten Persönlichkeit ein nützliches und bewegliches Instrument zur Handhabung der komplexen Beziehungen zwischen bewußtem Bedürfnis, vorgestellten Mitteln zu seiner Befriedigung und sichtbarem Verhalten, welches das Vorgestellte konkretisiert. Die meisten Erwachsenen betrachten aber das Denken als unabhängige und vordringliche Tätigkeit: »Denken ist leicht, aber die Gedanken auszudrücken, ist schwer.« Dies ist die Folge einer sekundären Sperre, der Furcht, wie wohl die anderen auf die Gedanken, wenn man sie verlautbart, reagieren werden. Sobald jemand einmal zu einem guten Sprechtempo gefunden hat, sich für sein Thema erwärmt, die Furcht, sich festzulegen, verliert und aufhört, seine Sätze zu »proben«, bevor er sie ausspricht, wird deutlich,

daß dort, wo man nichts zu fürchten hat, Sprechen und Denken identisch sind.
Um unsere sprachliche und gedankliche Existenz zu integrieren, müssen wir ihrer gewahr werden. Die Orientierungshilfe in bezug auf das Sprechen ist das Zuhören:

● Hör dir selber zu, wie du in Gesellschaft Worte produzierst. Wenn du die Möglichkeit hast, laß deine Stimme auf Band aufnehmen. Du wirst überrascht, vielleicht unwillig darüber sein, wie sie klingt. Je mehr deine Vorstellung von dir selber von deiner wirklichen Persönlichkeit abweicht, desto weniger wirst du bereit sein, deine Stimme als die deine anzuerkennen.
Als nächstes sage laut ein Gedicht auf, das du kennst, und, auch hier wieder, hör dir selber zu. Verbessere nichts, indem du etwa versuchst, lauter, klarer oder ausdrucksvoller zu sprechen. Wiederhole das Gedicht, wie es sich auch anhört, und hör zu, bis du spürst, wie sich Sprechen und Zuhören integrieren.
Als nächstes sag dir dasselbe Gedicht auf, ohne zu sprechen, »im Geiste«. Inzwischen sollte es dir leichtfallen, dir dabei zuzuhören. Auch wenn du sonst etwas liest, hör dir zu, wie du subvokal liest. Zuerst wird dich das aufhalten und ungeduldig machen, aber binnen kurzem wirst du genauso schnell zuhören können wie lesen – und diese Übung wird dein Gedächtnis stark verbessern, indem sie dir mehr Kontakt zu dem Gelesenen verschafft.
Schließlich fang an, deinem subvokalen Denken zuzuhören. Zuerst wirst du als der innere Sprecher verstummen, wenn du dir zuhörst, aber nach einer Weile geht das Geplapper wieder los. Du wirst unzusammenhängende, »verrückte« Satzfetzen hören, die sich in dir herumtreiben. Wenn dir das zuviel Angst macht, sprich dir absichtlich ein bißchen zu: »Ich hör mir jetzt selber zu. Ich weiß nicht, was ich denken soll. Ich werde das ›Jetzt-bin-ich-gewahr‹-Experiment leise machen. Ja, es hört sich genauso an wie laut. Jetzt habe ich vergessen, zuzuhören . . .« usw.
Achte auf die Modulation deiner inneren Stimme. Klingt sie wütend, jämmerlich, empört, bombastisch? Hörst du dich an wie ein Festredner? Klingt deine Stimme kindlich? Beharrt sie pedantisch auf der detaillierten Erklärung schon begriffener Sachverhalte?

Mach dies so lange, bis du das Gefühl der Integration bekommst – des Hand-in-Hand-Gehens, des Zusammengehörens – von Sprechen und Zuhören. Diesen inneren Dialog hat Sokrates das Wesen des Denkens genannt. Wenn es dir gelingt, die Tateinheit von Sprechen und Zuhören zu fühlen, wird dein Denken sehr viel ausdrucksvoller werden. Zugleich wird der Teil deines Denkens, der nichts ausdrückt, der sich bloß wie ein fünftes Rad mitdreht, ohne etwas zu tragen, nach und nach verschwinden.
In alltäglichen Gesprächen achte bei dir selber und bei deinen Bekannten auf die Anzahl und Art überzähliger Ausdrücke: »Meinst du nicht?«, »klar?«, »also«, »na ja«, »kann sein«, »weißt du«, »ich meine« – ebenso wie sinnlose Grunz- und Knurrlaute, die alle nur dazu dienen, zu verhindern, daß auch nur das kleinste bißchen Schweigen den Redefluß unterbrechen könnte. Wenn du

diese Verlegenheitsfloskeln und Aufmerksamkeitsheischer erst einmal beobachtet hast, werden sie aus deiner Sprache zu verschwinden beginnen, die nun glatter und direkter zur Sache gehen kann.
Wenn du das innere Zuhören beherrschst, tu den nächsten, den entscheidenden Schritt: *Erzeuge inneres Schweigen!* Das ist sehr schwierig. Die meisten Menschen können nicht einmal das äußere Schweigen ertragen. Verwechsle das innere Schweigen nicht mit Leere, Trance, Aussetzen der Geistestätigkeit. Nur Sprechen und Zuhören sind suspendiert – alles übrige Gewahrsein bleibt.

● Versuch innerlich still zu sein, dich des subvokalen Sprechens zu enthalten. Zuerst wirst du das nicht länger als über ein paar Sekunden hin können, dann geht das zwanghafte Denken wieder los. Für den Anfang sei also schon zufrieden, wenn du bloß den Unterschied zwischen innerem Schweigen und Sprechen erkennen kannst, doch laß beides abwechseln. Das geht sehr gut, wenn du es mit deiner Atmung verknüpfst. Versuch keine Worte zu machen, während du einatmest. Dann, wenn du ausatmest, laß subvokal alle Worte mit heraus, die sich inzwischen gesammelt haben. Wenn du allein bist, kann es dir helfen, wenn du die Worte etwa auf halbem Wege zwischen laut und »gedacht« aussprichst, d. h. *flüsterst*. Wenn du das Experiment lange genug durchhältst, werden deine optischen Vorstellungen heller werden, deine Körperempfindungen bestimmter, deine Gefühle klarer, denn die sonst für sinnloses Reden verbrauchte Energie und Aufmerksamkeit können nun diesen einfacheren und wesentlicheren Funktionen zugewandt werden.

Dichtung, die Kunst der ausdrucksvollen Rede, besitzt die Fähigkeit, das stille Gewahrsein von Bedürfnis, Bild, Gefühl und Erinnerung wachzuhalten, während gleichzeitig Worte hervorquellen, so daß die Worte keine banalen Stereotypen sind, sondern sich, wenn ausgesprochen, plastisch an eine reich erlebte Figur anschmiegen. Solche Worte bringen etwas zum Ausdruck, das im Nichtverbalen angefangen hat.

● Hör dein subvokales Sprechen an und interpretiere es – seinen Rhythmus, Tonfall, seine Schlagworte. Zu wem sprichst du? In welcher Absicht? Willst du ihn reizen und ärgern? Verführen? Drückst du dich so aus, als ob du etwas für dich behieltest, ohne zu wissen, was? Versuchst du, Eindruck zu machen? Sind deine Gedanken tastend und verwirrt? Ist es Bluff? Findest du es schön, wie die Worte dahinströmen? Hast du immer ein Publikum?

Vieles von dem, was du gewöhnlich als Wertung und moralisches Urteil erlebst, ist dein eigenes subvokales Sprechen in solchen inneren dramatischen Situationen. Wenn du die innere Rede abbrechen und inneres Schweigen wahren kannst, so gelangst du zu einer einfacheren Würdigung der Tatsachen und deiner Reaktionen auf sie.
Wir wollen nun einige Kommentare der Studenten zu diesem Verbalisierungs-Experiment zitieren. Die meisten berichten von der Enttäuschung über den Klang ihrer Stimmen in der Bandaufnahme, denn sie war höher, dünner,

weniger kraftvoll usw. als erwartet; einige waren aber auch angenehm überrascht. Die Bedeutung dieser erlebten Diskrepanz wurde in mehreren Fällen heftig bestritten:
»Daß das Selbstbild der Menschen etwas anderes ist als ihre tatsächliche Persönlichkeit, dem stimme ich zu, aber die Unfähigkeit, die eigene Stimme auf Tonband als die eigene anzuerkennen, ist kein Maß dafür. Was soll man von der Tatsache halten, daß man die Stimme auf dem Band um so mehr als die eigene erkennt, je länger man sie hört? Sollen wir daraus entnehmen, das Selbstbild würde der tatsächlichen Persönlichkeit bei längerem Zuhören ähnlicher? Doch wohl nicht.«
Obwohl es in diesem Zitat nur um einen verhältnismäßig nebensächlichen Punkt geht, wollen wir uns kurz damit beschäftigen. Man kann einen Indikator fälschen, wenn er etwas Unerwünschtes anzeigt. Wenn jemand auf eine Waage steigt, mit dem angezeigten Gewicht nicht zufrieden ist und, um die Sache ins Lot zu bringen, den Zeiger verbiegt, so erreicht er damit gewiß keine echte Zu- oder Abnahme seines Gewichts; wenn man aber annimmt, er könne außerdem in sich das Bewußtsein tilgen, auf den Zeiger statt auf das Gezeigte eingewirkt zu haben, so könnte er sich selbst glauben machen, der mißliebige Sachverhalt sei nun berichtigt. Wenn man sich nach dem ersten Schrecken über die eigene Stimme auf dem Band Rationalisierungen bezüglich der Schalleitfähigkeit der Knochen im Vergleich zur Luft, der Unvollkommenheiten des Aufzeichnungsmediums usw. zurechtlegt, so kann man sich leicht mit der lächerlichen Verzerrung abfinden, die das Aufzeichnungsgerät aus der – wie man immer noch glaubt – echten eigenen Stimme macht. Wenn man dennoch schließlich die aufgezeichnete Stimme als die eigene anerkennt, so bringt man sein Selbstbild immerhin der tatsächlichen Persönlichkeit etwas näher, wenn auch nur um ein kleines Stück.
Das Anhören der subvokalen Rede forderte unterschiedliche Kommentare heraus:
»Mein subvokaler Ton hatte etwas Verdrossenes. Es scheint, als sei ich mit den Dingen, so wie sie sind, nicht recht zufrieden, und ewig knurr ich mich selber an.«
»Mir wurde bewußt, daß ich nicht bloß zu mir selber sprach, sondern so, als ob ich lange Reden an eine unsichtbare Versammlung hielte. Manches war Nonsens – hing nicht logisch zusammen –, aber alles war in demselben aggressiven, kraftvoll überredenden Stil, von dem ich meine, daß ein guter Redner ihn haben muß. Es war langsam und sehr kalkuliert.«
Der Versuch, inneres Schweigen zu wahren, erregte am meisten Interesse und gab zu sehr unterschiedlichen Berichten Anlaß:
»Ich finde es völlig unmöglich, ›inneres Schweigen‹ herbeizuführen, wie Ihr das nennt. Tatsache, um ganz offen zu sein, ich bin ganz sicher, daß so etwas un-

möglich ist, und wenn das tatsächlich stimmt, daß Ihr Leute dazu bringt, Euch zu berichten, sie hätten das geschafft, seid Ihr da ganz sicher, daß sie Euch nicht foppen?«

»Für kurze Zeitspannen gelang es mir, das innere Schweigen zu wahren, aber es war langweilig, völlig verschwendete Zeit. Es ist ein vorübergehender, unnatürlicher Zustand, denn der Gedanke setzt sich durch, daß man sich wieder seiner normalen Beschäftigung zuwenden müsse, weil es Dinge gibt, die besorgt und erledigt sein wollen, die von Interesse sind und Folgen haben.«

»Beim Versuch, das innere Schweigen zu erreichen, spüre ich, wie meine Halsmuskeln so straff werden, daß ich das Gefühl habe, ich muß jetzt mit dem Unsinn aufhören oder ich schreie.«

»Ich fand, daß das ›innere Schweigen‹ mich sehr nervös und unruhig machte. Nachdem ich das etwa drei Minuten lang durchgeführt hatte, war ich fast so weit, daß ich hätte aus dem Fenster springen können. Es erinnerte mich an das Kinderspiel: ›Wer kann am längsten unter Wasser bleiben‹.«

»Das Experiment mit dem inneren Schweigen kann ich nicht mitmachen. Es war, als ob ich nicht mehr atmen könnte, und ich schnappte nach Luft, um wieder herauszukommen. Aber ich weiß, es ist dieses Fehlen des inneren Schweigens, das mich jede Nacht, wenn ich zu Bett gegangen bin, ein paar Stunden lang wachhält; diese innere Stimme quatscht und quatscht und kann nicht aufhören.«

»Ich hatte eigentlich nicht erwartet, ich könnte völliges Schweigen erreichen, und war um so mehr erfreut, wenn auch perplex, zu sehen, daß es doch möglich war und ein angenehmes, irgendwie ›vollständiges‹ Gefühl schuf.«

»Das ist vielleicht seltsam! Ich schaffe es nur für kurze Momente, aber wenn ich es schaffe, ist es ganz wundervoll – was für eine Erholung von all dem unaufhörlichen inneren Gebrabbel!«

»Ich kann mich nicht bremsen, mit der inneren Stimme zu reden, oder gleich mit mehreren Stimmen auf einmal. Das Schweigen, auf das ich aus bin, kommt nur für einen Moment, den ich überhaupt nicht schätzen kann, der aber so gut wie gar keine Dauer hat. Was dann passiert, ist, ich fange an, Eintragungen in meinen geistigen Notizblock zu machen, d. h. eine kompetente Beschreibung zu üben, wann und warum das Schweigen gebrochen wurde, und damit ist es natürlich auch schon gebrochen. Zum Beispiel, zuerst ist Schweigen. Dann höre ich das Geräusch des Regens, und das Etikett schleicht sich in das Schweigen: Regen. Geistige Notiz, daß das erste, was dazwischenkam, der Name von etwas war, und sehr schnell entgleist die ganze Sache nun in mein übliches subvokales Geraunze.«

»Ich hatte überhaupt kein Glück mit dem inneren Schweigen, bis letzten Sonntag, als ich mit meinem Mann im Park spazierenging. Ein Weilchen dachte ich nicht an die üblichen ›Sorgen‹, von denen mein ›Geist‹ so zugebaut ist. Auf ein-

mal kniff ich den armen Kerl und rief: ›Es ist passiert!‹ Damit war das Schweigen natürlich zu Ende, aber eine ganze Weile hatte ich nur die Landschaft erlebt, den Wind, den Rhythmus der Schritte und andere solche Dinge. Wenn dies das Erlebnis des inneren Schweigens ist, dann ist es noch wenig, wenn man sagt, es ist ›wundervoll‹.«
»Das aufregendste und schwierigste Experiment waren meine Versuche, inneres Schweigen zu erreichen. Die meiste Zeit über gelang es nicht, aber bei den Gelegenheiten, wo ich es für ein paar Sekunden schaffte, war ich verblüfft über das Ergebnis, ein Gefühl von gewaltiger Kraft und Entspannung. Kaum waren ein paar Sekunden vergangen, so fing ich aber leider an, innerlich über diesen Erfolg zu reden – womit ich ihn natürlich gleich wieder sabotierte.«

Experiment 9: Integration des Gewahrseins

Wenn du die letzten Experimente über Körperempfindungen, Gefühle und Verbalisieren ernsthaft durchgearbeitet hast, so fühlst du dich jetzt vielleicht schon lebendiger und bist spontaner bereit, dich auszudrücken. Wir hoffen, du erkennst allmählich, daß ein großer Teil der dauernden Mühe, die dir nötig erschien, um dich in den Nähten zu halten, tatsächlich unnötig ist. Du gehst nicht in Scherben, platzt nicht und spielst nicht verrückt, wenn du dich einmal nicht vorsätzlich zurückhältst, keine Aufmerksamkeit erzwingst, nicht immerzu »denkst« und einmal nicht in den Ablauf deines Verhaltens verbessernd eingreifst. Statt dessen beginnt dein Erleben Zusammenhang zu bekommen und sich zu sinnvolleren Ganzheiten zu organisieren. Dies, im Gegensatz zur gezwungenen, vorsätzlichen Pseudo-Integration, die sich durch absichtliche Unterdrückung mancher Reaktionen und Sichabquälen anderer Reaktionen bewerkstelligen und erhalten läßt, ist die echte Selbst-Integration.
Wenn du in deiner Entschlossenheit nachläßt, dich nach dem willkürlichen, mehr oder weniger starren Muster zu verhalten, das du von den Autoritätsinhabern übernommen hast, so treten bewußtes Bedürfnis und spontanes Interesse ins Licht und zeigen dir, was du für einer bist und was für dich tunlich ist. Dies ist deine Natur, der Grund, aus dem du lebst. Du hast Energie und Aufmerksamkeit darauf verwandt, dir selbst Zwang anzutun, aus einem falschen Gefühl des »Sollens« heraus, nach Richtlinien, die deinen vernünftigen Interessen zuwiderlaufen. In dem Maße, wie du diese Energie wiedergewinnst und in neue Bahnen leitest, werden die Zonen wiedererwachten Lebens schrittweise wachsen. Es ist die Natur, die heilt – *natura sanat*. Eine Wunde heilt von selbst, oder ein Knochen wächst wieder zusammen. Der Arzt kann nichts weiter tun, als die Wunde säubern oder den Knochen richten. Genauso verhält es sich mit deiner Persönlichkeit.

Alle Methoden, die in der Psychotherapie gemeinhin in Gebrauch sind, haben als je besondere und vereinzelte Methoden ihren Sinn, aber auch ihre Unzulänglichkeiten. Da physische und soziale Umwelt, Körper, Gefühl, Denken und Sprache alle in einem ganzheitlichen Prozeß existieren, dem Gesamtprozeß von Organismus und Umwelt, ist die Zuwendung zu *jeder* dieser Komponenten förderlich für die persönliche Integration. Jene Methoden, die einen dieser Teile aus der lebendigen Einheit heraus abstrahieren und sich mehr oder weniger ausschließlich auf diesen konzentrieren – z. B. auf Körperempfindungen und Muskelspannungen *oder* auf zwischenmenschliche Beziehungen *oder* auf emotionale Schulung *oder* auf Semantik –, dürften sich auf lange Sicht als wirksam erweisen. Selbst wenn sich die Methode auf einen Teil beschränkt, werden sich die Wirkungen tendenziell über die ganze Prozeßeinheit ausbreiten. Aber es ist nur vernünftig zu folgern, daß solche partiellen Methoden, da ihr Status bloß der von Abstraktionen aus dem konkret Gegenwärtigen ist, für sich allein genommen nicht das Wesen von Therapie treffen. Es sind nur verschiedene Ansätze mit therapeutischer Absicht.
Bei der ausschließlichen Anwendung jeder dieser Methoden besteht die Gefahr, daß sich die Wirkungen nur unzulänglich auf jene Zonen ausbreiten, welche die jeweilige Methode vernachlässigt. Wo eine partielle Methode isoliert von den anderen verfolgt wird, wird in den anderen Komponenten des Gesamtprozesses der unbewußte Widerstand ein solches Ausmaß annehmen, daß entweder weitere Fortschritte nach der gewählten Methode unmöglich werden, sofern oder solange anderes Material nicht berücksichtigt wird, oder aber, daß eine »Heilung« als Festlegung auf ein neues, willkürliches Muster zustandekommt. Dieses Muster wird dasjenige sein, welches die »Therapeutenautorität« als Modell aufstellt – z. B. der »spontane Körpermensch« oder die »gutangepaßte Persönlichkeit« oder der »Psycho-Mensch« oder was auch immer. Da du es mit dem konkret Gegenwärtigen zu tun hast und nicht bloß mit einer abstrahierten Version deiner selbst, liegt das Höchste, was du erreichen kannst, nicht darin, dich für eines der Prokustesbetten zurechtzustutzen.
Hast du nun schon ein gewisses Gefühl dafür bekommen und erkennst du an, wie der Prozeß des Organismus/Umwelt-Feldes ganzheitlich verläuft? Kannst du schon spontan anfangen – nicht einfach aufgrund verbaler Logik –, zum Beispiel die Wechselbeziehungen zwischen den Humanwissenschaften zu sehen – zwischen Biologie, Soziologie, Psychologie, Anthropologie, Linguistik usw. und, ebenso, der Kunst?
Unsere Experimente haben sich bisher verschiedenen Zonen deines Erlebens je gesondert zugewendet. Da diese Zonen, je für sich betrachtet, Abstraktionen aus deiner gesamten Lebenstätigkeit sind, wollen wir uns nun mit dem Hinüberwechseln aus einer Zone in die andere beschäftigen. Beachte, daß deine Situation, während du wechselst, dieselbe bleibt, daß du dich aber anders aus-

drückst, je nachdem auf welchen Aspekt der Situation du die Aufmerksamkeit lenkst.

● Versuch, ausgehend vom bisherigen Grad deines Gewahrseins, Sätze zu bilden, die mehr oder weniger zutreffend dieselbe Situation nacheinander im Hinblick auf den Körper, die Gefühle, Sprechstil und soziale Beziehungen ausdrücken. Ein Beispiel: »Ich presse die Kiefer zusammen und spanne die Finger an . . . Mit anderen Worten, ich bin wütend, lasse mir davon aber nicht viel anmerken . . . Mit anderen Worten, meine Stimme zittert ein klein wenig, ist sonst aber sanft und beherrscht . . . Mit anderen Worten, in unserer Gesellschaft ist zur Ermöglichung dauerhaften Kontakts zwischen Menschen im sichtbaren Verhalten die Einhaltung gewisser Schranken erforderlich.«
Jede dieser Formulierungen stellt eine sinnvolle und wesentliche Einsicht in die betreffende Lebenssituation dar. Übe den glatten Wechsel von einer zur andern, denn dies wird deine Orientierung, wo du stehst und was du tun willst, vertiefen und erweitern.

Wir zitieren ein paar Auszüge aus den Berichten der Studenten, um dir eine Vorstellung von dem Spektrum der Reaktionen auf dieses Experiment zum Perspektivenwechsel zu geben:
»Meine größte Enttäuschung über mich selbst in den Experimenten ist, daß ich bisher nicht imstande war, spontane Verknüpfungen zwischen den verschiedenen Funktionen herzustellen . . . Ich konnte zwar alle meine Reaktionen auf eine bestimmte Situation im nachhinein rekonstruieren, aber nicht zur gleichen Zeit, zu der sie geschahen. Ich kann nur sagen, ich glaube zuversichtlich, daß mir die angestrebte Integration der Funktionen schließlich gelingen wird, indem ich die Versuche fortsetze.«
»Dieses sogenannte Experiment ist ja lächerlich! All diese verbalen Riten bringen nichts. Gewahrsein ist etwas zu Feinmaschiges und Kompliziertes, um sich in diesen – höchstwahrscheinlich trügerischen – ›Mit anderen Worten‹-Sequenzen ausdrücken zu lassen. Das eine sagen heißt immer, das andere *nicht* sagen. Dies ist eine aussichtslose Technik, um die verschiedenen Aspekte oder Facetten des Gewahrseins als Ganzes auszudrücken. Es lenkt nur ab und korrumpiert.«
»Nachdem ich nun alle diese Experimente durchgearbeitet habe, spüre ich schon ein gewisses Maß von Selbstintegration und Lebendigkeit. Es ist ein schönes Gefühl.«
»Ich habe den Eindruck, ich bekomme allmählich ein Gefühl dafür, was wirklich vorgeht. Ich fang an zu spüren, was es heißt, zu leben und ein Stück von der Welt zu sein . . . Was die Fähigkeit zur Integration der verschiedenen Zonen angeht, so ist noch sehr viel mehr zu tun.«
»Wenn der Stoff mit mehr Verständnis für die Schwierigkeiten des Laien dargeboten würde und mit klareren Angaben, was denn nun zu tun sei, so wäre er, glaube ich, nützlicher.«
»Da muß etwas sein, was mir entgangen ist. Ich spüre nichts von einem inte-

grierten Gewahrsein. Es ist so, als wollte ich nicht, als strengte ich mich mächtig an, es zu meiden, ihm zu entgehen, nichts damit zu tun zu haben. Warum bloß, warum, warum?«

»Ich glaube ehrlich, mein Erleben fängt nun an, sich zu sinnvolleren Ganzheiten zu organisieren. Tatsache, daran ist überhaupt kein Zweifel, doch aus irgendeinem Grunde, der mir nicht klar ist, zögere ich, zuzugeben, daß Ihr mir geholfen habt.«

»Kürzlich habe ich mehrere Male das seltene Hochgefühl gespürt, das aus dem plötzlichen Spüren der Lebenseinheit kommt, das Hochgefühl des heraufdämmernden Gewahrseins, und diese plötzliche Einsicht hat mich, als sie da war, nur um so begieriger gemacht, die Experimente fortzusetzen. Meine anfänglichen Zweifel, ob Eurem Verfahren zu trauen sei, lösen sich allmählich auf.«

»Dieses Experiment war faszinierend, zum Teil deshalb, weil die Ergebnisse ganz andere waren, als ich nach dem Lesen der Instruktionen erwartet hatte. Nachdem ich die vorigen Experimente doch schon gemacht hatte, dachte ich, es müßte ganz einfach sein, sie zusammenzufügen. Tatsächlich erforderte es viel Übung. Aber dies fiel mir dabei schließlich ein: Was Ihr das »Wechseln« aus einer Perspektive in die andere nennt, ist in Wirklichkeit kein Wechsel. Als ich z. B. Sätze bildete, um Köpersituation und Gefühlssituation zu unterscheiden, fand ich, daß beides *dasselbe* ist. Der Körper ist ebenso wie Gefühle und Sprechweise ein Teil von etwas – integrierender Teil eines *lebenden Etwas*. Und wenn man imstande ist, seine Aufmerksamkeit auf die verschiedenen Aspekte derselben Situation zu richten, dann verbinden sich alle diese Gefühlsaspekte zu einem Gesamtbild der Situation. Was Ihr hier gemacht habt, ohne es zu sagen, ist, uns dasselbe Experiment wie in Nr. 4 noch einmal anzubieten, nur war die zu differenzierende Einheit diesmal nicht ein Gemälde oder ein Musikstück, sondern wir selbst.«

4

Gelenktes Gewahrsein

Experiment 10: Von der Verstrickung* zum Kontakt

Bisher haben wir uns mit unserer Technik der Gewahrseins-Schulung darauf beschränkt, dir die Orientierung deines Selbst angesichts der Umwelt und des physischen Organismus verbessern zu helfen. Wir haben dabei eingewirkt auf Sinneswahrnehmungen, Phantasien, Erinnerungen, Schmerzen und Körperempfindungen allgemein. Das Gewahrsein blieb ungelenkt, in dem Sinne, daß wir dich nicht aufgefordert haben, es auf etwas ganz Bestimmtes zu richten, sondern nur dazu, alles und jedes zu beachten und zur Kenntnis zu nehmen, was dir auffiel. Wir kommen nun zur Lenkung des Gewahrseins, wobei wir die Aufmerksamkeit bündeln und verengen, um einzelne besondere Sperren und blinde Flecken hervorzuheben und bewußt zu machen. Dazu müssen wir stärker verdeutlichen, wie das Selbst seinen Körper und seine Umwelt steuert. Dein Problem ist, gewahr zu werden, wie du dich selbst und deine Welt im Griff hast. Wir müssen mehr Aufmerksamkeit dem motorischen – insbesondere dem muskulären – System zuwenden. Da dies, was hier auf dich zukommt, schwer zu beobachten ist, wirst du Figur/Grund-Prozesse durch aktiven Gebrauch deiner Muskeln bewerkstelligen müssen.

Es ist nur vernünftig, die Orientierungsfunktionen (Außen- und Eigenwahrnehmung) mit dem sensorischen, die Bewegungs- und »Zugriffs«-Funktionen mit dem muskulären System zu verknüpfen. Dies ist die übliche Unterscheidung zwischen der Rezeptor- und der Effektor-Funktion. Es ist jedoch wichtig, immer daran zu denken, daß bei jedem gesunden Verhalten Sinne und Muskeln in Funktionseinheit wirken. Sehen z. B. ist unmöglich ohne dauernde kleine Augenbewegungen. Dies trifft selbst für den Spastiker zu, dem die Eigenwahrnehmung seiner Glieder fehlt und der nur noch die gröbsten und schwerfälligsten Bewegungen ausführen kann: auch er nimmt noch ein Gutteil Sinneseindrücke zuhilfe wie Schwerpunktneigungen, Richtungshinweise und ähnliches.

Ungeachtet dieser echten Funktionseinheit von Sinnen und Muskeln hat es einen taktischen Vorteil, wenn wir unsere Probleme zunächst von der Sinnesorientierung her angehen. Was wir nur bemerken und registrieren, erfordert

* Im Amerikanischen »confluence« (wörtlich »zusammenfließen«), das in Deutschland sowohl mit »Verstrickung« als auch mit »Konfluenz«, gelegentlich auch mit »Verwischung« wiedergegeben wird.

keine auffällige Muskeltätigkeit unsererseits und lenkt nicht die Aufmerksamkeit anderer auf uns. Dagegen laufen wir bei den großen, sichtbaren Bewegungen in unserer Umwelt eher Gefahr, gedemütigt oder in Verlegenheit gebracht zu werden oder uns irgendeine Strafe zuzuziehen. Es ist daher leichter und vernünftiger, wenn wir uns zuerst um die Verbesserung unserer Orientierung bemühen. Sobald wir aber ein gewisses zuverlässiges Gewahrsein dessen haben, wo wir sind, können wir anfangen, die Muskeln zu regen und ohne allzu große Angst versuchen zu spüren, was wir in weiteren Handlungszusammenhängen tun.

Außerdem verfolgen wir so, wenn wir uns zuerst mit der Orientierung und dann mit dem Zugreifen beschäftigen, in der richtigen Reihenfolge die Schritte zurück, in denen sich die Symptome und Sperren entwickelt haben. Die übliche Entwicklung verläuft so, daß wir als Kind zuerst unsere sichtbaren Muskeltätigkeiten und Äußerungsformen unterbunden haben, wenn sie uns in der sozialen Umwelt zu viele Schwierigkeiten schufen. Nach und nach haben wir dann gar nicht mehr wahrgenommen, daß wir sie vorsätzlich unterdrückten. Mit anderen Worten, da ihre Unterdrückung chronisch war und keine Änderung der Situation in Aussicht stand, welche die Unterdrückung unnötig gemacht hätte, wurde die Unterdrückung in Verdrängung umgewandelt. Das heißt, sie wurde »unbewußt«, da sie unsere Aufmerksamkeit nicht länger in Anspruch nahm (wozu Veränderung und Entwicklung erforderlich sind). Dann, da die Hemmung der Muskeltätigkeiten auch die Sinne zu hemmen und unwirksam zu machen pflegt, verloren wir allmählich die Orientierung. In diesen Experimenten kehren wir den Prozeß um und schärfen unseren Sinn dafür, wo wir sind und was wir fühlen. Wenn der Orientierungssinn in gewissem Maße wiederhergestellt ist, können wir uns auch unserer Fähigkeiten neu vergewissern, umherzugehen, uns selbst und die Umwelt konstruktiv zu steuern.

Wir betonen, daß uns bei allen Tätigkeiten – ob beim Aufnehmen von Sinneseindrücken, beim Sicherinnern oder Sichbewegen – unsere blinden Flecken und Erstarrungen in gewisser Hinsicht gewärtig bleiben; sie sind nicht in einem völlig unzugänglichen »Unbewußten« vergraben. Notwendig ist es, dem Aspekt, dessen man gewahr ist, mehr Aufmerksamkeit und Interesse zu widmen, damit die verschwommene Figur Umrisse gewinnen kann, die sie klar von ihrem Grund abheben. Zumindest dessen können wir gewahr sein, *daß* ein blinder Fleck da ist, und wenn wir uns abwechselnd auf das uns Sichtbare oder Erinnerliche und auf die Muskeltätigkeiten konzentrieren, mit denen wir uns blind *machen,* so können wir die Sperren gegen das volle Gewahrsein allmählich abtragen.

Jeder gesunde Kontakt erfordert Gewahrsein (Wahrnehmung von Figur und Grund) und Erregung (Mobilisierung von mehr Energie). Umgekehrt erfordert jede Sperre immer von neuem Arbeit, um Kontakt zu verhindern. Diese Arbeit besteht eben darin, die eigene Orientierung so zu manipulieren – d. h. die Rezeptor-Funktionen einzuschränken oder zu verzerren –, daß sich kein Figur/Grund-Verhältnis bildet; und anstatt sich als zwei unterschiedene Teile des Feldes voneinander abzuheben, fließen nun, was Figur wäre, mit dem, was Grund wäre, ununterscheidbar zusammen. Mit anderen Worten, es kommt zu einer »Verwischung« oder *Verstrickung*, demjenigen Zustand, dem wir uns im gegenwärtigen Experiment zuwenden. Bilden sich nun Figur und Grund trotz aller Gegenbestrebungen dennoch heraus, so ist der Prozeß wie gewöhnlich von Erregung begleitet. Für die Verhinderung des Kontakts stiftet dies ein zusätzliches Problem: Da nicht beabsichtigt wird, die Erregungsenergie, wie es der natürliche nächste Schritt wäre, zur Herstellung und zum Durchleben des Kontakts einzusetzen, muß sie unterdrückt werden. Unterdrücken von Erregung führt zu jener *Atmungsschwierigkeit*, welche die *Angst* ist – ein Problem, das wir im nächsten Experiment behandeln werden.

Ein Wahrnehmungsakt und das wahrgenommene Objekt, eine Absicht und ihre Verwirklichung, ein Mensch und ein zweiter sind miteinander verstrickt, wenn keine Grenze zwischen ihnen zu erkennen ist, *wenn die Differenzen oder Andersartigkeiten, die sie voneinander abheben, nicht erkannt werden*. Ohne diese Umgrenztheit – den Eindruck, daß da *etwas anderes* ist, das ich bemerken, angehen, greifen oder genießen kann – können sich Figur und Grund nicht bilden und entwickeln, also gibt es kein Gewahrwerden, keine Erregung, keinen Kontakt! Ungesund ist die Konfluenz nur, wo sie als Mittel dient, Kontakt zu verhindern. Nachdem der Kontakt hergestellt und durchlebt worden ist, hat die Konfluenz einen ganz anderen Sinn. Am Ende jeder erfolgreichen Handlung – einer Handlung, die ohne Unterbrechung vollzogen werden kann – kommt es zum In-eins-Fließen der Energien oder der energiespendenden Stoffe. Wenn z. B. Nahrung mit Genuß gegessen, gekaut und geschluckt worden ist, ist man ihrer nicht mehr gewahr. Die Kontaktfunktionen haben ihre Arbeit getan. Was auch immer für neuartige Zubereitungskünste erforderlich gewesen sein mögen, um dieses besondere Nahrungsmittel verdaulich zu machen – wenn dies erledigt ist, kann die weitere Arbeit dem automatisch und unbeachtet funktionierenden Verdauungsapparat überlassen werden, der sich phylogenetisch entwickelt hat. Die in der Nahrung gespeicherte Energie wird der in den Geweben und Organen des Körpers bereits vorhandenen »assimiliert« – das heißt, »ähnlich gemacht«. Sie ist nicht mehr fremd und andersartig, sondern ist nun angeglichen. Es ist neue Kraft, die zu den Kräften des Organismus hinzukommt. Die Nahrung und der Organismus gehen ineinander über, d. h. die Grenze zwischen beiden ist verwischt.

Genauso verläuft der Erwerb neuen Wissens: Was neu ist, muß die Aufmerksamkeit dadurch auf sich ziehen, daß es anders ist als das, was man schon weiß, und es muß Interesse erwecken als etwas, das man annehmen oder abweisen oder teils annehmen, teils abweisen kann. Es ist eine Erweiterung dessen, was man schon weiß, oder es tritt an die Stelle von etwas anderem, das man bisher geglaubt hat. Um das Neue zu assimilieren, muß man es genau ansehen, probieren, ob es paßt, Änderungen daran vornehmen und in gewissem Maße Änderungen an sich selber vornehmen. So werden das schon Gewußte und das neue Wissen *einander assimiliert*. Der Horizont dessen, was man verstehen und was man tun kann, wird so erweitert. Wenn die Assimilation nicht bis zu Ende durchgeführt wird, so nimmt man das neue Wissen vielleicht nur versuchsweise als etwas an, das sich unter den und den Umständen möglicherweise anwenden ließe. Bei vollständiger Assimilation werden der Wissende und das Gewußte eins. Das Wissen wird auf eine Situation nicht »angewandt«, wie man Salbe auf eine Wunde streicht, sondern es gibt nur den wissend handelnden Menschen. Der Mensch und sein Wissen sind in einem gesunden Sinne miteinander »verschmolzen«.

Gerät eine voll assimilierte Denk- oder Handlungsweise aus beliebigen Gründen später in den Verdacht, unbrauchbar zu sein, oder empfiehlt sich etwas anderes als besser geeignet, so wird sie zum Problem, tritt wieder voll ins Gewahrsein, wird erneut durchgearbeitet und schließlich bestätigt, modifiziert oder durch das ersetzt, was sich als besser erwiesen hat. Nur wo man uns gesagt hat, »dies müßt ihr glauben«, wo wir gezwungen waren, einzusehen, »dies sollten wir tun« – mit anderen Worten, wo wir etwas nicht voll als *unser eigen* anerkannt und assimiliert haben – nur dort fühlen wir uns außerstande, das Frühere zu revidieren, auch wenn alle gegenwärtigen Umstände dies nahelegen. Zuviel Angst und Schuldgefühl würden geweckt, wenn wir so die Verstrickung mit den Autoritätsfiguren auflösten.

Pathologische Verstrickung liegt dort vor, wo die zuvor unterschiedenen und voneinander getrennten Teile eines Ganzen zusammengebracht und zusammengehalten werden, indem man sie vom weiteren Erleben isoliert. Dies »bindet die Energie« – fesselt die aktuelle und potentielle Tätigkeit – beider Teile auf solche Weise, daß sie für den Organismus keinen weiteren Nutzen mehr haben. Betrachten wir zum Beispiel die Struktur einer chronischen Hemmung. Angenommen, jemand hält sich vom Schluchzen ab, indem er vorsätzlich das Zwerchfell zusammenzieht, und dies wird habituell und unbewußt. Der Organismus geht nun zweier Handlungsmuster verlustig: Wer sein Verhalten in dieser Weise manipuliert, kann weder mehr schluchzen, noch kann er frei atmen. Unfähig zu schluchzen, überwindet er nie seine Trauer und wird nie damit fertig; er weiß nicht einmal mehr recht, über welchen Verlust er traurig ist. Die Neigung zu weinen und die Gegenspannung des Zwerchfells bilden eine einzige unbewegliche Front von Aktivität und Gegenaktivität, und dieser Stellungskrieg ist von der übrigen Persönlichkeit isoliert.

Aufgabe der Psychotherapie ist offenbar, die Grenzlinie wiederherzustellen –

das Gewahrsein, daß die Teile Teile sind, in unserem Beispiel zum einen das Weinen, zum andern die Zwerchfellspannung. Weinen ist ein organisches Bedürfnis des Menschen, der einen Verlust erlitten hat. Die aggressive Unterdrückung des Schluchzens – durch die Straffung des Zwerchfells – ist nur infolge unseres Verstricktseins mit dem Machtspruch der Autoritätsfiguren zu einem Bedürfnis geworden: »Große Jungen weinen doch nicht.« Um die Hemmung zu lösen, müssen die in der Verstrickung gebundenen Energien wieder in das Weinen und die Aggression gegen das Weinen differenziert werden. Der Konflikt muß unter den gegenwärtigen, günstigeren Umständen neu durchlebt und gelöst werden. Die Lösung muß beide Seiten des Konflikts umfassen, nicht bloß die eine. Die Trauer überwindet man, indem man sich ein für allemal ausweint. Die Aggression gegen das Weinen, die den natürlichen Lebensvorgängen zuwiderläuft, wird gegen die antibiologischen Autoritäten, also nach außen gekehrt.

Gewohnheiten, sofern sie nützlich sind, halten die Aufmerksamkeit für das Neue und Interessante frei. Es hätte gewiß keinen Sinn, größere Änderungen in seiner Alltagsroutine vorzunehmen, bloß um zu zeigen, daß man sich ändern kann. Viele Gewohnheiten haben sich jedoch nicht von selber entwickelt und werden nicht wegen ihrer Nützlichkeit beibehalten, sondern es sind Verstrikkungen mit jemandem, der sie uns beigebracht hat, mit irgendeinem Vorbild oder mit einer abstrakten Idee von Pflicht, Schicklichkeit oder Nutzen. Wir halten es für selbstverständlich, daß wir sie spontan angenommen haben, aber jeder Versuch, sie zu ändern, stößt auf Widerstände, die so stark sind, daß sie als unverkennbare Anzeichen einer ungesunden Verstrickung gelten können.

● Achte auf manche deiner Gewohnheiten: wie du dich kleidest, wie du dir die Zähne putzt, die Tür auf- oder zumachst oder dir ein Brot streichst. Wenn sie dir nicht so zweckmäßig vorkommen, wie sie sein könnten, oder wenn irgendeine andere Möglichkeit genauso gut zu sein scheint und außerdem den Vorteil der Abwechslung hat, dann versuch es anders zu machen. Was passiert nun? Macht es Spaß? Oder bemerkst du starken Widerstand? Wirft die Änderung in diesem einen Punkt deine ganze Routine in allem anderen um? Was geschieht, wenn du zusiehst, wie jemand etwas nicht so macht, wie du es machen würdest? Wirst du ärgerlich oder wütend, schon wenn er es nur ein bißchen anders macht als du?

Kurz nach dem Erwachen morgens schlüpfen wir in eine gewohnte Gefühlslage und in eine Folge von Handlungen, die einen großen Teil der uns zu Gebote stehenden Aufmerksamkeit und Energie neutralisieren.

● Kurz vor dem Aufstehen denk dir, du könntest einmal etwas anderes empfinden oder tun. Faß keine Entschlüsse, die du dann verbissen durchführst, sondern stell dir nur möglichst plastisch vor, wie du manche einfachen und leicht zu bewerkstelligenden Änderungen in deiner Tagesroutine vornimmst.

Menschen, die miteinander in ungesunder Verstrickung leben, haben *keinen persönlichen Kontakt* zueinander. Dies ist natürlich oft die Malaise der Ehe und der langen Freundschaft. Die Partner in solch verstrickten Beziehungen können sich nicht die kleinste Verschiedenheit der Meinungen oder Einstellungen erlauben. Wird eine Unstimmigkeit zwischen ihren Ansichten deutlich, so können sie sich darüber nicht auseinandersetzen, um echte Einigkeit oder gegenseitige Anerkennung im Uneinssein zu erzielen. Nein, sie müssen entweder die Verstrickung mit allen verfügbaren Mitteln wiederherstellen oder aber voreinander in die Isolierung flüchten. Im letzteren Falle wird es so sein, daß sie ihre üble Laune auslassen, teilnahmslos oder beleidigt sind oder auf irgendeine Weise die Mühe der Versöhnung dem anderen zuschieben; oder wenn sie daran verzweifeln, die Verstrickung wiederherstellen zu können, so wird das die Form annehmen, daß sie Feindschaft bekunden, den anderen übergehen oder vergessen oder sich auf andere Weise der Rücksicht ihm gegenüber entledigen.
Um die unterbrochene Verstrickung wiederherzustellen, versucht man, sich selbst an den anderen anzupassen oder den anderen an sich selbst. Im ersten Falle wird man zum Jasager, bemüht sich um Aussöhnung, ärgert sich über die kleinsten Divergenzen und braucht Beweise totalen Einverstandenseins; man verwischt die eigene Individualität, wird lieb und gut und sklavisch. Im anderen Falle, wenn man keinen Widerspruch ertragen kann, überredet man, schmeichelt, zwingt oder schüchtert ein.
Wo Menschen nicht ineinander verstrickt, sondern in Kontakt sind, respektieren sie nicht nur Meinungen, Geschmack und Pflichten des anderen wie ihre eigenen, sondern begrüßen sogar die Belebung und Spannung, die sich beim Austragen von Unstimmigkeiten ergeben. Verstrickung führt zu Routine und Stagnation, Kontakt zu Erregung und Wachstum.
Gewiß, in Ehen und alten Freundschaften gibt es auch eine gesunde Verstrikkung – was soviel bedeutet wie Sichersein, daß der andere so ist wie man selber. Aber diese Annahme muß wie jede vernünftige Gewohnheit ihre Berechtigung durch vielseitige Nützlichkeit beweisen, indem sie Befriedigung gewährt und Wachstum erleichtert.
Ein überaus wichtiger Fall von Konfluenz oder Verstrickung ist die unbewußte Identifizierung (die wir später noch eingehender als eine Introjektion erörtern werden). Jede soziale Solidarität beruht auf Identifizierungen mit Freunden, Berufsrollen, einer Partei, Sprache usw. Diese Identifizierungen machen das »Wir« aus, welches das »Ich« erweitert. Wie alles Assimilierte werden auch die Identifizierungen unbewußt, und vernünftig sind sie nur, wenn sie aus gegebenem Anlaß wieder bemerkt werden *können*, um neuerdings bekräftigt, modifiziert oder aufgehoben zu werden.

● Überleg dir zu möglichst vielen deiner persönlichen Züge – Sprache, Kleidung, allgemeines Verhalten –, von wem du sie durch Nachahmung übernommen hast. Von Freunden oder von Feinden? Wenn du den Zug billigst, empfindest du Dankbarkeit gegen den Urheber?

Zwischenmenschliche Verstrickungen sind ein Spezialfall der Trance oder Hypnose. Wir alle sind in dieser Hinsicht beeinflußbar, aber es liegt ein Schutz darin, wenn die Suggestion dem Gewahrsein zugänglich bleibt und wenn wir fähig sind, die emotionale Bindung an den anderen zu bewerten.

● Beobachte dich, wie du auf einen Film oder eine Theateraufführung reagierst. Beachte, wie du dich unwillkürlich mit den Hauptpersonen identifizierst. Mit welchen identifizierst du dich? Kommen Personen vor, mit denen dich zu identifizieren dir schwerfällt?

Die Fähigkeit, aus dem Publikum solche Identifizierungen auf sich zu ziehen, ist entscheidend dafür, ob es einem Kunstwerk gelingt, seine »Wirklichkeit«, d. h. seine Illusion von Wirklichkeit zu stiften. Die Beliebtheit des Werkes hängt weitgehend hiervon ab. Kunstwerke, die nur dies leisten, taugen jedoch nicht viel, denn es ist ein billiges Vergnügen (und keinesfalls eine Neuschöpfung), Emotionen durch die alten Kanäle zu spülen, seien es nun reale oder fiktive Emotionen. Das Kunstwerk lohnt deine Mühe nur, wenn es dich zu einer schwierigen Identifikation anleitet, einer Möglichkeit in dir, die anders ist als das, was du gemeinhin tust oder wünschst, einem weiteren Ausblick oder einer feineren Analyse. Da aus der Sicht des ernsthaften Künstlers Behandlungsweise, Stil und Technik von größter Bedeutung sind, ist außerdem zu bedenken, daß du diese nicht erfassen kannst, indem du dich einfach in die Charaktere vertiefst, sondern nur, indem du dich darauf konzentrierst, *wie* sie gestaltet werden. Wenn dir der Stil ebenso deutlich wird wie die Charaktere und die Handlung, dann identifizierst du dich mit dem Künstler und spürst deinerseits ein wenig von seiner Gestaltungsfreude.

Bevor wir mit unserer Erörterung der Konfluenz zum Abschluß kommen, möchten wir, daß du Schuldgefühl und Ärger als Symptome der unterbrochenen Konfluenz betrachtest. Wenn ein Verstrickungsverhältnis zwischen den Personen A und B unterbrochen wird, denkt A, daß entweder er selbst oder B die Unterbrechung bewirkt habe, d. h. schuld sei. Wenn er das Gefühl hat, er selbst sei es gewesen, so muß er gegen B Wiedergutmachung leisten, um die Konfluenz wiederherzustellen; betrachtet er jedoch B als den Schuldigen, so wird er verärgert sein und meinen, daß B ihm das entgelten müsse, was vieles heißen kann, von einer simplen Entschuldigung bis hin zum Erleiden einer Bestrafung.

Ziel dieser unschlüssigen Haltungen, in denen man sich selbst oder den Partner benörgelt – Schuldgefühl oder Ärger –, ist es, das gestörte Gleichgewicht der Konfluenz wiederzuerlangen und die unerträgliche Situation zu flicken. Vermieden wird in solchen Fällen *der wirkliche Kontakt mit dem anderen als Person*, ob dieser Kontakt nun die Form eines Wutausbruchs annimmt, einer großmütigen Geste des Verstehens und Verzeihens, ob man die Freude des anderen teilt, sich freimütig über sich selbst ausspricht oder eines von den vielen anderen Dingen tut, die möglich und angebracht sind, wenn nicht alle anderen Rücksichten sklavisch der Wiederherstellung des Status quo untergeordnet werden.

● Achte darauf, gegen wen du Schuldbewußtsein oder Ärger empfindest. Würde dieselbe Handlung dasselbe Gefühl in dir erwecken, wenn sie jemand anders ausführte? Nun überleg dir, was du sonst noch für Beziehungen zu diesem Menschen hast. Was hältst du alles für selbstverständlich, was ihm vielleicht nicht selbstverständlich ist? Möchtest du den Status quo ändern? Dann quäl dich nicht ab mit Sch ld oder Ärger, sondern überleg dir, wie du *die Kontaktzone vergrößern* kannst!

Die Schuldbewußten und die Ärgerlichen sind meist wie Kletten, sie kleben sich fest. (Wir kommen auf diesen Mechanismus noch anläßlich der Behandlung des Saugens, Beißens und Kauens in den Experimenten zur Introjektion zurück.) Diese Menschen fürchten, unrettbar verhungern zu müssen, wenn eine bestimmte Verstrickung durchschnitten wird, egal wie kontaktlos und wenig nahrhaft diese Gefühlsbindung in Wahrheit gewesen ist.
Viele Studenten betrachten die Aufforderung, auf ihre Gewohnheiten achtzugeben, als baren Unsinn; sie sind ganz sicher, mit verschiedenen Möglichkeiten experimentiert und dann die geeignetste und erwünschteste ausgewählt zu haben. Warum also sich die Mühe machen und etwas anderes als Alternativlösung probieren, was doch sicher nur Zeitverlust und Unbequemlichkeiten bedeutet? Mehrere weisen auf das tragische Schicksal des Tausendfüßlers hin, der anhielt, um sich zu überlegen, welchen Fuß er als nächsten vorsetzen müsse. Manche führten einige gewohnheitsmäßige Tätigkeiten in ungewohnter Weise durch, fanden, daß es möglich sei und daß sie somit nicht »Sklaven« einer Gewohnheit seien. Wieder andere gingen in ihren Meinungen weit auseinander; das reichte von dem Eingeständnis, daß schon kleine Änderungen ihrer Routine – z. B. beim Rasieren – störend waren, bis hin zu der betroffenen Einsicht, in manchen ganz gewöhnlichen Belangen um kein Jota vom Gewohnten abweichen zu können, ohne sich dabei merklich aufzuregen.
Einer stellte fest, er könne sich nur um den Preis etwas Neues in seinem Verhalten gestatten, daß er sich »vom Glück verlassen« fühle. Er entdeckte außerdem, daß seine Beziehungen zu anderen vielfach durch seinen Wunsch belastet waren, das Ausmaß seines Aberglaubens zu verbergen. In bezug auf einen »glückbringenden« Weg, den er jeden Tag geht, sagte er:
»Wenn jemand mit mir zusammen ist und einen anderen Weg gehen möchte, zwinge ich mich, mit ihm diesen Weg zu nehmen, denn er soll nicht wissen, daß ich so verrückt an gute und schlechte Vorbedeutungen glaube. Aber, obwohl

ich das auch schon wußte, wenn ich es tat – mit ihm seinen Weg gehen –, fühl ich mich elend und wütend auf mich selber, und bis heute war mir nie klar, daß ich ja auf den andern wütend bin und das Gefühl hab, er muß mir ganz schön dankbar sein, daß ich bereit bin, mit ihm zu gehen, wo ich doch insgeheim glaube, das bringt mir kein Glück.«

Manche sagen, sie könnten völlig gleichmütig zusehen, wie andere eine Sache auf gegenteilige Weise machten als sie selber. Andere spüren dann Ärger oder Angst. Wir zitieren ein paar Beispiele:

»Meine Frau bügelte mir ein Hemd, eine Sache, die ich oft auch schon selber gemacht habe. Aber wenn ich es mache, dann natürlich nicht mit soviel Sorgfalt und Geduld wie sie. Bei mir muß alles schnell gehen, und die Folge war, ich wurde sehr ärgerlich, als ich ihr eine Weile zusah, ein Gefühl, wie wenn *ich mich anstrengen* müßte, damit das Eisen sich schneller bewegte.«

»Ich bilde mir viel darauf ein, etwas vom Autofahren zu verstehen, aber ich bin darin sehr kritisch. Das hat mich ziemlich unduldsam gegen andere Fahrer gemacht, ob sie nun in meinem Wagen sitzen oder in ihrem eigenen. Ich werde wütend, wenn ein anderer Fahrer auf der Straße eine ›Regel‹ verletzt, an die ich mich halte, sogar dann, wenn der Verstoß keine Gefahr für mich oder jemand anders mit sich bringt. Meine Frau regt mich mächtig auf, wenn sie auch nur ein bißchen von der meiner Ansicht nach richtigen Fahrweise abweicht, z. B. wenn sie einen Sekundenbruchteil später aus einem niedrigen Gang hochschaltet, als ich es tun würde.«

»Mir wird allmählich klar, daß ich oft Angst verspüre, wenn sich mir eine alternative Handlungsweise anbietet.«

»Ich stehe unter so etwas wie einem Zwang, Türen zu schließen, die jemand offengelassen hat. Wenn ich mir vornehme, auf die Tür nicht zu achten, sitze ich gequält da, bis jemand sie zumacht. Ich habe versucht, mich nicht darum zu kümmern, aber es geht nicht. Die Unbequemlichkeit, aufzustehen und die Tür zu schließen, ist viel geringer, als darauf zu warten, daß es früher oder später jemand anders tut.«

»Mich stört es sehr, wenn Leute eine Sache anders machen als ich. Ich bin sicher, sie machen es verkehrt. Dieses Gefühl ist so stark, daß ich weggehen muß, um nicht mitansehen zu müssen, was sie machen, oder, wenn ich dableibe, dann kann ich nicht anders als ihnen sagen, wie sie es machen müssen – und manchmal nehme ich ihnen die Sache auch aus der Hand und mach es selber.«

»Ich stelle fest, ich bin ein Sklave meiner Vorstellung von Zweckmäßigkeit. Es ist eine lebenslange Gewohnheit von mir, alle meine notwendigen Handlungen in Systeme von Gewohnheiten einzuordnen (das Haar kämme ich mir vor dem Rasieren, damit keine Feuchtigkeit mehr auf mein Gesicht tropft, wenn ich erst Talkum draufgetan habe), wahrscheinlich, damit ich mehr Zeit für das ernst-

hafte Geschäft des ›Denkens‹ habe. Seitdem ich die Literatur über Psychotherapie studiere, ist mir natürlich der Mechanismus der zwanghaften Ordentlichkeit klargeworden, und ich hab es geschafft, eine ganze Menge Gewohnheiten, die zu unnützen Ritualen geworden waren, loszuwerden. In diesem Experiment habe ich versucht, meine Gewohnheiten selbst dann zu ändern (ansatzweise), wenn ich sie für die bestmöglichen hielt. Tatsächlich erregt das Angst. Wenn man sich klar ist, daß das neue Verfahren bloß ein Experiment ist und jederzeit wieder aufgegeben werden kann, so mildert das ein wenig das Unbehagen, aber mein ›Über-Ich‹ behelligt mein ›Ich‹ immer weiter, so lange, bis wir (ich) etwas unternehmen.
Wenn ich anderen zusehe, wie sie etwas tun, was ich selbst in einer bestimmten konventionellen Weise tue (der zweckmäßigsten Weise), so stört mich das in der Tat, sie liegen in meinen Augen einfach »schief«. Es fällt mir sehr schwer, mich da nicht einzumischen, selbst wenn mich ihr Tun nichts angeht und unerbetene Ratschläge übelgenommen würden. Gewöhnlich verschaffe ich mir Erleichterung, indem ich mir sage: ›Dummes Schwein, lohnt nicht, daß ich mich mit dem anlege!‹«

Manche fühlen sich keineswegs an eine feste Routine in ihrem täglichen Leben gebunden, sie berichteten vielmehr von dem »bedauerlichen« Mangel eines Mühe sparenden Regelschemas, um Routineangelegenheiten zu behandeln.
In bezug auf das Experiment, sich, während man noch im Bett liegt, etwas auszudenken, was man anders machen oder empfinden könnte, erklären manche, daß sie morgens beim ersten Aufwachen noch viel zu verschlafen seien, um derartiges zu tun; andere stellen fest, daß die ›scheinbar geringen Änderungen, die dabei herauskommen‹, einen merklichen Unterschied in ihrem Tagesablauf ausmachten.
»Jahrelang habe ich versucht, ein bißchen früher aus dem Bett zu kommen, damit es nicht immer diese ärgerliche Hetze gibt, um pünktlich zur Arbeit zu kommen. Letzte Woche lag ich eines Morgens da und, statt den Wecker abzustellen und noch ein Viertelstündchen weiterzudösen, stellte ich mir vor, wie das wäre, wenn ich auf diesen kleinen Luxus verzichtete. In der Gesamtzeit, die ich geschlafen hätte, würde es keinen merklichen Unterschied machen, dafür hätte ich dann die Chance, den Tag ohne Hast zu beginnen. Das Komische war nun, als ich die Sache von dieser Seite ansah, hatte ich nicht das Gefühl, ich müßte mich *zwingen*, aufzustehen, vielmehr *wollte* ich es. Die Folge war, ich fühle mich nicht so abgehetzt, bin den ganzen Morgen weniger kaputt und viel gelassener.«
Auf die Frage nach dem Verhältnis zu Film- oder Bühnenfiguren gaben die meisten zu, sich recht ausgiebig mit einem bestimmten Charakter zu identifizieren. Diejenigen, die sich mit dem Helden oder der Heldin identifizierten,

nahmen an, daß das alle täten; aber viele stellten sich auch lieber vor, sie wären das arme Würstchen oder der große Bonze, der Heilige oder die Sünderin, unabhängig davon, ob ihre Lieblingsrolle die des Helden oder der Heldin war oder nicht. Einer bekannte mutig: »Ich bin immer der Schuft – aber immer!« Abgesehen von einzelnen auffälligen Verhaltenselementen waren nur wenige dessen gewahr, daß sie Persönlichkeitsmerkmale anderer Personen kopiert hatten.
»Ein auffälliger Zug, von dem ich weiß, ich habe ihn meinem Vater nachgeahmt, ist der, daß ich der ›Besonnene‹ bin, derjenige, der anderer Leute Probleme löst, auf den seine Freunde sich verlassen, daß er die Dinge ins reine bringt. Mir ist dabei nicht recht wohl, denn ich glaube nicht, daß dieser Zug solide Gründe hat – d.h., ich hab einfach nicht soviel Verständnis für alle möglichen Probleme. Es macht mir zwar wirklich Spaß, guten Freunden zu helfen, wo ich kann – und so geht es auch meinem Vater –, aber ich weiß ihm keinen Dank dafür, daß er mich gelehrt hat, der ruhende Pol in jedermanns Ungelegenheiten zu sein.«
Im Zusammenhang mit Schuld und Ärger rief unser Vorschlag, die Kontaktzone zu vergrößern, einen Chor ungehaltener Fragen hervor, was das denn nun heißen solle. Manche berichteten aber auch, daß sie angefangen hätten, die Kontaktzone zu vergrößern.
»Neulich hatte ich ein bißchen Krach mit meiner Freundin. Diesmal ließ ich meinen Stolz beiseite und vergrößerte die Kontaktzone, indem ich ihr offen erklärte, was mich ärgerte. Sofort hörte sie auf, mich zu piesacken.«
Ein anderer teilt mit:
»Während der letzten dreißig Jahre hatte ich zu meinen Eltern ein gespanntes Verhältnis. Ich bin nicht gerne bei ihnen, und meist gelingt es mir, so unliebenswürdig zu sein, daß sie sicher an dem Zusammensein auch nicht viel Freude haben. Ich fühle gegen sie Ärger, hauptsächlich, weil ich glaube, sie sind zu streng gewesen. Wahrscheinlich hab ich auch Schuldgefühle, aber davon merke ich nichts.
Ob sie meine Animosität spüren, weiß ich nicht, aber ich nehme an, sie lieben mich immer noch, trotz meines rebellischen Benehmens. Ich achte sie, denn sie haben viele vortreffliche Eigenschaften. Ich habe zu ihnen noch nie über meine Gefühle gesprochen. Herrgott, ich glaube, das tu ich mal. Schlechter *kann* es ja dadurch nicht werden.
Wenn ich ausspreche, was ich gegen sie empfinde (und natürlich auch all die Dinge aufzähle, die ich an ihnen bewundere), dann wäre wohl das Schlimmste, was passieren könnte, daß ich den ›Krieg‹ offen erkläre, so daß er vernünftiger ausgetragen werden könnte. Und es *könnte* sogar sein, daß wir uns nachher besser verstehen und feststellen, wir haben doch mehr miteinander gemein, als ich jetzt glauben möchte. Es wäre doch einen Versuch wert.
Im Lichte dieser Experimente benehme ich mich gegenwärtig töricht, kindisch

und unangemessen. Ich hoffe, mein jetziger Enthusiasmus für dieses längst überfällige Projekt hält an, denn ausführen kann ich es erst in einem Monat, wenn ich die Alten wiedersehe.«

Experiment 11: Umwandeln von Angst in Spannung

Die Erleichterung von Schuld- und Angstgefühlen ist schon immer eines der Hauptziele von Psychotherapie gewesen. Schuld (und Ärger) haben wir als eine Folge des Verstricktseins behandelt. Schuldbewußtsein ist die selbst-bestrafende, rachsüchtige Haltung, die man zu sich selber einnimmt, wenn man sich für einen Riß in der Verstrickung verantwortlich fühlt; Ärger ist die Forderung, *der andere solle sich schuldig fühlen.* Beide sind Widerstände gegen Kontakt, Gewahrsein und Differenzierung; beide bedeuten Haftenbleiben am Objekt ohne Rücksicht auf die sonstige Erfahrung. Beide sind Elemente jeder Neurose. (Weitere Komplikationen des Schuldgefühls als Folge des »Gewissens« werden wir in den späteren Experimenten über die Projektion behandeln.)

Angst ist das neurotische Symptom par excellence. Sogar wenn der Betreffende sie selbst nicht spürt, weil sie verdrängt ist, wird sie doch jedem, der ein Auge dafür hat, in solchen Anzeichen wie Unruhe, erhöhtem Puls und Atembeschwerden erkennbar. Da den Therapeuten Angst als das Grundsymptom bei allen Patienten begegnet, haben sie *ad infinitum* über sie theoretisiert. Das Geburtstrauma, Ersticktwerden durch die große Brust der Mutter, Umwandlung der Libido, gehemmte Aggression oder der Todeswunsch – all dies und noch anderes ist dem einen oder anderen »Theorienmacher« als das zentrale Phänomen in der Angst erschienen. Im Hinblick auf bestimmte krasse Fälle ist vielleicht auch jede Theorie richtig, was diese jedoch alle gemeinsam haben, wurde übersehen. Es ist ein ganz einfacher psychosomatischer Vorgang: *Angst ist das Erlebnis der Atemnot bei jeder blockierten Erregung.* Es ist das Gefühl, mehr Luft in die Lungen bekommen zu wollen, die von Muskelkontraktionen des Brustkorbs immobilisiert werden.

Wir gebrauchen den Ausdruck »Erregung«, um die erhöhte Mobilisierung von Energie zu bezeichnen, die immer dann eintritt, wenn starkes Interesse und starker Kontakt bestehen, seien diese nun erotischer, aggressiver, schöpferischer oder sonstiger Natur. In der Erregung gibt es immer eine Aufwallung im metabolischen Prozeß der Oxydierung gespeicherter Nährstoffe – und daher ein dringendes Bedürfnis nach mehr Luft. Der gesunde Organismus reagiert ganz einfach mit einer Steigerung von Tempo und Umfang der Atemzüge.

Der Neurotiker dagegen versucht unweigerlich, die Erregung zu beherrschen – und seine wichtigste Methode dabei ist die, seine Atmung zu behindern. Er versucht, sich selbst und anderen die Illusion zu bereiten, er bleibe unberührt, ruhig, gefaßt und beherrscht. Anstatt spontan die Atmung zu vertiefen, sowohl das Aus- wie das Einatmen, versucht er absichtlich, so weiterzuatmen, wie es vor dem Eintreten der Erregung mit ihren beschleunigten Oxydations-Prozessen angemessen war. Dann verengt er unwillkürlich die Brust, um die Ausatmung zu erzwingen, die Lungen von Kohlendioxyd zu entleeren (einem Nebenprodukt der Oxydation) und ein Vakuum zu schaffen, in das frische Luft einströmen kann. Angst (von lat. *angustia*, Enge) tritt ein bei der unwillkürlichen Zusammenziehung der Brust. Sie entsteht in allen Situationen, ob neurotischen oder anderen Charakters, wo dem Organismus zuwenig Sauerstoff zugeführt wird. Sie ist als solche kein Symptom der Neurose, sondern tritt in der Neurose als eine Notstandsmaßnahme auf, hervorgerufen durch den Konflikt zwischen starker Erregung und besorgtem Ansichhalten.

Angst und Furcht müssen scharf unterschieden werden, doch ist die gewöhnlich empfundene Verbindung zwischen beiden leicht zu verstehen. Die Furcht gilt einem schreckenerregenden Objekt in der Umwelt, das entweder bewältigt oder gemieden werden muß. Angst dagegen ist ein innerorganisches Erleben ohne direkten Bezug auf äußere Objekte. Gewiß, die Erregung der Furcht bewirkt, wenn sie unterdrückt wird, Angst, aber dasselbe trifft auch auf jede andere unterdrückte Erregung zu. Es ist Tatsache, daß viele Situationen Furcht erregen, aber in unserer Gesellschaft möchte niemand als so »schwach« erscheinen, daß er seine Furcht verrät, indem er keucht oder nach Luft schnappt, und dies begründet den engen Zusammenhang von Furcht und Angst.

Auch eine angenehme Aussicht kann von Angst begleitet sein, z.B. sagen wir manchmal, wir seien in »atemraubender Spannung« oder Erwartung. Die Angst tritt ein, wenn wir die Erregung in den Grenzen des Schicklichen zu halten versuchen. Freud nannte dies die »Triebangst«, die durch übermäßige Kontrolle notwendiger Tätigkeiten des Organismus verursacht werde. Ein anderer häufiger Fall von furchtfreier Angst ist das Lampenfieber. Das Publikum muß ja nicht wirklich bekämpft oder gemieden werden, und es stellt keine echte Gefahr dar, es sei denn, daß es mit faulen Tomaten wirft. Der Schauspieler ist in erregter Stimmung, andernfalls wäre sein Spiel kalt und leblos. Ehe der Vorhang hochgeht, sieht man ihn oft, wie er ruhelos auf und ab geht. Obwohl das immer noch besser ist als stillzustehen, wäre es doch nützlicher, tief auszuatmen und dann nach Luft zu schnappen. Die zusätzliche Komplikation, die in dieser Situation durch die Befangenheit entsteht, wird später noch zu erörtern sein, im wesentlichen geht es beim Lampenfieber jedoch um die Besorgnis des Schauspielers, daß etwas schiefgehen könnte, daß er schlecht spielen und damit die Konfluenz zwischen sich selbst als dem wirklichen Schauspieler und seinem Ideal von sich selbst als jemandem, der das Publikum (sich selbst) nie enttäuscht, zerreißen könnte.

Obwohl jede Angst ihre besondere Qualität hat, die sich aus der Art der blokkierten Erregung bestimmt, ist Angst doch, wie wir schon sagten, von Furcht getönt. Da sexuelle und aggressive Erregung besonders gefährlich und strafbedroht sind, stört das furchtsame Beherrschen dieser Erregungen auf vielerlei Weise die normale Atmung. Um einen Wutausbruch oder zorniges Brüllen zu unterdrücken, hält man den Atem an. Dies hat den doppelten Zweck, der Erregung ihren Brennstoff, den Sauerstoff, zu sperren, und herunterzuschlucken, was zum Ausdruck käme, wenn man sich frei auszuatmen gestattete. Während der Masturbation oder des Geschlechtsakts kann man zwecks Verheimlichung oder aus Scham über die eigene »Vertiertheit« erregtes, geräuschvolles Atmen unterdrücken. Die pompöse Brust des Menschen, Symptom seines Bedürfnisses, einen kraftvollen Rumpf zur Schau zu stellen, faßt zu wenig Luft, denn aus Furcht, diese Fassade, hinter der sich nicht viel verbirgt, könne in sich zusammenfallen, hält man sie gestrafft. Auch bei künstlicher Konzentration und beim Anstarren bildet das Atemanhalten ein Mittel zur Unterdrückung der gefürchteten Ablenkung.

Dieses momentane Anhalten des Atems, das eintritt, wenn sich abrupt ein starker Reiz darbietet, hat nichts Pathologisches. Beobachtungen aus dem gesamten Tierreich zeigen, daß ein Organismus bei plötzlicher Gefahr in seinen sichtbaren Bewegungen, darunter auch der Atmung, innehält. Wo es der ungeteilten Aufmerksamkeit bedarf, um sich auf etwas Neues einzustellen, da ist es ganz so, als würden schon die Geräusche und das Gefühl der Muskelbewegungen beim Atmen als Ablenkungen empfunden. Wir versuchen diese Ablenkungen auszuschalten, indem wir flacher atmen oder für ein paar Sekunden die Atmung ganz aussetzen lassen. Pathologisch ist nur die beliebige Ausdehnung dieses Verhaltens über die Notstandssituation hinaus.

Atmen ist nicht nur Einatmen, es ist der gesamte Zyklus des Aus- und Einatmens. Unter normalen Umständen erfordert das Ausatmen keine Anstrengung, denn es ist einfach ein Gehenlassen, bei dem die Muskeln, welche die Rippen heben und das Zwerchfell senken, sich entspannen. Aber natürlich ist das Ausatmen ebenso wichtig wie das Einatmen, denn es reinigt und leert die Lungen, so daß frische Luft einströmen kann. Wieviel Luft ausgeatmet werden kann, hängt davon ab, wieviel eingeatmet worden ist, und Gesundheitsfanatiker pflegen sich im allgemeinen nur für die Phase des Einatmens zu interessieren. Wo Interesse, Erregung und eine sinnvolle körperliche Anstrengung vorliegen, regelt sich die Tiefe des Einatmens völlig befriedigend von selber, ohne daß künstliche Atemübungen nötig wären.

Obwohl unbehindertes Atmen die Angst zerstreut, kann der Neurotiker, der unter Angstzuständen leidet, dem Ratschlag, aus- und einzuatmen, einfach nicht folgen. Genau dies, nämlich atmen, kann er nicht, denn er hält gegen seine Atmung, ohne dessen gewahr zu sein und daher ohne es beherrschen zu können, ein System motorischer Spannungen aufrecht, so etwa die Straffung des

Zwerchfells gegen die Neigung, zu weinen oder Abscheu auszudrücken, die Straffung der Kehle gegen das Schreien, das Vorstrecken der Brust, um stattlich auszusehen, das Zurückhalten der Aggression in den Schultern und eine Reihe anderer Dinge, die wir im nächsten Kapitel behandeln werden. Der Neurotiker ist ganz und gar unfähig, vollständig und ungezwungen auszuatmen. Statt dessen kommt sein Atem in ungleichmäßigen Schüben heraus – als »Treppenatem« –, und er kann zum Halt kommen, wie wenn er gegen eine Wand gerannt wäre, lange bevor die Lungen gründlich entleert sind. Nachdem er auf die Wand gestoßen ist, preßt er vielleicht durch eine erzwungene Muskelkontraktion weitere Luft nach draußen, aber das ist künstlich und dauert nur so lange wie das vorsätzliche Tun.

Behandelt wird die Angst notwendigerweise indirekt. Man muß herausfinden, *welche* Erregungen man gegenwärtig nicht als eigene Erregungen anerkennen kann. Da sie spontan entstehen, müssen sie mit echten Bedürfnissen des Organismus verbunden sein. Es müssen Wege gefunden werden, wie diese Bedürfnisse ohne Gefährdung anderer F nktionen des Organismus befriedigt werden können. Wir müssen auch herausfinden, *wie*, durch welche besonderen Muskelkontraktionen, das volle Ausatmen unterbunden wird.

Wenn auch die Heilung der Angst, wie schon gesagt, auf Umwegen erfolgt und das Gewahrsein dessen erfordert, was in der Erregung zum Ausdruck käme, sowie die Überwindung der Widerstände gegen die Anerkennung der Erregung als eigener Erregung, so kann doch in jedem bekannten Fall von Angst eine partielle Erleichterung paradoxerweise dadurch erzielt werden, daß man die verengte Brust noch weiter anspannt, statt sich gegen die Spannung zu wehren. Mit anderen Worten, gib dem motorischen Impuls nach, den du spürst (aber füge keine anderen Impulse hinzu). Eine Grundlage für die tiefergreifende und dauerhaftere Befreiung von der Angst wird in den nächsten zwei Experimenten über muskuläre Konzentration und Entwicklung gegeben.

Wenn du angstanfällig und dessen auch gewahr bist, könntest du den eben gemachten Vorschlag für dich selbst ausprobieren. Ein Student bemerkt dazu folgendes:

»Ich habe während der letzten vier Monate einen milden Angstanfall erlebt. Es war beim Lernen für eine Prüfung in Physiologie. Je mehr ich arbeitete, desto weniger schien ich zu wissen. Bei der Prüfung durchzufallen, wäre für meine Selbstachtung unerträglich gewesen. Ich versuchte es mit dem Vorschlag, die Brust noch mehr zu straffen und dann auszuatmen. Es schien zu helfen. Zumindest konnte ich mich nun mit der Möglichkeit, die Prüfung nicht zu bestehen, abfinden. (Ich bestand sie schließlich.) Das Wichtigste war, daß ich in einer weiteren Perspektive denken konnte, nachdem ich die körperliche Spannung, nicht atmen zu können, gelockert hatte.«

»Nachdem ich das über die Angst gelesen hatte, versuchte ich meine Ängste, wenn sie bei späteren Gelegenheiten auftauchten, mit Hilfe der erwähnten Atemübungen zu zerstreuen. Durch freieres Aus- und Einatmen, Entspannung des Zwerchfells usw. konnte ich die durch die Angst entstandene Steifheit und halbe Paralyse aufheben und war daraufhin imstande, in der betreffenden Situation sehr viel unbehinderter zu denken und zu handeln (auch in anderen Situationen, denn die durch einen bestimmten Vorfall oder Reiz ausgelöste Angst schien sich über andere Vorfälle oder Reize hin auszudehnen und noch eine Zeitlang anzuhalten, wenn der auslösende Reiz schon entfernt worden war). Die Angst kehrte jedoch unabänderlich wieder, da nichts geschehen war, um den ursprünglich auslösenden Vorfall oder Reiz zu korrigieren.«

»Als ich die Ausführungen über die Angst las, war ich, so kann ich sagen, nicht sehr beeindruckt. Ich vergaß es ganz, bis ich ein paar Tage später zu einem Vorstellungsgespräch ging. Ich war sehr daran interessiert, daß dieses Gespräch gut ausging. In der Zeit, als man mich warten ließ, versuchte ich, eine Illustrierte zu lesen, aber als ich merkte, daß ich nicht wußte, was ich las, wurde mir klar, daß ich einfach die Symptome von Angst zeigte, die in dem Experiment beschrieben worden waren. Ich atmete rasch, aber sehr flach, und ich wurde mit jeder Minute aufgeregter.

Ich versuchte also, tief zu atmen. Zuerst war es sehr schwierig, weil ich mich richtig dagegen sträubte, den Atem zu verlangsamen und die Sache leichtzunehmen. Ich versuchte es jedoch immer weiter, und bald konnte ich fühlen, daß ich mich in den Griff bekam. Gleichzeitig merkte ich, daß die Ausbrüche von kaltem Schweiß am Hals und an den Armen aufhörten. Ich fühlte mich immer weniger wie ein Lamm, das auf die Schlachtbank kommt, und immer mehr wie jemand, der zu einem Gespräch mit einem Manne ging, der ja auch nicht weniger Mensch war als ich. Ich war richtig erstaunt zu entdecken, daß ich in einem solchen Fall, den ich zuvor als völlig außerhalb meiner Einflußmöglichkeiten angesehen hatte, doch etwas tun konnte.«

Manche haben völlig mißverstanden, was wir gesagt haben, das zeigt z. B. der folgende Kommentar: ». . . ich kann mir nicht vorstellen, daß tiefes Atmen die Lösung aller Angstprobleme ist.« Natürlich nicht! Wir haben die Atemtechnik in diesem Experiment mit der ausdrücklichen Feststellung eingeführt, dies sei keine Wunderheilung, sondern bloß ein Mittel, sich bei akuten Anfällen Erleichterung zu verschaffen, und dauernde Veränderungen in der Angstanfälligkeit seien abhängig von Veränderungen der Grundbedingungen – d. h. von der Freisetzung *blockierter Erregungen*.

»Die Atmung hängt mit der Angst zusammen, ohne Zweifel. Aber auch jetzt, während ich ein- und ausatme, fühle ich immer noch überwältigende Angst. Ich möchte weinen, kann aber nicht. Ich schnappe nur nach Luft und fühle mich ganz und gar starr. Meine Hände ballen sich und lösen sich wieder auf,

mein Unterkiefer ist steif, und ich zucke die Achseln und denke: »Da kann man nichts dran ändern; ich muß das Beste draus machen.‹ Ich kann alles nachfühlen in Eurer Beschreibung des Atmens, nur nicht, daß Ausatmen einfach die mühelose elastische Rückkehr der Rippen und Muskeln in den Ruhezustand vor dem Einatmen sein soll. Bei mir ist das Ausatmen ganz und gar nichts Müheloses. Es ist so, als ob ich den Atem gegen starken Widerstand eines Teils von mir ausstieße; er läuft aus in ein unterdrücktes Schluchzen. Komisch, das hatte ich vorher nie bemerkt. Jetzt versuche ich das zu übertreiben, und sehr zu meiner Überraschung bringt es tatsächlich Erleichterung, genau wie Ihr gesagt habt. Ich habe mich außerdem, wenn ich mich sehr aufgeregt fühle, gezwungen, ein- und auszuatmen, am liebsten im Freien, und ich habe festgestellt, das hilft auch.«
Manche ziehen es vor, ihre Erkundungen über das Atmen in Angst-Situationen auf der verbalen Ebene zu halten:
»Was diese Auffassung der Angst angeht, ist das Euer Ernst? Die Idee ist ganz pfiffig, aber ich versteh nicht genug von Physiologie, um das beurteilen zu können. Jedenfalls fände ich, da wären ein paar Daten nötig gewesen.«
Eine Reihe von Hinweisen auf die einschlägige physiologische Forschung könnten gegeben werden. Wir haben jedoch in diesem Buch nicht vor, alles, was zu diesem Thema bemerkenswert wäre, zu sagen, vor allem insofern es fachliche Ausführungen erfordern würde, die in unserem Zusammenhang unnötig wären. Statt dessen beschränken wir uns hier zumeist auf das für dich in deinem eigenen Erleben Nachvollziehbare. Was die gegenwärtige Frage angeht: Wenn du an dir selbst feststellst, daß tatsächlich Angst entsteht, wenn Erregung blokkiert wird, und umgekehrt, daß sie sich auflöst, wenn du die von dir selbst erzwungenen Atembeschränkungen aufhebst – was für bessere Daten kannst du da noch verlangen?

● Ob du gegenwärtig Angst spürst oder nicht, wir empfehlen, daß du anfängst, auf deine Atmung zu achten. Denk daran, daß sich das Wort »Psychologie« von einem griechischen Wort herleitet, das später erst die Bedeutung von »Seele« erlangte, nachdem es ursprünglich den »Lebensodem« bezeichnet hatte. Zuerst wird es für dich einfacher sein, auf die Atmung anderer Leute zu achten: Tempo, Tiefe, Unregelmäßigkeiten und Stockungen; Gähnen, Keuch- und Pfeifgeräusche, Seufzen, Hüsteln, Schlucken, Schnüffeln, Niesen usw. Dann sieh zu, ob du in deiner eigenen Atmung die Teile dieses komplizierten Vorgangs unterscheiden kannst. Kannst du spüren, wie die Luft dir durch Nase, Kehle und Hals hinunter in die Bronchien fließt? Spürst du, wie deine Rippen sich spreizen, wenn du einatmest, wie sich der Rücken streckt, wie du mehr Raum einnimmst, wenn sich deine Brust dehnt? Spürst du, wie das Ausatmen einfach die mühelose, elastische Rückkehr der Rippen und Muskeln in den Ruhezustand vor dem Einatmen ist?

Gähnen und Sichrecken hängen gewöhnlich mit Schläfrigkeit zusammen. Wir gähnen und strecken uns morgens, wenn wir noch nicht ganz aufgewacht, oder nachts, wenn wir müde und beim Einschlafen sind. Sofern sie nicht im Namen der guten Manieren unterdrückt werden, kommen Gähnen und Sichrecken spontan auch bei vielen anderen Gelegenheiten vor, zum Beispiel, wenn wir uns langweilen, aber glauben, dennoch aufpassen zu müssen, oder wenn wir im Gegenteil angespannt wachsam sind, während wir etwa auf den Anfang einer Prüfung warten, kurz vor einer Verabredung oder kurz bevor der Schauspieler auf die Bühne geht. Allen diesen Beispielen ist dies eine gemeinsam: Der Organismus hat ein Bedürfnis, sich geschmeidig zu machen und die vorhandene Situation zu verändern.

Wenn du Gähnen und Sichrecken in üppigster Schönheit sehen willst, dann sieh einer Katze zu, die gerade aus ihrer Siesta erwacht ist. Sie spannt den Rükken, streckt Beine und Pfoten so weit es geht längs von sich, senkt das Kinn und pumpt sich die ganze Zeit über voll Luft. Wenn sie einmal so weit angeschwollen ist, daß sie ihr Höchstmaß an Raum einnimmt, läßt sie sich langsam wieder zusammenfallen – und nun ist sie bereit zu neuen Taten.

Das morgendliche Gähnen und Sichrecken stellt die Funktionsspannung in den während des Schlafes erschlafften Muskeln wieder her. Bei allen anderen Gelegenheiten sind dieses kräftige Sichaufplustern und anschließende Zusammensinken anscheinend ein spontaner Versuch des Organismus, aus der Beengung, etwas vorsätzlich zurückhalten zu müssen, auszubrechen. Abends gähnt man nicht lange, wenn man ohne Verzögerung ins Bett kriechen kann. Nur wenn man sich verpflichtet fühlt, wach zu bleiben, obwohl man schlafengehen möchte, wird man immer wieder vom Gähnen befallen.

Langeweile ist ein Zustand des Aufschubs. In Situationen, wo man nach der Uhr sieht, weiß man, daß die Langeweile verschwinden wird, sobald man frei ist und dem nachgehen kann, was man interessanter findet. In einer Situation, wo man scheinbar frei ist, sich aber sagt: »Ich weiß nicht, was ich mit mir anfangen soll«, da sperrt man die eigenen Bedürfnisse vom Zutritt zum Gewahrsein aus. Wer auf den Beginn einer Prüfung oder auf das Stichwort für seinen Bühnenauftritt wartet, ist schon aufgeregt, muß aber noch das Anfangssignal abwarten.

Dies alles sind Situationen unterdrückter Erregung. Die Unterdrückung geschieht, indem man die Muskeln zusammenzieht, flach atmet und so den Organismus immobilisiert. Um diese Beengung aufzuheben oder zumindest zu mildern, hat der Organismus die spontane und gesunde Neigung, zu gähnen und sich zu strecken. Auch dies ist unterdrückt worden, unter dem Zwang jener, die zu Recht oder Unrecht annahmen, daß, *wer auch immer* so handle, damit andeute, daß *sie* ihn langweilten! Wer aber in »anständiger Gesellschaft« an diesem Grundsatz der guten Erziehung festzuhalten vorzieht, kann es sich zumindest bei anderen Gelegenheiten zur Gewohnheit machen, unentwegt nach Lust und Laune seines Organismus zu gähnen und sich zu recken.

● Gewöhn dir an, oft zu gähnen und dich zu recken. Nimm die Katze zum Vorbild. Wenn du zum Gähnen ansetzt, laß das Kinn herunter, als wolltest du es herabfallen lassen. Zieh die frische Luft ein, als müßtest du nicht nur die Lungen vollsaugen, sondern den ganzen Körper. Nimm die Arme im Ellbogen gebeugt hoch und zieh die Schultern zurück so weit es geht. Auf dem Höhepunkt, wenn du ganz gestreckt und voller Luft bist, gib nach und laß die aufgebauten Spannungen in sich zusammenfallen.

II

Zugriff

5
Die veränderte Situation

Alle unsere bisherigen Experimente beschäftigten sich mit dem Gewahrwerden von Grundprozessen des integrierten menschlichen Organismus. Was wir dort gesagt haben, gilt für jedermann. Jetzt kommen wir zu Experimenten, die sich mit Prozessen beschäftigen, die chronisch nur bei gestörter Arbeitsweise des Organismus auftreten. Sie sind »abnorm«. Wo sie im Verhalten eines Menschen überwiegen, da sind wir berechtigt, ihn einen »Neurotiker« oder »Psychotiker« zu nennen. Angesichts bestimmter Formen der Erziehung und bestimmter Lebenssituationen (die in unterschiedlichem Maße jedem Menschen begegnet sind), sind sie jedoch *unvermeidlich*.

Das heißt nicht, da sie so üblich sind, brauchten wir uns um sie nicht zu kümmern. Jene Verfasser von Lehrbüchern der klinischen Psychologie, die scharf zwischen dem »Normalen« und dem »Abnormen« trennen – sie sind nun endlich beinah ausgestorben –, geben damit nur ihr Verstricktsein mit den »Autoritäten« zu erkennen, deren Vorstellung vom Normalen so armselig ist, daß es mit dem »Anständigen« gleichbedeutend wird.

Es herrscht heute eine nahezu allgemeine Übereinstimmung, daß jeder Mensch in unserer Gesellschaft seine »neurotischen Tendenzen«, seine »ungelösten Konflikte« oder seine »Fehlanpassungen« habe. Nicht im Hinblick auf die Allgegenwärtigkeit der Neurose sind die Informierten geteilter Meinung, sondern im Hinblick auf die Frage, was wir daran tun können oder tun sollten. Der orthodoxe Freudianer, der sich streng an die von seinem Meister im *Unbehagen in der Kultur* erlassenen Richtlinien hält, findet sich damit ab, daß Verdrängung der Preis sei, den wir für die Kultur entrichten müssen. Andere, die auf lange Sicht optimistischer sind, sehen gleichwohl nichts Verheißungsvolleres voraus als viele Generationen langsamer Besserung. Da es an therapeutischen Techniken fehlt, die in weitem Umfang anwendbar wären, und an Methoden sozialer Prophylaxe, die mehr leisteten als den Tropfen auf dem heißen Stein, behelfen sich diese »Optimisten« mit sprachlichen Verharmlosungen, aus Furcht, über Gebühr schwarzseherisch zu erscheinen und Unruhe zu stiften. Gäbe es ein erprobtes Heilmittel, das sich massenhaft anwenden ließe, so dürfen wir sicher sein, daß sie sich über den epidemischen Charakter des Leidens offener aussprechen würden.

Wieder andere, die voll messianischen Feuers sind – und auch diesem Buch wird es nicht erspart bleiben, hier eingeordnet zu werden –, entdecken von Zeit

zu Zeit irgendein ganz einfaches Wundermittel und sagen: »Tut dies, und die Welt ist errettet!«
Ein Hauptproblem für alle Formen von Psychotherapie ist, *wie sie den Patienten motivieren können zu tun, was getan werden muß*. Er muß zu seinen »unerledigten Geschäften« zurück, die er in der Vergangenheit liegengelassen hat, weil sie so mühselig waren, daß er flüchten mußte. Jetzt, wenn man ihn ermutigt, zurückzugehen und die Sache zu erledigen, ist diese immer noch mühselig; sein Elend wird ihm von neuem gegenwärtig, und, auf kurze Sicht, müßte er dies immer noch vermeiden. Wie soll man ihn bei der Stange halten – letztlich, wie soll er sich selber bei der Stange halten –, wo es doch so viel an Unangenehmem dabei zu durchleben gilt?
Für die meisten Menschen gibt es auf diese Frage heute keine positive Antwort. Viele, vielleicht eine Mehrheit, glauben, sie hätten keine Sorgen, wenn die Welt sie nur gerecht behandeln würde. Eine kleinere Anzahl sieht zumindest zeitweise vage ein, daß man selbst teilweise für die Übel, unter denen man leidet, verantwortlich ist, aber es fehlt einem an Techniken, diese zu bewältigen, abgesehen von den fadenscheinigen alten Vorsätzen, »sich zu bessern«, oder moralischen Maximen. Oder man verschiebt seine Probleme von ihrem echten Ort an einen fiktiven, wo man viel Geschäftigkeit zur Schau tragen und zumindest Dampf ablassen kann. Sehr wenige wenden sich mit ihren Nöten an einen »Fachmann«, in der Hoffnung, daß der die Zauberformel wissen und ihnen die inneren Teufel austreiben werde.
Von denjenigen, die eine Behandlung anfangen, halten die meisten nicht durch. Ihre Fälle enden nicht mit der Entlassung durch den Therapeuten, sie beenden sie selber. Wenn der erste Therapeut den Zauber vermissen läßt, versuchen es viele mit einem zweiten, dann noch einem und noch einem. Unter den unzähligen Formen, in denen sich die Unzufriedenheit mit dem Therapeuten ausdrükken kann, besteht eine sehr verbreitete darin zu sagen, »der versteht meinen Fall nicht«. Vielleicht versteht er ihn wirklich nicht, und vielleicht ist es richtig, zu einem andern zu gehen. Aber die meisten Patienten, womöglich alle, möchten in gewissem Maße dem Therapeuten vorschreiben, wie er sie heilen solle – davon, daß sie bereit wären zu leiden, ist in diesen Vorschriften nicht die Rede!
Bei chirurgischen und pharmakologischen Formen der medizinischen Behandlung kann der Patient völlig passiv bleiben, und er tut gut daran. Er erhält ein Betäubungsmittel und wacht auf, wenn die Operation vorbei ist. Die Vorstellung, daß die Behandlung am passiven Patienten vorzunehmen sei, wird in zunehmendem Maß verallgemeinert zu Vorstellungen, wie es möglich sein könnte, auch eine Neurose auf diese Weise zu heilen. Diese letztere jedoch ist keine »organische«, sondern eine »funktionale« Störung. Auch wenn der Patient

nicht so naiv ist, anzunehmen, seine Symptome könnten geradezu auf chirurgischem Wege entfernt werden, so hat er wahrscheinlich doch ein Gefühl, von seiner Seite müßte wenig mehr erforderlich sein, als daß er den Körper herbeibringt. Wenn er erst einmal da ist, müßte der Arzt – vielleicht vermittels einer Hypnose – doch imstande sein, ihn wieder zurechtzubiegen.

Da nun aber der Patient selber sein Verhalten ändern und so eigentlich sich selber heilen muß, rufen alle Methoden der Psychotherapie Reaktionen hervor, die im Fachjargon die »Enttäuschungsreaktionen« heißen. Diese rühren meist von der sich nach einiger Zeit aufdrängenden Einsicht her, daß der Therapeut tatsächlich Schwerarbeit und Ertragen von Unlust von einem verlangt, während man sich doch seinen Therapeuten, ohne sich darüber ganz im klaren zu sein, vielleicht in der Hoffnung ausgesucht hat, bei ihm genau das Gegenteil zu finden, nämlich einen besseren Weg, Arbeit und Unlust zu vermeiden. Wenn man feststellt, daß die Therapie in konzentrierter Form das bietet, was man doch loswerden wollte, so erscheint das so absurd, als wollte man die Krankheit zur Therapie erklären.

Im glücklichsten Falle geschieht dies: Ehe der Patient noch zu einer Enttäuschungsreaktion kommt, die stark genug wäre, ihn die Behandlung abbrechen zu lassen, erfährt er, daß seine Schwerarbeit keine sinnlose Schinderei ist. In wie weitem Abstand sie auch zunächst von dem bleiben mag, was er für dringlich hält und womit man seiner Meinung nach anfangen müßte, allmählich gewinnt er Orientierung und Perspektive. Er gelangt dahin, die einzelnen Symptome als bloße Oberflächenaspekte eines allgemeineren und komplizierteren Systems von Funktionsstörungen anzusehen, das unter ihnen liegt und sie trägt. Obwohl nun die Arbeit noch größer aussieht und obwohl offenkundig wird, daß sie länger dauern wird als ursprünglich angenommen, erscheint sie allmählich als sinnvoll.

Ähnlich lernt er einzusehen, daß das Leiden, das ihm bereitet wird, kein sinnloses, unnötiges Leiden ist. Die handfeste Weisheit des Ratschlags geht ihm auf, wieder aufs Pferd zu steigen, wenn es einen abgeworfen hat, und es diesmal mit mehr Erfolg zu lenken. Die Situation des Patienten ist insofern anders, als er sich an sein spezielles Pferd lange Zeit, vielleicht über Jahre oder gar über den größten Teil seines Lebens hin nicht mehr herangewagt hat. Dennoch, wenn zum gesunden Leben erforderlich ist, daß er reiten und ein bestimmtes Pferd, das ihn in der Vergangenheit abgeworfen hat, zähmen lernt, dann ist die einzige Möglichkeit die, sich an das Pferd heranzumachen und früher oder später in den Sattel zu steigen.

Obwohl der Therapeut den Patienten immer wieder zu dem zurückführt, was er vermeiden möchte, ist er doch meist rücksichtsvoller und milder gegen ihn als der Patient gegen sich selbst oder als seine Freunde und Verwandten. Deren Einstellung ist fordernd: Er soll sich aufrappeln, Schluß machen mit seiner

Selbstbespiegelung und seine Hürde nehmen, was immer das sei, in einem blinden, zwanghaften Ansturm. Der Therapeut dagegen ist an der Vermeidung als solcher zumindest ebensosehr interessiert wie an dem Vermiedenen. Wie immer es oberflächlich besehen erscheinen mag: Wo eine Vermeidungshaltung ist, da hat sie auch einen guten und zureichenden Grund. Die Aufgabe besteht darin, diese Gründe herauszufinden und sie sich ganz zu vergegenwärtigen. Dies nennt man die »Analyse der Widerstände«. Wie der Patient diese Gründe erlebt und ausspricht, darin werden sich im Fortgang der Therapie vielleicht dramatische Änderungen ergeben. Mit der Veränderung, nicht nur in seiner Art zu reden, sondern auch in seinem Selbstgefühl und im Erleben seiner Probleme, kann er immer neue Annäherungen an das Vermiedene unternehmen, sobald er die Initiative und Kraft dazu in sich verspürt, bis er seine neurotischen Schwierigkeiten ein für allemal behoben hat.

Den Patienten zur Fortsetzung der Therapie zu motivieren, ist gewöhnlich zu Anfang nicht besonders schwierig. Dies ist die Zeit der sogenannten »Flitterwochen«, wenn der Patient noch ganz von der Befriedigung erfüllt ist, sich nun nach einer Zwischenzeit des Schwankens zu einem Anfang durchgerungen zu haben; wenn er meint, einen fabelhaften Therapeuten zu haben, und von sich selber überzeugt ist, daß er der gescheiteste, am schnellsten vorankommende, kurz, der bemerkenswerteste Patient sei, den der Therapeut je gehabt habe, und daß er nun unaufhaltsam zu jener strahlenden, unnachahmlichen Persönlichkeit aufblühen werde, von der er schon immer gewußt hat, daß sie in ihm stecke.

Erst wenn die »Flitterwochen« vorüber sind, wird das Motivationsproblem kritisch. Da hat er sich nun solche Mühe gegeben, ist so kooperationswillig gewesen, der wahre Musterpatient, und doch – na, es ist wenig dabei herausgekommen. Der Glanz ist hin und der Weg noch lang. In der Freudschen Analyse wird dies wahrscheinlich die Zeit der »negativen Übertragung«. Es hat sich gezeigt, daß der Therapeut, der zuerst so allwissend und allmächtig zu sein schien, auch nur mit Wasser kocht. Alles, was er weiß, ist immer nur noch mehr von demselben Zeug, und dies wird langweilig. In den glücklichen Fällen kommt diese Unzufriedenheit mit dem Therapeuten zum Ausbruch, in Vorwürfen, geringschätzigem Spott oder gar bitteren Anschuldigungen. Wo es dazu kommt, sorgt es gewöhnlich dafür, daß die Luft rein wird und die Behandlung für längere Dauer auf direkten Kurs gehen kann; wo nicht – wenn der Patient zu »höflich«, »rücksichtsvoll« oder »verständnisvoll« ist –, da bleibt die Behandlung wahrscheinlich in unausgesprochener Verärgerung stecken und wird vom Patienten beendet.

Meistens werden die Fortschritte des Patienten in der Therapie von den Menschen, mit denen er im täglichen Leben zu tun hat, nicht begünstigt oder unterstützt. Es kann natürlich sein, daß er das Glück hat, Freunde und Bekannte um sich zu sehen, die selbst aus einer Therapie Gewinn gezogen haben; in diesem Falle wird es nicht so schwer für ihn sein, sich den Glauben an den Wert einer Fortsetzung zu erhalten. Wenn er dagegen mit Angehörigen zusammenlebt, die sein Tun als etwas auffassen, das ihre gesamten Familienverhältnisse in ein schlechtes Licht bringt, die eine »Schwäche« darin sehen, wegen etwas »Psychischem« behandelt zu werden, oder die es, je mehr Fortschritte er macht, immer schwieriger finden, ihn zu beherrschen, auszubeuten, zu verzärteln oder anderweitig in neurotischer Verstrickung zu halten, dann wird er gegen offene oder verhüllte Drohungen ankämpfen müssen, die darauf hinzielen, daß er aufhören und von seiner »Verrücktheit« ablassen solle. Viele Patienten erliegen so der emotionalen Erpressung, die ihre »normalen« Gefährten gegen sie ausüben. Seitdem die Wirksamkeit von Psychotherapie immer allgemeiner anerkannt wird, hat sich diese Situation etwas gebessert. Dennoch, auch jemand, der verbal begriffen hat, worum es bei Psychotherapie geht, und der auch ihre Theorie in vereinfachter Form kennt, so daß er nicht zögert, aus sicherer Entfernung ein Lippenbekenntnis zu ihr abzugeben – wenn sie ihm so nahe tritt, daß sie sein eigenes Leben berührt (z.B. durch die erzwungene Veränderung im Verhältnis zu einem Freund oder Verwandten, der sich in Therapie befindet, oder durch die wachsende »Versuchung«, es selber auszuprobieren), so *muß* er, in dem Maße, wie er neurotisch ist, dagegen ankämpfen, *denn Psychotherapie ist ein Angriff auf den neurotischen Lebensstil!* Der Widerstand des Neurotikers gegen die Psychotherapie, ob er nun selber Patient ist oder nur jemand, der dazu eine Meinung hat, macht seine Gegen-Aggression gegen die Psychotherapie aus. Er fühlt sich durch sie bedroht. Und *als Neurotiker* ist er das auch! Was wäre natürlicher und – unter bestimmten Vorbehalten – auch gesünder, als daß er sich wehrte?

Bei all dem, was wir eben gesagt haben, ging es um normale Psychotherapie, d.h. die Situation, in der Patient und Therapeut einander von Angesicht zu Angesicht gegenübersitzen. Wie stehen die Dinge nun aber im Hinblick auf deine Fortsetzung der Arbeit an diesen Experimenten? Sie bieten dir Instruktionen, mit denen, wenn man sie konsequent ausführt, die Crux dessen, was in der normalen Therapie vor sich geht, vom Einzelnen nachvollzogen werden kann. Aber es ist schwer, weiterzumachen!

Vielleicht hast du schon bei der bisherigen Arbeit zur Orientierung des Selbst starke Widerstände gegen die Fortsetzung in dir bloßgelegt. Sei versichert, daß dir bei den bevorstehenden Experimenten noch stärkere Bedenken kommen werden, denn dabei mußt du noch einen Schritt weiter gehen und entscheidende Änderungen in deiner Lebenssituation vornehmen.

Wie du bereits festgestellt haben wirst, führt dich diese Arbeit zu der Entdekkung hin, daß der menschliche Organismus auf eine Weise tätig ist, die mit den herkömmlichen Auffassungen über die menschliche Natur nicht überein-

stimmt. Diese traditionsgestützten Meinungen jedoch sind uns allen so tief anerzogen worden und so sehr mit dem Gefühl moralischer Richtigkeit besetzt, daß ihre Änderung selbst dann, wenn uns eigene Erfahrung von deren Notwendigkeit überzeugt, als falsch und verdammenswert erscheint.
In der bevorstehenden Arbeit wird es Zeiten geben, wo dein Zorn, wenn du ihn durchbrechen läßt, sich gegen uns richten wird, weil wir dir Gefühle und Phantasien unterstellen, die dir nach den Normen deines ganzen bisherigen Lebens in bezug auf das, was sich gehört, verachtenswert erscheinen werden. In solchen Augenblicken wirst du versucht sein, die Experimente voller Abscheu beiseite zu werfen – und wenn du das tust, so kann gewiß niemand sagen, daß das nicht dein Recht wäre. Wenn dagegen der gelegentliche Eindruck, wir seien »gefährliche Spinner«, dich nicht zu einem solchermaßen summarischen Abbruch unserer Beziehung veranlaßt, so sind wir sicher, daß du früher oder später zu einem positiveren Urteil gelangen wirst, denn du wirst dann neue Werte erworben haben, ohne irgendeinen von den alten, sofern er dir wirklich wichtig ist, eingebüßt zu haben.
In den Augenblicken, wo dich die Wut auf uns packt, wäre es das Beste, wenn du sie uns direkt ins Gesicht sagen könntest. Da das nun einmal nicht zu machen ist, ist es das Zweitbeste, wenn du sie in schriftlicher Form über den Verlag an uns ausläßt. Solltest du dazu »zu höflich« sein, schreib den Brief trotzdem, auch wenn du ihn später in den Papierkorb wirfst. Was du auch tust, versuch jedenfalls, deine Wut loszuwerden!
Für jede Unannehmlichkeit, die du etwa bei der Ausführung dieser Experimente erleben könntest, sind wir persönlich insofern verantwortlich, als wir dir die Experimente empfohlen und damit einen Aggressionsakt gegen deinen derzeitigen Status quo und alle Annehmlichkeiten verüben, die er dir möglicherweise bietet. Daß wir dabei »in der besten Absicht« und »in deinem eigenen Interesse« handeln, versteht sich. Von einem wohlbekannten Weg heißt es, er sei mit guten Absichten gepflastert, und zudringliche Leute, die behaupten, nur dein Bestes zu wollen, sind dir auch schon zur Genüge begegnet.
In den folgenden Experimenten stützen wir uns auf eine Annahme über Verhalten, die sich in Kürze so formulieren läßt: Verschiedene Erregungen, die mit Lust, Aggression oder Schmerz getönt sind, spenden dem Organismus Energie, in seiner Umwelt Kontakte aufzunehmen und schöpferische Anpassungen zu leisten. Es sind Gefühl und Kontakt, die den Organismus wachsen und seine Grenzen sich erweitern lassen. Jeder neurotische Mechanismus ist Unterbindung einer Form von Erregung – er verhindert ihre weitere Entwicklung. Wie schon erklärt, ist Angst die Folge einer solchen Unterbindung. Anstatt sich auf das Risiko des neuen, unbekannten Kontakts einzulassen, zieht sich der Neurotiker in eine kontaktlose (nicht gewahrte) Verstrickung in seine »sichere« gewohnte Lebensweise zurück.

Drei wichtige Mechanismen, mit denen wir uns beschäftigen werden, sind Retroflexion, Introjektion und Projektion. Diese könnte man als bestimmend für drei verschiedene Typen von »neurotischen Charakteren« ansehen, denn sie nehmen ihren Anfang in verschiedenen Lebenserfahrungen und sind in verschiedenen physiologischen Funktionen verwurzelt. Auch wenn einer dieser Mechanismen in uns die Vorherrschaft über die anderen hat, benutzen wir alle doch jeden von ihnen. Da wir hier nach einem Allroundverfahren vorgehen, ist es nicht sinnvoll, wenn du dich hypochondrisch mit Fragen quälst, ob du nun ein »retroflektiver«, »introjektiver« oder »projektiver Typ« bist, denn wenn du *alle* diese abstrakten Möglichkeiten der Umwelt, des Empfindens, des Körpers, der Gefühle, der Sprache und der verschiedenen charakteristischen Widerstände durchgehst, dann wirst du, welches auch immer deine »Diagnose« im besonderen sein mag, Zonen integrierten Verhaltens entwickeln, die anschließend eine noch weitergehende Integration erleichtern.

Experiment 12: Untersuchung fehlgeleiteten Verhaltens

6

Retroflexion

»Retroflexion« bedeutet wörtlich »scharfe Rückwendung«. Wenn wir sagen, daß jemand Verhalten »retroflektiert«, so heißt das, er tut sich selbst an, was er ursprünglich anderen Personen oder Dingen angetan hat oder antun wollte. Er hört auf, seine Energien nach außen zu lenken, um Veränderungen in seiner Umwelt zu bewerkstelligen, die seinen Bedürfnissen gemäß wären; statt dessen kehrt er sein Tun nach innen und *macht sich selbst anstelle der Umwelt zum Ziel seines Verhaltens.* Dabei spaltet er die eigene Persönlichkeit in einen »Handelnden« und einen »Behandelten« auf.
Warum hat er nicht so weitergemacht, wie er angefangen hatte, nämlich sich nach außen, sich der Umwelt zugewandt? Weil er auf eine Gegnerschaft gestoßen ist, die zu jener Zeit für ihn unüberwindlich war. Die Umwelt – zumeist andere Menschen – begegnete seinen Bestrebungen, seine Bedürfnisse zu befriedigen, mit Feindschaft. Man frustrierte und bestrafte ihn. Es war ein ungleicher Kampf, den er, damals ein Kind, mit Sicherheit verlieren mußte. Die Folge war – er gab auf, um die Schmerzen und Gefahren zu vermeiden, welche mit seinen immer neuen Versuchen verbunden waren. Die Umwelt, die stärker war, siegte und setzte ihre Wünsche auf Kosten der seinen durch.
Wie jedoch in den letzten Jahren wiederholt in einer Anzahl von Experimenten demonstriert worden ist, bewirkt die Strafe nicht die Löschung des Bedürfnisses, sich in der zur Strafe führenden Weise zu verhalten, sondern sie lehrt den Organismus, die strafbedrohten Reaktionen *zurückzuhalten.* Der Antrieb oder Wunsch bleibt so stark wie nur je und beeinflußt, da unbefriedigt, ständig den motorischen Apparat – die Haltung, die Art des Muskeltonus und der Bewegungsansätze – in Richtung auf sichtbaren Ausdruck hin. Weil dieser ihm die Strafe zuzieht, begegnet der Organismus dem eigenen Antrieb ebenso wie die Umwelt, d. h. er unterdrückt ihn. Seine Energie wird so geteilt. Ein Teil ist immer noch dem ursprünglichen und nie erfüllten Wunsch zugekehrt, der andere Teil wendet sich zurück, um diesen nach außen greifenden Teil in Schach zu halten. Das Zurückhalten des Antriebs geschieht, indem Muskeln angespannt werden, die jenen Muskeln, die zum Ausdruck des strafbedrohten Antriebs betätigt werden müßten, entgegenwirken. In diesem Stadium sind also zwei Teile der Persönlichkeit, die in diametral entgegengesetzte Richtungen drängen, ineinander verklammert. Was zuerst ein Konflikt zwischen Organismus und Umwelt war, ist nun zu einem »inneren Konflikt« zwischen zwei Tei-

len der Persönlichkeit geworden – zwischen einer Art von Verhalten und der ihr entgegengesetzten.

Geh nicht voreilig zu der Folgerung über, wir wollten sagen, es wäre das Beste, wir könnten alle ohne viel Aufhebens ungehemmt unseren Antrieben nachgehen. In manchen Situationen ist das Zurückhalten notwendig, sogar lebensnotwendig, wie man z.B. auf das Einatmen verzichten muß, wenn man unter Wasser schwimmt. Es kommt nur darauf an, ob man *vernünftige Gründe* hat oder nicht, unter den gegebenen Umständen ein bestimmtes Verhalten zu unterdrücken. Wenn man über die Straße geht, ist es gewiß nur von Vorteil, jedem etwa auftauchenden Wunsch, einem herannahenden Lastwagen den Vortritt streitig zu machen, nicht nachzugeben. In sozialen Situationen ist es meist vorteilhaft, wenn man die Neigung unterdrückt, etwas ohne genügende Vorbereitung in Angriff zu nehmen. (Wenn man richtig eingestellt ist, sein Ziel kennt und in Bereitschaft ist, sieht die Sache ganz anders aus.)

Wo die Retroflexion der Herrschaft des Gewahrseins untersteht, d.h. wo jemand bestimmte Reaktionen unterdrückt, die in der aktuellen Situation zu seinem Nachteil wären, ist ihre Vernünftigkeit unbestreitbar. Nur wo die Retroflexion habituell, chronisch und außer Kontrolle ist, wird sie pathologisch, denn dann ist sie nicht mehr ein Verhalten, auf das man zeitweilig, vielleicht in einer Notlage oder um eine günstigere Gelegenheit abzuwarten, zurückgreift, sondern ein ständiger toter Punkt in der Persönlichkeit. Außerdem, da der Kampf zum Stillstand gekommen ist und die Fronten sich nicht mehr verändern, zieht er bald keine Beachtung mehr auf sich. Wir »vergessen« ihn. Dies ist die *Verdrängung* – und die Neurose.

Wenn es zuträfe, daß unsere soziale Umwelt entschieden unnachgiebig bliebe – wenn es also jetzt noch ebenso gefährlich und strafbar wäre, gewissen Antrieben nachzugeben wie zu der Zeit, als wir Kinder waren –, so wäre Verdrängung (»vergessene« Retroflexion) vorteilhaft und wünschenswert. Aber die Lage hat sich geändert. Wir sind keine Kinder mehr. Wir sind größer und stärker, und wir genießen »Rechte«, die man den Kindern verweigert. Unter diesen drastisch veränderten Umständen lohnt sich ein neuer Versuch, von der Umwelt zu erlangen, was wir brauchen.

Wenn wir ein Tun unterdrücken, sind wir sowohl dessen, was wir unterdrükken, wie auch der Tatsache, daß wir es unterdrücken, gewahr; bei der Verdrängung hingegen haben wir sowohl das Verdrängte wie auch den Vorgang, in dem wir es verdrängten, aus dem Gewahrsein verloren. Die Psychoanalyse hat die Wiederkehr dessen, was verdrängt wurde (d.h. des unterdrückten Triebes), ins Bewußtsein betont. Wir dagegen betonen die Wiederkehr des Unterdrükkungsvorgangs, des Gefühls, daß man es tut und *wie* man es tut. Sobald jemand einmal den Akt der Retroflexion bei sich festgestellt und die Herrschaft darüber erlangt hat, wird er den unterdrückten Impuls automatisch wieder gewahr. Da er nicht länger zurückgehalten wird, kommt er einfach heraus. Sich mit dem retroflektierenden Teil der Persönlichkeit zu befassen, dem bei der Verdrängung aktiven Teil, hat den großen Vorteil, daß dieser dem Gewahrsein relativ leicht zugänglich ist, unmittelbar erlebt und nicht nur in Deutungen erraten werden kann.

Theoretisch gesehen ist die Behandlung der Retroflexion einfach: Es gilt nur, die Richtung des retroflektiven Akts umzukehren, von innen nach außen. Wenn dies geschieht, werden die zuvor geteilten Energien des Organismus wieder vereinigt und entladen sich gegen die Umwelt hin. Der unterdrückte Antrieb erhält nun endlich die Chance, zum Ausdruck und zum Vollzug zu gelangen, und er wird befriedigt. Dann, wie immer, wenn ein echtes Bedürfnis des Organismus erfüllt worden ist, können Ruhe, Assimilation und Wachstum eintreten.

Praktisch jedoch ist die Auflösung einer Retroflexion nicht so einfach. Alle Teile der Persönlichkeit kommen ihr zu Hilfe, als gälte es, eine Katastrophe abzuwehren. Der Betreffende wird überwältigt von Furcht, Verlegenheit, Schuldgefühl und Ärger. Der Versuch, die Selbst-Aggression umzukehren, die ineinander verklammerten Teile der Persönlichkeit zu unterscheiden, wird so beantwortet, als wäre er ein Angriff auf seinen Körper, seine »Natur« oder gar sein Leben. Wenn die verklammerten Teile sich zu lockern und auseinanderzutreten beginnen, spürt er eine unerträgliche Erregung, die sich vielleicht nur dadurch lindern läßt, daß er vorübergehend wieder in die Verklammerung zurückkehrt. Es sind ganz ungewohnte Gefühle, die da wieder in ihm heraufbeschworen werden, und er kann sich erst allmählich näher an sie heranwagen, sie ertragen und gebrauchen lernen. Zuerst befällt ihn Angst, und er würde lieber wieder zum toten Punkt seiner Bewußtlosigkeit zurückkehren.

Ein Hauptgrund für die Furcht- und Schuldgefühle bei der Umkehrung von Retroflexionen ist der, daß die meisten retroflektierten Antriebe Aggressionen sind, von den mildesten bis zu den brutalsten, von der Überredung bis hin zur Folter. Diese loszulassen, und sei es auch nur ins Gewahrsein, erregt Schrecken. Aggression aber, im allgemeinen klinischen Sinn des Wortes, ist unentbehrlich zu glücklichem und schöpferischem Tun.

Außerdem erzeugt die Umkehrung der Retroflexion keine Aggression, die nicht schon dagewesen wäre. Sie war da – aber gegen das Selbst, statt gegen die Umwelt gekehrt! Wir leugnen nicht, daß die Aggression gegen Objekte und andere Menschen pathologisch mißbraucht werden kann, ebenso wie sie pathologisch mißbraucht wird, wenn sie sich unentwegt gegen das Selbst richtet. Aber solange man nicht gewahr ist, welche aggressiven Antriebe man hat und wie man sie konstruktiv einsetzt, solange werden sie *mit Sicherheit* mißbraucht. Tatsächlich ist es erst der Akt der Unterdrückung, das Herbeiführen und verbissene Aufrechterhalten der Muskelverklammerung, was diese Aggressionen so sinnlos, »antisozial« und unerträglich erscheinen läßt. Sobald man ihnen einmal er-

laubt, sich im Zusammenhang der Gesamtpersönlichkeit spontan zu entwikkeln, statt sie in der Verklammerung der Retroflexion erbarmungslos abzuwürgen, bewertet man seine Aggressionen ganz anders und günstiger.
Ebenso wirkt gegen das Freilassen eines unterdrückten Antriebs die Befürchtung, man werde ganz und gar frustriert werden, denn Retroflexion gewährt wenigstens eine Teilbefriedigung. Ein religiöser Mensch zum Beispiel kann ja den Zorn über seine Enttäuschungen nicht an Gott auslassen, also hämmert er sich selbst gegen die Brust und zerrt an seinen Haaren. Diese Selbst-Aggression, die offenkundig eine Retroflexion ist, *ist* dennoch Aggression, und sie gewährt dem retroflektierenden Teil der Persönlichkeit ein wenig Befriedigung. Es ist eine grobe, primitive, undifferenzierte Aggression, eine retroflektierte Kinder-Unart, aber der angegriffene Teil der Persönlichkeit ist immer da und muß den Angriff ertragen. Ihres Opfers kann die Selbst-Aggression stets gewiß sein. Würde eine solche Retroflexion auf einen Schlag nach außen gekehrt, so würde das bedeuten, daß der Betreffende nun andere auf ebenso unwirksame und archaische Weise angriffe. Er zöge so dieselbe überwältigende Gegen-Aggression auf sich, die ihn ursprünglich schon in die Retroflexion gedrängt hatte. Es ist wohl die Einsicht in diesen Sachverhalt, die dazu führt, daß schon die nur vorgestellte Umkehrung der Retroflexion soviel Furcht erweckt. Übersehen wird dabei, daß die Veränderung in kleinen Schritten geschehen kann, die in ihrer Abfolge nach und nach die ganze Situation umwandeln. Man kann sich etwa für den Anfang damit begnügen, die Tatsache festzustellen und anzuerkennen, daß der Patient »es an sich selber ausläßt«. Ihm können die Gefühle des retroflektierenden Teils seiner Persönlichkeit klarwerden, insbesondere das grimmige Vergnügen an der Selbstbestrafung. Wenn er soweit ist, hat er schon einen beträchtlichen Fortschritt gemacht, denn Rachsüchtigkeit wird sozial so gering geschätzt, daß sie schwer einzugestehen und anzuerkennen ist, selbst wenn man glaubt, man verschone andere davor und richte sie ausschließlich gegen sich selbst. Nur wenn man sie anerkennt, d.h., wenn mit ihr als mit einer vorhandenen dynamischen Komponente der eigenen Persönlichkeit gerechnet wird, gelangt man zu der Möglichkeit, sie zu modifizieren, zu differenzieren und in gesunde Ausdrucksformen umzulenken. Während man seine Orientierung in der Umwelt verbessert, während einem klarer gewärtig ist, was man eigentlich tun möchte, während man tastende Schritte unternimmt, die zunächst nur Probehandlungen sind, um zu sehen, was passiert, eignet man sich nach und nach auch die Methoden an, um früher unterdrückten Antrieben Ausdruck zu geben. Diese verlieren ihren primitiven, schreckenerregenden Aspekt, wenn man sie differenziert und ihnen eine Chance gibt, ihren Rückstand zu den erwachseneren Teilen der Persönlichkeit aufzuholen. Aggression ist nun immer noch Aggression, aber sie ist in den Dienst nützlicher Zwecke gestellt und zerstört nicht mehr blindlings das Selbst und andere. Sie wird verbraucht, wie die

Situation es gebietet, und nicht mehr aufgestaut, bis man das Gefühl hat, auf einem kochenden Vulkan zu sitzen.

Bisher haben wir nur über Verhalten gesprochen, das jemand ohne Erfolg anderen Personen zukehrte und das er daher schließlich gegen sich selber zurückwandte. Retroflexionen umfassen jedoch auch *Wünsche*, die man an andere richtete, ohne daß sie einem erfüllt wurden, mit dem Ergebnis, daß man sie nun sich selbst erfüllt, da es niemand anders tun will. Es kann dabei um Beachtetwerden, Liebe, Bestrafung, Mitleid – um so gut wie alles – gehen. Einen großen Teil dessen, was früher andere für einen getan haben – insbesondere die Eltern –, tut man, wenn man erwachsen wird, für sich selbst. Dies ist natürlich auch vernünftig, vorausgesetzt, man versucht nicht auch in den Bedürfnissen, die echte *zwischenmenschliche* Bedürfnisse darstellen, sich selbst zu befriedigen.

Bei dieser Art von Retroflexion verbindet sich das Absurde mit dem Tragischen. Zum Beispiel erzählte man uns von einem Studenten, der in einem Wohnheim lebte, aber unfähig war, Kontakt zu seinen Nachbarn zu finden. Vor dem Fenster seines einsamen Zimmers hörte er oft, wie die Bewohner der benachbarten Zimmer von ihren Freunden aufgefordert wurden, doch zu ihnen zu kommen. Eines Abends fand man ihn, wie er unter seinem Fenster stand und sich selbst mehrfach beim Namen rief.

Wir wollen einige typische Retroflexionen betrachten. Manche sind einfache reflexive Wendungen der Sprache. Wenn wir Ausdrücke wie »ich frage mich« oder »ich sage mir« gebrauchen, um was handelt es sich da? In den bisherigen Experimenten haben wir oft in den Instruktionen gesagt: »Überleg dir« oder »Frage dich«. Ist dies nicht eine merkwürdige Logik? Wenn du etwas nicht weißt, warum solltest du dich da selber fragen, und wenn du es wüßtest, warum solltest du es dir sagen? Solche Ausdrücke (und wir gebrauchen sie andauernd) nehmen einfach als selbstverständlich an, daß die Persönlichkeit in zwei Teile gespalten sei, so als ob zwei Personen zusammen in der gleichen Haut wohnten und sich miteinander unterhalten könnten. Siehst du darin bloß eine Eigentümlichkeit unserer Sprache, oder hast du das Gefühl, daß diese ziemlich verbreiteten Ausdrücke daher rühren, daß du eine geteilte Person bist und daß die Teile sich gegensätzlich zueinander verhalten können?

● Versuch dir klarzumachen, daß es ein retroflektiertes Fragen ist, wenn du »dich« etwas fragst. Du weißt die Antwort doch nicht, oder du brauchtest nicht zu fragen. Wer in deiner Umgebung weiß die Antwort oder müßte sie deiner Meinung nach wissen? Wenn du einen solchen Menschen angeben kannst, ist dir dann bewußt, daß du deine Frage nicht an dich, sondern an ihn richten möchtest? Was hält dich ab, es zu tun? Ist es Schüchternheit, Furcht vor einer Zurückweisung, Abneigung, deine Unwissenheit zu gestehen? Wenn du »mit dir selbst zu Rate gehst«, in irgendeiner Frage, kannst du dir dein Motiv klarmachen? Viele wären möglich. Es kann ein Spiel sein, eine Frotzelei, ein Trost oder ein Vorwurf. Was es auch sei, wen ersetzt du da durch dich selbst?

Denk an Selbstvorwürfe. Du findest hier kein echtes Schuldgefühl, nur die Vorspiegelung eines solchen. Kehre den Vorwurf nach außen, indem du unter deinen Bekannten jenen Herrn X herausfindest, gegen den du den Vorwurf in Wirklichkeit erhebst. Wen möchtest du kritisieren? Wen möchtest du ändern? In wem möchtest du das Schuldgefühl erwekken, von dem du *so tust, als ob* es in dir selbst bestünde?

In diesem Stadium ist es wichtig, daß du nicht versuchst, die Retroflexion mit einem Schlag aufzuheben, indem du gleich losrennst und der Person X deine Beschwerden vorhältst. Dazu hast du weder genug von dir selbst erkundet und anerkannt, noch hast du die Situation zwischen dir und X hinreichend bedacht. Laß für den Augenblick die Einzelheiten deines Problems auf sich beruhen und sei zunächst damit zufrieden, dir die *Form* deines Verhaltens als Retroflektor klarzumachen. Nach und nach wirst du auch die Rolle sehen, die du in deinen Beziehungen zu anderen spielst. Du wirst anfangen, dich so zu sehen, wie die anderen dich sehen. Wenn du ständig Forderungen an dich richtest, dann richtest du – ausdrücklich oder stillschweigend – auch Forderungen an andere, und dies bemerken sie an dir. Wenn du dich über dich selbst ärgerst, dann ärgert dich auch die Fliege an der Wand. Wenn du an dir selbst herumnörgelst, dann kannst du ganz sicher sein, daß es noch andere gibt, an denen du ebenfalls herumnörgelst.

Jemand, der die Aggression gegen sich selbst kehrt, nimmt etwa diese Haltung ein: »Wenn ich gegen mich selbst gemein bin, tut es doch niemand anders weh, klar?« Das würde stimmen, wenn seine Retroflexion nur vollständig wäre und er auf einer Insel von den anderen getrennt lebte. Beides ist aber nicht der Fall. Er lebt mit anderen zusammen, und vieles von seinem Verhalten – von derselben allgemeinen Art wie das, was er retroflektiert – entgeht der Retroflexion. Spezielle Aggressionen z. B., die nicht speziell bestraft worden sind und deshalb nicht nach innen gekehrt wurden, finden wohl ihr Ziel in der Umwelt. Dieser Aggressionen ist er nicht gewahr, denn sein Selbstbild schließt aus, daß er »andere verletzen« könnte. Da er seine Angriffe gegen andere wahllos und unüberlegt unternimmt und seine Motive rationalisiert, werden diese Angriffe ebenso grob, primitiv und relativ unwirksam sein wie die retroflektierten. Selbstaggression ist leichter anzuerkennen als echte Aggression – man empfindet weniger Schuld, wenn man sich selbst, als wenn man andere verletzt –, aber auch in jemandem, der retroflektiert, findet sich Aggression gegen andere, dieser muß er letztlich gewahr werden und sie anerkennen, ehe sie sich von einer irrationalen und neurotischen zu einer vernünftigen und gesunden Agression entwickeln kann.

Wenn eine Retroflexion wirklich eingesehen und nach außen gekehrt worden ist und sich mit den ihr gemäßen Objekten spontan hat entwickeln können, so macht immer auch die Bedeutung dessen, was retroflektiert wurde, Wandlungen durch – z. B. wird aus dem stillen »*Vor*wurf« ein lauter »*An*wurf«. Auf lange

Sicht ist jeder zwischenmenschliche Kontakt besser als die Retroflexion. Mit zwischenmenschlichem Kontakt meinen wir nicht »Umgänglichkeit«, »unter Leuten sein« oder »öfters ausgehen«, denn solches Treiben, das sich als »geselliger Kontakt« drapieren kann, ist vielleicht nichts weiter als kontaktlose Konfluenz. Echten Kontakt herzustellen, kann manchmal Schritte erfordern, die herkömmlicherweise als Abbrechen oder Vermeiden von Kontakten gelten. Nehmen wir zum Beispiel an, jemand lädt uns zu einer Zusammenkunft ein, an der wir nicht das leiseste Interesse haben. Wir würden viel lieber unsere Zeit anders verbringen. Sagen wir dies aber unumwunden, so sieht es nach herkömmlicher Auffassung so aus, als lehnten wir den »geselligen Umgang« ab. Das ist etwas »Schlechtes«, denn von früh bis spät wurde uns beigebracht, daß Geselligkeit auch dann etwas besonders Schätzenswertes sei, wenn sie aus nichts als sinnlosem, unaufrichtigem und zeittotschlagendem Geschwätz besteht. Dennoch sagen wir: »Aber ja, ich komme gern«, statt zu sagen: »Nein, danke, hab keine Lust.« Auf diese Weise vermeiden wir es, aus der Verstrikkung mit den herrschenden Stereotypen hinsichtlich guten Benehmens auszubrechen. Nun aber müssen wir *grob gegen uns selbst* sein und die anderen möglichen Tätigkeiten, die uns eigentlich interessieren, mit strenger Mißachtung strafen. Wenn wir sagen: »Aber ja, ich komme« und uns so auf etwas festlegen, das wir nicht wollen, so sagen wir im Grunde nein zu den alternativen Möglichkeiten, unsere Zeit zu verbringen, die uns wichtiger sind. Indem wir uns etwas auf unseren »positiven Charakter« zugute halten – darauf, daß wir als Jasager beliebt sind bei Hinz und Kunz –, retroflektieren wir das Negative und sagen nein zu uns selbst.

Wir wollen noch einmal den Charakter des Retroflexionsprozesses betrachten. Bei vorsätzlicher Unterdrückung identifiziert man sich sowohl mit dem unterdrückten wie mit dem unterdrückenden Verhalten. Als ein sehr einfaches Beispiel nehmen wir die Unterdrückung des Urinierens. Angenommen, jemand spürt zu ungelegener Zeit und an einem dazu ungeeigneten Ort den Drang, seine Blase zu entleeren. Er kontrahiert einfach den Schließmuskel der Harnröhre, um die Kontraktion der vollen Blase auszugleichen. Dies ist eine zeitweilige Retroflexion. Der Betreffende denkt nicht daran, sie permanent zu machen, und er verstößt keine Seite des Konflikts aus seiner Persönlichkeit. Sobald es geht, kehrt er diese Retroflexion nach außen, was hier natürlich heißt, er lockert den Schließmuskel und läßt dem Blasendruck seinen Lauf. Das Bedürfnis ist befriedigt, und beide Spannungen sind gelöst. Natürlich wird jeder Mensch ein anderes Maß an solcher Spannung aushalten, ehe er Erleichterung sucht. Wer zu den Ausscheidungsvorgängen die Einstellung hat, daß sie »peinlich« seien, ist vielleicht zu verlegen, um sich deshalb aus einer Gruppe zu entfernen.

Im Gegensatz zur einfachen Unterdrückung wie in diesem Falle, wo das »Ich« der beiden widerstreitenden Kräfte in dem Konflikt gewahr ist und sie als sich zugehörig anerkennt – »Ich muß pinkeln, aber ich warte lieber noch« –, kann man sich auch mit nur einer Seite in dem Konflikt identifizieren und nur sie als die eigene anerkennen. Bei erzwungener Konzentration identifiziert man sich, wie wir anläßlich eines der früheren Experimente bemerkt haben, nur mit der »ausgewählten« Aufgabe, d.h. mit demjenigen, der die Aufgabe gestellt hat und nun verlangt, daß wir alles tun müßten, was dazu nötig sei. Man des-identifiziert sich – man stößt aus, verleugnet – von jenen Gegen-Interessen, die man als Ablenkungen bezeichnet. Im Hinblick auf die Struktur des Konflikts ist dies der eben behandelten einfachen Unterdrückung ähnlich; der Unterschied liegt in der Haltung, die gegen eine Seite in dem Konflikt eingenommen wird. Obwohl verschiedene Bedürfnisse einander widerstreiten und durchkreuzen, ist das »Ich« in dieser Situation nicht gespalten, denn es weigert sich, die der Aufgabe zuwiderlaufenden Hintergrundbedürfnisse in sich miteinzuschließen (sich mit ihnen zu identifizieren). Viel wird so nicht geleistet; häufig würde die Situation nur bereinigt, wenn das »Ich« sich mit den dringendsten dieser Ablenkungen identifizieren, ihnen Vorrang gewähren, sie aus dem Wege räumen und dann wieder zu der Aufgabe zurückkehren könnte. Wie dem auch sei, was wir hier aufzeigen wollen, ist, daß bei dem Typ von Retroflexion, der im Bekämpfen von Ablenkungen aus der erzwungenen Konzentration besteht, das »Ich« seine Existenz nur in den Bestrebungen spürt, die Aufgabe zu erledigen. Manchmal spielt das »Ich« in der Retroflexion beide Rollen. Es identifiziert sich sowohl mit dem aktiven, dem retroflektierenden Teil der Persönlichkeit als auch mit dem passiven, von der Retroflexion betroffenen Teil. Dies gilt insbesondere für Selbstmitleid und Selbstbestrafung. Bevor wir auf diese beiden näher eingehen, such bitte Beispiele für Selbstmitleid oder Selbstbestrafung aus deinem eigenen Leben und überleg dir Antworten auf die folgenden Fragen:

● Wen möchtest du bemitleiden? Von wem möchtest du bemitleidet werden? Wen möchtest du bestrafen? Von wem möchtest du bestraft werden?

»Mitleid«, »Mitgefühl« und »Anteilnahme« sind ungefähr synonym, alle drei Wörter sind als »positive« Wörter hochangesehen. Dennoch bestehen zwischen ihnen Bedeutungsschattierungen, die, wenn auch vom sprachlichen Standpunkt her gesehen gering, vom psychologischen sehr wesentlich sind. Mitleid ist im lexikalischen Sinne das Gefühl für die Leiden oder den Kummer eines anderen, wobei jedoch der andere manchmal nicht nur als leidend, sondern auch als *schwach* oder *minderwertig* betrachtet wird. Mitgefühl ist das tiefe Wohlwollen für den anderen, besonders bei schwerem Unglück oder unvermeidlichem Leiden. Anteilnahme ist das Gefühl des Verbundenseins mit dem anderen, besonders in Trauer oder Not; dieses Wort setzt ein gewisses Maß an *Gleichheit* in der Situation und den Lebensumständen voraus. Diese Wörter, deren jedes eine Einstellung zum Leiden anderer zum Ausdruck bringt, bezeichnen verschiedene Stufen der tatsächlichen Beteiligung an, Nähe zu und Identifikation mit diesen Leiden. Mitleid ist die distanzierteste Haltung, und wir behaupten, daß das meiste, was als Mitleid gilt, in Wahrheit eine *verhohlene Schadenfreude* ist. Tennyson spricht von »scornful pity«, dem höhnischen Mitleid, und die meisten unter uns haben schon gehört, wie ein Empfänger solchen Mitleids ausruft: »Ich will euer verfluchtes Mitleid nicht!« Solches Mitleid ist Herablassung. Wir bringen es jenen entgegen, die so tief unter uns stehen, daß sie keine ernsthaften Rivalen für uns sind oder es nicht länger sind. Sie sind »aus dem Rennen«. Indem wir sie bemitleiden, betonen wir die Kluft zwischen ihrem Los und dem unseren. Eine solche Einstellung motiviert oft, so glauben wir, die sogenannte Mildtätigkeit und die Wohlfahrtspflege.

Wo die Beunruhigung durch das Leiden anderer aufrichtig und nicht nur eine Maske distanzierter, hämischer Selbstbeglückwünschung ist, schließt sie den Wunsch ein, praktisch zu helfen und Verantwortung für die Verbesserung der Lage zu übernehmen. In solchen Fällen sprechen wir wahrscheinlich eher von Anteilnahme, einem Sichhineinbegeben in die Lage des Leidenden und aktives Beteiligtsein an ihr. Diese Haltung läßt sich mit der Wirklichkeit ein und ist zu sehr mit dieser beschäftigt, als daß sie sich den Luxus rührseligen Geheuls gönnen könnte. Tränenreiches Mitleid ist meist ein masochistisches Genießen des Elends.

Wird dieses retroflektiert, so haben wir das Selbstmitleid. Das Objekt ist nun ein Teil von einem selbst, aber das Bemitleiden erwächst immer noch aus einer Haltung höhnischer, unbeteiligter Herablassung. Wenn die Spaltung im »Ich« (in Bemitleider und Bemitleideten) geheilt werden kann, so verwandelt sich das distanzierte Vergnügen am Vollzug der strafenden Gerechtigkeit in den aktiven Wunsch zu helfen, ob der Hilfsbedürftige nun jemand anders ist oder ein *vernachlässigtes Stück von einem selbst*. Diese neue Haltung führt zu der Aufgabe, auf die Umwelt einzuwirken, um notwendige Änderungen zu erzielen.

Die *Erwünschtheit* von Selbstbeherrschung in unserer Gesellschaft wird nie bezweifelt, andererseits wird aber kaum *rational erwogen*, was dazu erforderlich ist. Unser ganzes Programm von Experimenten soll Selbstbeherrschung ausbilden helfen, doch auf einer sehr viel breiteren und umfassenderen Grundlage – ja, sogar einer ganz anderen Grundlage – als der, die man sich bei dem üblichen naiven, hektischen Bemühen um Selbstbeherrschung vorstellt. Wenn jemand fragt: »Wie kann ich mich dazu bringen, zu tun, was ich tun müßte?«, so läßt sich das in die Frage übersetzen: »Wie kann ich mich dazu bringen, zu tun, was ein starker Teil von mir nicht tun will?« Mit anderen Worten, wie kann ein Teil der Persönlichkeit eine geharnischte Diktatur über einen anderen Teil errichten? Dieser Wunsch, im Verein mit den mehr oder weniger erfolgreichen Versuchen, ihn zu erfüllen, ist charakteristisch für die Zwangsneurose.

Wer sich selbst auf diese Weise behandelt, ist ein tyrannischer Schinder. Wo er imstande ist und es wagt, sich auch gegen andere so zu verhalten, ist er manchmal ein tüchtiger Organisator; wo er sich aber Mitsprache von seiten anderer oder von sich selbst gefallen lassen muß, entwickelt er passiv oder aktiv Widerstand. Gewöhnlich bringt der Zwangsneurotiker daher sehr wenig zustande. Er vertut seine Zeit mit Vorbereitungen, Entscheidungen, Vergewisserungen, doch in der Ausführung des so fleißig Geplanten kommt er nicht recht voran. In seinem eigenen Verhalten spielt sich etwas Ähnliches ab wie in einem Betrieb oder Büro, dessen Chef ein Menschenschinder ist; seine »Sklaven« machen mit Langsamarbeiten, Fehlern, Krankfeiern und einer Unzahl anderer Sabotagetechniken seine schönsten Anstrengungen, sie anzutreiben, zunichte. Im Zwangsneurotiker identifiziert sich das »Ich« mit starren Zielsetzungen, die es durchzupeitschen versucht; die anderen Teile der Persönlichkeit, die nicht gefragt und deren Interessen mißachtet werden, vergelten es ihm mit Müdigkeit, Entschuldigungen, Versprechungen und sinnlosen Schwierigkeiten. Der »Herrscher« und die »Beherrschten« sind so dauernd ineinander verklammert.

Wenn auch nur wenige Menschen als Zwangsneurotiker zu diagnostizieren sind, so haben wir doch alle ein gewisses Maß an Zwanghaftigkeit: dies ist das hervorstechende neurotische Symptom unserer Zeit. Soweit dies auf uns zutrifft, färbt es den größten Teil unseres Verhaltens ein. Wenn wir das Ausführen dieser Experimente als Beispiel nehmen wollen, so ist es zweifellos richtig, daß sie einem zeitweilig wie eine drückende Last vorkommen, die einem jemand anders aufgebürdet hat, und es geht dann nur noch darum, sie so geschwind wie möglich hinter sich zu bringen. Du reagierst mit Befremden, Ärger oder Wut, wenn nicht alles so geht, wie es nach deinen vorgefaßten Meinungen gehen müßte. Spontane Entwicklungen abzuwarten, ist das Letzte, was der Menschenschinder in dir ertragen kann.

● Kehre eine Situation um, wo du dir selbst Zwang antust. Wie würdest du es anstellen, wenn du andere dazu zwingen wolltest, die Arbeit für dich zu tun? Würdest du versuchen, deine Umgebung mit Zauberworten zu manipulieren? Würdest du sie schikanieren, kommandieren, bestechen, einschüchtern, belohnen?

Andererseits, wie reagierst du auf den eigenen Zwang? Stellst du dich taub? Machst du Versprechungen, die du nicht zu halten gedenkst? Spürst du Schuld und zahlst sie dir heim mit Selbstverachtung und Verzweiflung?

Wenn du versuchst, dich zu etwas zu zwingen, was du nicht willst, kämpfst du gegen mächtige Widerstände an. Die Aussichten, daß du ans Ziel gelangst, werden freundlicher, wenn du, statt dir selbst Zwang anzutun, alle Hindernisse auf die Seite schaffst, die dir im Wege stehen (auch wenn du selbst dir im Wege stehst). Dies ist das große Prinzip der Tao-Philosophen: Schaff einen leeren Raum, wo die Natur ihren Lauf nehmen kann, oder, wie sie auch sagen: *Geh aus dem Weg!*

Welche Hindernisse siehst du zum Beispiel für diese Experimente? Wenn du sagst: »Ich muß sie machen«, wer steht da hinter dem »muß«? Doch offenbar du, denn niemand sonst zwingt dich. Und wenn du sie nicht machtest? Da ginge die Welt auch nicht unter. Dein Leben würde ohne Unterbrechung seinen gewohnten Gang nehmen. Nehmen wir an, du sagst: »Ich möchte sie machen, aber irgendwas in mir sträubt sich dagegen.« Welches sind die Einwände? Zeitverschwendung? Bist du immer so streng, auch gegen andere Formen der Zeitverschwendung? Und wenn du dir die Zeit spartest, statt sie auf diese Experimente zu verwenden, hast du etwas Dringendes, »Wichtiges« vor, und bist du sicher, daß du die Zeit dann darauf verwenden würdest?
Angenommen, du hast Bedenken wegen der fehlenden Garantie, daß diese Experimente dir »guttun« werden. Bekommst du eine solche Garantie bei den anderen Dingen, welche du tust?
Welches auch deine Bedenken sein mögen, mach dir ihretwegen nicht selber Vorwürfe. Erhebe deine Vorwürfe gegen den- oder dasjenige, dem du die Verantwortung für deine Gefühle zuschreibst. Wenn du erst ein Stück von der Aggression losgeworden bist, die du gegen dich selbst gekehrt hast, siehst du die Lage vielleicht ganz anders.
Eine weitere sehr wichtige Retroflexion, die wir betrachten wollen, ist die Selbstverachtung, das Minderwertigkeitsgefühl – all jenes, was Harry Stack Sullivan das schwache Selbst-System genannt und als das Wesen der Neurose angesehen hat. Wie er es ausgedrückt hat: Wenn man ein gestörtes Verhältnis zu sich selbst hat, sind alle zwischenmenschlichen Verhältnisse ebenfalls gestört. Jemand lebt dauernd auf schlechtem Fuße mit sich selbst, wenn er gewohnheitsmäßig immerzu abschätzt, was an ihm dran ist, sich bewertet und, aufgrund vergleichender Urteile, die ganze Zeit über mit der Kluft zwischen seinen wirklichen Leistungen und dem, was seinen hochfliegenden Ansprüchen gemäß wäre, beschäftigt ist. Wenn er die Retroflexion nach außen kehrt, läßt er sich selbst in Frieden und fängt an, die Leute in seiner Umgebung zu bewerten. Sobald er dies erst einmal gewagt hat, wird er bald auch solche verbalen Werturteile, ob über sich selbst oder über andere, als nebensächlich betrachten. Er wird einsehen, daß seine retroflektierten Werturteile bloß ein Dreh waren, um sich mit sich selbst zu beschäftigen. Wenn er dieselben strengen Maßstäbe an andere anlegt, sieht er bald ein, wie unnütz das ist, und läßt es sein. Er wird nun die Menschen mit einem einfachen Verständnis für das, was sie sind und was sie tun, ansehen, und er wird lernen, sie entweder auf eine wirklich befriedigende Weise zu lenken oder aber sich ihnen anzupassen.

● Was für Zweifel hegst du an dir selbst? Mißtrauen, Geringschätzung? Kannst du bitte diese Haltung nach außen kehren? Wer ist die Person X, der du mißtraust? Wer ist dir verdächtig? Wen möchtest du verachten und heruntermachen? Kannst du spüren, daß dein Minderwertigkeitsgefühl verhohlene Arroganz ist? Kannst du deine Selbstmißachtung auflösen und den retroflektierten Wunsch darin erkennen, X auszulöschen?

Auch die Introspektion ist eine weitere wichtige Art der Retroflexion. Wenn du in dich gehst, bist du *dein eigener Voyeur*. Diese Form der Retroflexion ist in unserer Zivilisation so allgemein verbreitet, daß die psychologische Literatur es meist als selbstverständlich ansieht, jeder Versuch, das Selbstgewahrsein zu steigern, müsse notwendig auf dem Wege der Introspektion geschehen. Obwohl dies letztlich nicht stimmt, ist es wahrscheinlich doch richtig, daß jeder, der diese Experimente macht, mit Introspektion *anfängt*. Der beobachtende Teil ist abgespalten von dem beobachteten, und ehe nicht diese Spaltung geheilt ist, wird nicht voll und ganz begreiflich sein, daß Selbstgewahrsein ohne Introspektion möglich ist. An einer früheren Stelle haben wir das echte Gewahrsein mit der Glut und dem Eigenleuchten der Kohle verglichen, die Introspektion dagegen mit dem Anstarren der Oberfläche eines Objekts im Lichtkegel einer Taschenlampe.

● Wie gehst du vor, wenn du dich selbst beobachtest? Welches ist dein Ziel? Sinnst du einem Geheimnis nach? Wühlst du nach einer Erinnerung? Erhoffst (oder befürchtest) du eine Überraschung? *Paßt du auf dich selbst auf mit dem scharfen Auge des gestrengen Vaters, damit du kein Unheil anrichtest?* Versuchst du etwas zu finden, das zu einer bestimmten Theorie paßt, z. B. der in diesem Buch aufgestellten Theorie? Oder paßt du vielmehr auf, daß solche bestätigenden Ereignisse nicht stattfinden? Versuch nun diese Haltung gegen Menschen in deiner Umgebung zu kehren. Kennst du jemanden, dessen »Innereien« du gern erforschen würdest? Kennst du jemanden, auf den du gern ein strenges Auge haben möchtest? Wen, meinst du, lohnt es sich zu beobachten?
Abgesehen von dem Ziel deiner Introspektion, auf welche Weise introspizierst du? Grübelst du? Bist du brutal wie ein Polizeibeamter, der an die Türe hämmert und brüllt: »Aufmachen!«? Bist du schüchtern oder verstohlen gegen dich selbst, beobachtest du dich sozusagen aus den Augenwinkeln? Starrst du dich an, ohne etwas zu sehen? Beschwörst du Ereignisse herauf, bloß um deine Erwartungen zu erfüllen? Fälschst du sie durch Übertreibung? Oder nimmst du ihnen die Schärfe? Abstrahierst du nur das, was sich mit deinen unmittelbaren Zielen trifft? Kurz, achte darauf, wie dein »Ich« arbeitet. Dies ist viel wichtiger als der Inhalt im einzelnen.
Der Extremfall von Introspektion ist die Hypochondrie – das Sichabsuchen nach Krankheitssymptomen. Kehr dies nach außen und such nach Symptomen bei anderen. Vielleicht bist du ein verhinderter Arzt oder Krankenpfleger. Welches ist das Ziel dieser Suche? Ein sexuelles? Hat man dir einmal erzählt, daß Masturbation zu einem Augenausdruck führe, an dem sie zu erkennen sei? Hast du in deinen eigenen Augen oder in denen anderer nach diesem Symptom gesucht? Introspizierst du deinen Körper nach Anzeichen der beginnenden Strafe für deine »Sünden«?

Einige wenige Studenten brachten in den Berichten über dieses Experiment Entrüstung über das zum Ausdruck, was ihnen darin als »beleidigende Unter-

stellungen« erschien, und machten sich daran, die »Reinheit« ihrer persönlichen Motive zu verteidigen.
»Ihr nehmt wohl an, wir hätten alle ein angeborenes Bedürfnis, jemanden zu bemitleiden oder zu bestrafen. Ich muß eine solche Haltung als überheblich und anmaßend zurückweisen.«
»Wenn ich jemanden bemitleide, dann bestreite ich heftig, daß das etwas mit verhohlener Schadenfreude zu tun hat.«
»Ihr redet so, als ob Ihr uns als einen Haufen ›Abnormale‹ anseht. Oder seid Ihr womöglich selber ›abnorm‹?«
»Bei Euch hört es sich so an, als müßte ich mich selber für die Lage, in der ich bin, verantwortlich machen. Bei manchen Leuten mag das stimmen, bei mir nicht. Ihr wißt einfach nicht, wie ich behandelt worden bin!«
»Manches, was Ihr da sagt, erscheint mir als ganz unnötig hart.«

Die meisten Berichte zeigten dagegen Versuche, sich offen mit allem, was kam, auseinanderzusetzen.
»Mitleid von der üblichen Sorte will ich nicht, aber ich will den Leuten leid tun, wenn ich auf etwas Wichtiges verzichtet habe.«
»Ich mußte zugeben, was mir wie warmherziges Mitleid für meine Stiefschwester vorkam, enthielt zu einem beträchtlichen Maß geheime Schadenfreude.«
»Mein Mitleid gilt denen, die, wie Ihr sagt, ›aus dem Rennen‹ sind.«
»Ich habe festgestellt, in Wirklichkeit will ich meine Freundin bestrafen. Das macht mir zu schaffen, denn ich liebe sie wahrhaftig. Zum Glück ist es nicht immer so, sondern nur, wenn ich mieser Laune bin.«
»Ich konnte nicht glauben, daß der Wunsch, zu strafen und bestraft zu werden, auch für mich gelten solle. Aber dann dachte ich daran, wie ich immer davon träume, jemanden zu bestrafen, meist eine Frau, und wie ich dabei ziemlich gewalttätig werde. Als ich noch jünger war, träumte ich viel davon, daß mich jemand körperlich strafte. Ich genoß es. Meine Eltern bestraften mich nicht körperlich, sondern mit angedrohtem Liebesentzug. Das ging immer über eine ganz Weile, und ich dachte, wieviel besser es doch wäre, wenn sie mich richtig schlagen würden, und dann wär' es vorbei.«

Statt weiterer Kurzkommentare aus den vielen Berichten zu den anderen Teilen des Experiments zitieren wir ausführlich aus einem einzigen Bericht:
»Es gibt zwar niemanden, den ich ständig mit Mitleid überhäufen möchte, aber es gibt Zeiten, wo ich gerne meine Schwester bedauern würde, denn ich finde, sie hat sich auf eine unpassende Ehe eingelassen. Wenn ich mir jemanden aussuchen müßte, von dem ich bestraft werden möchte, dann meine Mutter. Sie ist so nachsichtig und gutherzig, daß die Strafe nicht schlimm sein könnte. Nicht gern ließe ich mich von meinem Verlobten bestrafen, denn der ist so stur, daß die Bestrafung, obwohl sie vermutlich in nichts weiter als einem längeren

Schweigen oder Fortbleiben bestünde, schlimmer wäre als jede Art von rascher, gewalttätiger Strafe.
Wenn ich mich zu etwas zu zwingen versuche, mache ich mir Versprechungen. Ich verspreche mir, meine Angelegenheiten nie wieder so zu vermasseln, daß ich mich nachher unter Druck setzen muß. Ich verspreche mir auch, daß ich mir nach einer gewissen Menge Arbeit Erholung gönnen will. Das funktioniert auch ganz gut, sofern die Erholungszeit sich nicht ewig hinzieht, was meist der Fall ist.
. . . Weswegen ich an mir am meisten Zweifel hege, und das kommt nicht allzuoft vor, ist, ob ich schon ganz reif bin für die Ehe. Ich habe immer noch ein herrliches, romantisches Bild von der Ehe, in dem Sockenwaschen und sparsames Einkaufen nicht vorkommen. Ich bezweifle, ob meine Schwester, obwohl sie schon verheiratet ist, darauf vorbereitet ist. Sie hat noch keine eigene Wohnung und ist mit diesen Dingen noch nicht konfrontiert worden.
. . . Die Ausdrücke, die Ihr gebraucht, sind ein bißchen stark. Ich kenne niemanden, den ich ›auslöschen‹ möchte. Wenn meine Schwester die Person X wäre, so hätte ich gewiß nicht den Wunsch, sie zu vernichten. Bevor sie geheiratet hat, war unser Verhältnis sehr eng, aber ich kann nicht sagen, daß ich etwa auf ihren Mann eifersüchtig wäre, weil er uns getrennt hat. . . . Zum ersten Mal bin ich richtig ablehnend gegen Euch geworden. Irgend etwas in mir scheint zu fragen: ›Worauf wollen die hinaus, was wollen sie finden?‹ Es ist fast so, als hättet ihr mich mit dem Rücken zur Wand und würdet einen starken Scheinwerfer auf mich richten. Da ist eine gewisse Angst, so als ob Spinnweben beiseite geschoben werden, aber ich kann nicht erkennen, was dahinter steckt. Ich weiß nur, es ist störend.
. . . Wenn ich introspiziere, dann ist das so, als ob ich warte, daß etwas auftaucht – etwas Ungreifbares. Ich weiß nicht genau, ob es angenehm ist, aber ich glaube nicht, denn es macht mich nervös . . . Wenn ich eine Person kenne, die zu beobachten sich lohnt, dann die Mutter meines Verlobten. Sie ist eine fabelhafte Frau, und sie ist freundlicher und zuvorkommender gegen mich gewesen, als es die meisten anderen künftigen Schwiegermütter sein würden; aber es gibt Zeiten, wenn ich mit ihr zusammen bin, wo ich befürchte, sie wird mich einmal genauso beherrschen wie ihren Mann und ihre Tochter. Mein Verlobter hat aber zum Glück die Periode der Auflehnung schon hinter sich, und es ist ihm fast vollständig gelungen, sich von ihrem Rockzipfel zu lösen.
. . . Bei der Introspektion starre ich mich zuerst bloß an, ohne etwas zu sehen. Dann, ein bißchen verstohlen, versuche ich Seitenblicke zu erhaschen . . . Wenn die Ereignisse, die mir einfallen, unangenehm sind, spiele ich sie meist herunter, oder sie treten hinter anderen Gedanken zurück.
Das Symptom, das ich, wie ich merkte, suchte, war ein sexuelles. Es läßt sich vermutlich auf einen besonders widerlichen französischen Film zurückführen,

von dem ich nur ein kleines Stück gesehen habe. Mir kam plötzlich die Idee, daß Frauen, die Verkehr gehabt haben, mit gespreizten Beinen dasitzen, statt die Beine zu kreuzen. Ich achtete darauf bei meiner Schwester, als sie uns besuchen kam. Das Symptom war da. Es ist nun schon drei Wochen her, seit ich den Film gesehen habe, aber von Zeit zu Zeit fällt er mir immer noch ein.«

Experiment 13: Muskelbewegungen

In dem nun folgenden Experiment wollen wir uns die mechanische Seite der Retroflexion klarmachen. Wenn deine Annäherung an Dinge und Personen in der Umwelt frustriert wird, oder wenn du sie als zu gefährlich beurteilst, um sie fortzusetzen, so daß du nun deine Aggressionen nach innen, gegen dich selber kehren mußt, so können die Muskelbewegungen, mit denen du das tust, entweder ihre ursprüngliche Form behalten oder aber so modifiziert werden, daß sie den Ersatzobjekten angemessen sind. Wenn du dir mit den Fingernägeln die eigene Haut aufkratzt, so ist dies genau das, was du ohne Retroflexion einem anderen antun würdest. Wenn du dagegen den Wunsch in dir beherrschst, jemanden deine Faust spüren zu lassen, so kontrahierst du die gegenwirkenden Muskeln, so daß Arm und Schulter unbeweglich werden. Die Retroflexion äußert sich hier nicht darin, daß du auf dich selbst einschlägst, sondern vielmehr in einer statisch aufrechterhaltenen Gegenmaßnahme. Du tust das eine und gleichzeitig sein Gegenteil, mit dem Gesamtergebnis Null. Solange der Konflikt anhält, bist du im Gebrauch des Arms für andere Zwecke behindert, du vergeudest Energien, und die Sachlage ist dieselbe wie die militärische Situation einer zum Stillstand gekommenen Front. Hier verläuft die Front mitten durch die Persönlichkeit.

Retroflexionen sind Zugriffe auf den eigenen Körper, die eigenen Triebe, als Ersatz für Zugriffe auf andere Objekte. Sich so selber im Griff zu haben, ist ohne Zweifel nützlich und gesund, wo es darum geht, daß wir an uns halten, den günstigsten Zeitpunkt abwarten und uns auf die Umgebung einstellen, in Situationen, wo wir in Verfolgung eines leitenden Interesses Überlegung, Vorsicht und Unterscheidungsvermögen walten lassen müssen. Ein neurotischer Mißgriff ist es aber, wenn wir ein Stück von uns ein für allemal unter Zensur gestellt, gedrosselt und zum Schweigen gebracht haben, so daß es im Gewahrsein der Persönlichkeit seine Stimme nicht mehr erheben kann. Wie gefesselt, gedrückt und abgewürgt dieses zensierte Stück auch sein mag, es übt immer noch seinen Druck aus. Der Kampf geht weiter, wir haben ihn nur aus dem Gewahrsein verloren. Das Endergebnis solcher Unterdrückung, ob sie nun eingesehen wird oder nicht, ist unweigerlich eine mehr oder weniger schwere psychosomatische Störung: Beeinträchtigung des Orientierungs- oder Leistungsvermögens, Schmerzen, Schwäche, vielleicht sogar Gewebe-Degeneration.

Die Unwirksamkeit der Retroflexion mag das folgende Beispiel verdeutlichen. Ein Patient zeigt in der Behandlung außerordentlich häufiges und ausgiebiges Weinen, etwa mit mehreren Ausbrüchen in einer einzigen Sitzung. Er weint immer dann, wenn man erwarten könnte, daß er nun mit einem Vorwurf oder einem Angriff in anderer Form herausrückt. Folgendes spielt sich dabei ab: Der Patient möchte gern angreifen, da er es aber nicht wagt, kehrt er den Angriff gegen sich selber, spürt, daß es weh tut, und bricht in Tränen aus, als wollte er sagen: »Sieh doch, wie harmlos und gequält ich bin.« Das ursprüngliche Ziel ist natürlich, eine Person X, vielleicht den Therapeuten, weinen zu machen. Wenn dies nicht zu erreichen ist, bleibt es bei den Wein-Anfällen und bei der Verärgerung, bis die Aggression anders organisiert und nach außen gekehrt werden kann.

In anderen Fällen treten häufig Kopfschmerzen auf, die, wie die Freudianer sagen würden, ein »konvertiertes« Weinen sind. Das Geheimnis des »Konversions-Prozesses« ist hier leicht zu lösen, wenn man erkennt, daß die Kopfschmerzen wie die meisten anderen psychosomatischen Symptome eine retroflektierte motorische Tätigkeit sind. Sie werden durch *Anspannen der Muskeln gegen den Impuls des Anschwellens* erzeugt.

Wenn man einen Wasserhahn leicht aufdreht und mit einem Finger das Wasser im Hahn zurückhält, so wird dies mit zunehmendem Wasserdruck immer schwieriger. Dies ist sehr gut zu vergleichen mit vielen inneren Konflikten, bei denen man ein Bedürfnis unterdrücken muß – den Darm zu entleeren, eine Erektion zu bekommen oder die Tränendrüsen schwellen zu lassen, sich zu übergeben, zu rülpsen usw. Wenn man die Faust fest zusammenballt, schmerzt sie nach einiger Zeit vor Verkrampfung. Beim »psychogenen« Kopfschmerz oder, wie man ihn früher treffend genannt hat, dem »funktionalen« Kopfschmerz haben wir es mit einer Erscheinung der gleichen Art zu tun. In einem bestimmten Falle fängt man an zu weinen, beherrscht diesen Impuls aber dann, indem man die Muskeln im Kopf anspannt, denn man möchte nicht für einen Jammerlappen gehalten werden oder gönnt anderen nicht die Befriedigung zu sehen, daß sie einen zum Weinen gebracht haben. Man möchte das Leben aus der Person X herauspressen, die einem so zugesetzt hat, aber man retroflektiert diesen Impuls und benutzt den Druck statt dessen, um das Weinen zurückzuhalten. Der Kopfschmerz ist nichts als das Gefühl der Muskelverkrampfung. Wenn du die Muskeln entspannst, wirst du anfangen zu weinen, und zugleich hört der Kopfschmerz auf. (Aber natürlich werden nicht alle Kopfschmerzen auf diese Weise hervorgerufen, und Weinen kann auch durch andere Spannungen als die im Kopf aufgehalten werden, z. B. durch Straffung des Zwerchfells gegen die zuckenden Bewegungen beim Schluchzen.)

Wir wiederholen noch einmal, wir sind gegen vorzeitiges Entspannen. Angenommen, es gelingt dir, die Muskeln in deinem Hals, um die Augenbrauen und

Augen zu entspannen und in Tränen auszubrechen. Der Ausgangskonflikt ist damit keineswegs gelöst, er wird nur umgangen. Ein wichtiger Teil des Symptoms, nämlich die Neigung zu aggressivem Drücken und Pressen, bleibt unanalysiert. Wenn jemand dir weh getan hat, hast du den Wunsch nach Vergeltung, und du willst ihm weh tun. Diese Neigung findet ihren Ausdruck, denn du tust ja jemandem weh, wenn auch nur im retroflektierten Drücken, das dich selber zum Opfer deiner Aggression und ebenso der Aggression des anderen macht. Wenn du, anstatt die Retroflexion nach außen zu kehren, einfach das retroflektive Verhalten unterläßt – in diesem Falle das Drücken auf deine Augen –, so kann dir das nur gelingen, wenn du zugleich auch deine Empfindlichkeit für Verletzungen loswirst. Dazu wäre eine stärkere Technik als die der Retroflexion erforderlich, nämlich Desensibilisierung. Nicht weh tun zu wollen, hängt davon ab, daß einem selber niemand weh tut, und das wiederum hängt von der eigenen emotionalen Unempfindlichkeit gegen die Umwelt ab. Dieser Prozeß kann bis zur Entpersönlichung gehen. Dabei ist richtig, daß jemand *über*empfindlich sein und durch nahezu alles in seinen Gefühlen verletzt werden kann; er hat dann auch ein entsprechend stärkeres Bedürfnis, andere zu verletzen. Die Lösung dieses Problems liegt in der Reorganisation der Persönlichkeit, nicht in ihrer weiteren Desorganisation durch Betäubung. *Wo der gesunde Organismus wirklich angegriffen wird, wehrt er sich, so gut er kann und so, wie es der Situation gemäß ist.*

Außerdem stehen willkürlich entspannte Muskeln nur in geringem Maße auch für solches Verhalten zur Verfügung, das mit dem Konflikt nichts zu tun hat. Man verliert an Behendigkeit und Eleganz der Körperbewegungen, und auch das Mienenspiel wird weniger beweglich. Dies erklärt die entspannte Gesichtslosigkeit mancher »analysierter« Personen. Sie haben ihre Probleme »gemeistert«, indem sie unempfindlich wurden – zu unempfindlich, um noch ganz menschlich zu sein.

Im gesunden Organismus sind die Muskeln weder verkrampft noch entspannt (schlaff), sondern in einem mittleren Spannungszustand, in dem sie bereit sind, Bewegungen zur Wahrung des Gleichgewichts, zur Fortbewegung oder zur Handhabung von Objekten auszuführen. Zu Anfang der Muskelbewegungsversuche in diesem Experiment entspanne dich bitte nicht. Später werden wir diese Empfehlung ergänzen, indem wir sagen, entspanne dich nicht, solange du die dabei freiwerdende Erregung nicht beherrschen kannst. Wenn die Entspannung verfrüht eintritt und du von der losgelassenen Erregung überrascht und erschreckt wirst, verkrampfst du dich dagegen stärker denn je zuvor und spürst mächtige Angst. Bei richtiger Konzentration auf die motorische Steuerung deiner selbst, bei der du dich langsam und methodisch an den Druck anpaßt, den du, wie du spüren kannst, selber ausübst, wird die Lockerung der Spannung jedoch oft wie von selbst geschehen.

Sei von Anfang an gefaßt auf plötzliche Wutausbrüche, Impulse zu weinen, zu erbrechen, zu urinieren, Sexuelles zu tun usw. Aber diese Impulse, die du zu Anfang spüren wirst, gehen von nahe der Oberfläche deines Gewahrseins liegenden Zonen aus, und du wirst gut imstande sein, damit fertigzuwerden. Dennoch, um dir mögliche Verlegenheiten zu ersparen, ist es ratsam, wenn du die Muskelexperimente zuerst an einem Ort vornimmst, wo du allein bist. Außerdem, sofern du zu Angstanfällen neigst, geh zuerst durch, was du zu tun im Begriff stehst, indem du es dir vorsagst, ehe du dich an die intensive Muskelkonzentration machst.

● Leg dich hin, ohne dich jedoch vorsätzlich zu entspannen, und laß das Gespür für deinen Körper kommen. Achte darauf, wo dir etwas weh tut – Kopfschmerzen, Rückenschmerzen, Schreibkrampf, Bauchkrampf, Scheidenkrampf usw. Werde dir klar, wo du angespannt bist. Gib der Spannung nicht nach und ändere auch nichts an ihr. Werde der Spannungen in deinen Augen gewahr, im Hals, um den Mund. Laß die Aufmerksamkeit systematisch wandern (aber ohne Systemfetischismus): durch die Beine, den Unterleib, die Arme, die Brust, den Hals, den Kopf. Solltest du feststellen, daß du in einer falschen Haltung daliegst, ändere sie entsprechend. Beweg dich nicht sprunghaft, sondern laß dein Selbstgespür langsam seinen Weg finden. Achte darauf, wie dein Organismus sich selbst reguliert, wie er sich hier zu einer besseren Lage zusammenzieht, da ausstreckt.
Mach dir nicht vor, du spürtest deinen Körper, wenn du ihn dir bloß vorstellst oder eine Theorie über ihn hast. Wenn du zum letzteren neigst, dann hast du es jetzt mit einem Begriff von dir zu tun, nicht mit dir selber. Aber dieser Begriff wird dir von deinem »Ich« aufgenötigt, er reguliert sich nicht spontan und von selbst. Er kommt nicht aus dem »Gefühlswissen« des Organismus. Wenn du wartest und dich nicht mit Vorstellungen und Theorien abspeisen läßt, kannst du nun den Schimmer des Gewahrseins spüren, der direkt von den Körperteilen ausgeht, auf die du achtest?

Im weiteren Fortgang überleg dir, was du gegen jedes Partikel deines Selbstgewahrseins für Bedenken hast. Verachtest du die körperlichen Vorgänge? Schämst du dich, ein Körper zu sein? Hältst du die Darmentleerung für ein unangenehmes, unreines Geschäft? Bist du erschrocken über deine Neigung, die Fäuste zu ballen? Fürchtest du, du könntest um dich schlagen? Oder geschlagen werden? Stört dich das Gefühl in deiner Kehle? Fürchtest du, du könntest schreien?
In den Teilen deines Körpers, wo es dir schwerfiel, überhaupt irgend etwas zu spüren, wirst du wahrscheinlich als erstes, sobald das Gefühl wiederhergestellt ist, ein Stechen fühlen, eine schmerzgetönte Taubheit oder einen Krampf. Wenn solche Schmerzen auftreten, konzentriere dich auf sie.
(Es versteht sich von selbst, daß wir uns hier mit funktionalen oder »psychogenen« Schmerzen befassen, nicht mit solchen, die von »körperlichen« Verletzungen oder Infektionen herrühren. Versuch bitte nicht hypochondrisch zu

sein, aber wo du Zweifel hast, konsultiere einen Arzt, wenn möglich einen, der begriffen hat, was funktionale Symptome sind.)
Eine äußerst nützliche Methode, den Sinn bestimmter Schmerzen oder Spannungen zu erfassen, besteht darin, sich die entsprechenden Ausdrücke der Umgangssprache zu vergegenwärtigen. Diese enthalten alterprobtes Wissen. Zum Beispiel:

● Ich habe Kopfschmerzen – was macht mir Kopfschmerzen? Ich trag die Nase hoch – bin ich hochnäsig? Ich habe einen Kloß im Hals – möchte ich schreien? Ich pfeife im Dunkeln – habe ich vor etwas Angst? Ich habe eine Gänsehaut – bin ich entsetzt? Ich fühl mich so geladen – platze ich gleich vor Wut? Ich lasse den Kopf hängen – was entmutigt mich? Mir ist so schwer im Bauch – was liegt mir im Magen? Mir bleibt die Spucke weg – was kann ich nicht schlucken?

Wir nehmen an, du hast angefangen, deinen Körper wiederzuentdecken, deine Spannungen, ihre charakterologische und zwischenmenschliche Bedeutung, und nun müssen wir zum nächsten Schritt kommen. Was du bis jetzt getan hast – dich absuchen und vorsichtig umstellen, um dich weiter zu orientieren –, muß nun hinter den anderen Tätigkeiten zurücktreten, die in den gespannten Muskeln angelegt sind. Mit der Orientierung müssen wir nun den sichtbaren Ausdruck zu integrieren beginnen und die Muskelspannungen in kontrollierbares Verhalten umwandeln, das für den Zugriff auf die Umwelt gebraucht werden kann.
Der nächste Schritt zur Lösung des Problems chronischer Muskelspannungen – wie auch aller anderen psychosomatischen Symptome – geht dahin, genug Kontakt zu dem Symptom zu finden und es als dein eigen anzuerkennen. Der Gedanke, das Symptom müsse angenommen werden – also gerade das, was man doch loszuwerden gedenkt –, klingt immer widersinnig. Wir wollen daher, auf die Gefahr hin, daß wir uns unnötig wiederholen, versuchen, dies vollkommen klar zu machen. Du fragst vielleicht: »Wenn ich ein Symptom habe, das schmerzhaft ist, oder irgendein unerwünschtes Merkmal, soll ich da nicht versuchen, mich seiner zu entledigen?« Die Antwort lautet: »Natürlich.« Es geht also nur noch darum, das geeignete Mittel zu wählen und andere Mittel auszuschließen, die oberflächlich so aussehen, als ob sie geeignet seien, in Wirklichkeit dann aber doch das Gewünschte nicht leisten. Das direkte Mittel, das Symptom zu verdammen, es als etwas zu betrachten, das dir angetan worden ist, und sich an andere zu wenden, damit sie dir helfen und es beseitigen, wirkt nicht. Das einzig wirksame Mittel ist ein indirektes: Vergegenwärtige dir lebhaft dein Symptom, erkenne beide Seiten des Konflikts als *dich selber* an – d.h. identifiziere dich erneut mit Teilen deiner Persönlichkeit, von denen du dich distanziert hast – und finde dann Mittel, wie beide Seiten des Konflikts, wenn

auch vielleicht in modifizierter Form, Ausdruck und Befriedigung erhalten können. Für deine Kopfschmerzen nimm also lieber Verantwortung als Aspirin. Das Medikament betäubt zeitweise den Schmerz, löst aber nicht das Problem. Dies letztere kannst nur du allein tun.
Schmerz, Abscheu und Ekel sind unangenehm, aber es sind Funktionen des Organismus. Es sind Zeichen der Natur, um die Aufmerksamkeit auf Störungen im Organismus zu lenken. Du mußt, wenn nötig, lernen, Schmerzen auszuhalten und zu ertragen, um das pathologische Material zu vernichten und zu assimilieren, das in dem Symptom steckt. Die Neuaneignung abgespaltener Persönlichkeitsteile gelingt nie ohne Konflikte, Zerstörung und Leiden. Wenn du z. B. vor irgend etwas »Infantilem« in dir auf der Hut bist, mußt du dennoch lernen, es als zu dir gehörend anzuerkennen, damit es eine Chance erhält, erwachsen zu werden und den ihm gemäßen Platz im Gesamtgefüge deiner Persönlichkeit zu finden. *Wenn du ihm nicht gestattest, Aufmerksamkeit zu beanspruchen und seine Wirkung zu tun, welche dies auch sein mag, kannst du nichts an ihm ändern. Wenn du es beachtest und es in dein sonstiges Verhalten einbeziehst, wird es sich mit Sicherheit entwickeln und ändern.*
Um für diese schwere Aufgabe etwas Selbstvertrauen zu gewinnen, fang bei den »Fehlern« an, zu denen du besonders neigst. Angenommen, du machst beim Klavierspielen immer wieder denselben Fehler. Statt dich darüber zu ärgern und den Fehler ausschalten zu wollen, laß dich davon neugierig machen und wiederhole ihn absichtlich, um herauszufinden, was er zu bedeuten hat. Möglicherweise ist dein »Fehler« ein ganz natürlicher Fingersatz bei einer Passage, und der »richtige« Fingersatz ist falsch.
Wiederholte Fehler oder steife Verhaltensweisen sind oft retroflektierter Ärger. Wenn jemand dich geärgert oder aufgeregt hat, kippst du das nächstbeste Glas um, statt es ihm heimzuzahlen, und ärgerst dich noch mehr.
Setz für eine Weile deine moralischen Urteile über dich selbst außer Kraft. Gib dir selbst eine Chance. Wenn die Impulse, denen du gewöhnlich aus moralischen Gründen kein Gehör schenkst, lernen können, für sich selber zu sprechen, dann wirst du oft feststellen, daß dein Urteil, was in der Sache falsch und was richtig sei, sich ändert. Sei zumindest in deiner Selbstkritik nicht härter als in mjb Kritik an anderen. Schließlich bist du doch auch jemand!
Du wirst bald feststellen, daß es nicht so schlimm ist, wie du befürchtet hast, neurotisches Leiden oder eine »unmoralische« Neigung in dir zu ertragen. Wenn du dir erst die Technik zu eigen gemacht hast, den Schmerz aufzulösen und die »Unmoral« neu zu integrieren, wirst du bemerken, daß du freier, interessierter und energischer wirst.

● Wende nun die Methode des Konzentrations-Experiments auf Kopfschmerz oder irgendein anderes Symptom an. Widme ihm deine Aufmerksamkeit und laß das Fi-

gur/Grund-Verhältnis sich spontan bilden. Wenn du den Schmerz annehmen kannst, wird er dir als ein motivierendes Interesse dienen, er ist eine Empfindung, die dich berührt. Zur Auflösung des Schmerzes kommt es darauf an, seine Entwicklung abzuwarten. Laß dies geschehen, von selbst, ohne Dazwischenfahren und ohne vorgefaßte Meinungen deinerseits. Wenn du den Kontakt findest, wird dir die Figur klarer, und du wirst den schmerzhaften Konflikt auflösen können. Wenn du angefangen hast, mit dieser Technik zu arbeiten, kann es sein, daß die eintretenden Veränderungen noch eine ganze Weile so unmerklich bleiben, daß du die Geduld verlierst.
Der Schmerz wird umherwandern, sich ausdehnen oder zusammenziehen, seine Intensität und sein Charakter werden wechseln. Versuch die Form, Größe und Gerichtetheit derjenigen Muskeln zu spüren, die du kontrahierst. Achte besonders auf jedes Zittern, Jucken, auf »Elektrizität« und Kribbeln – kurz, auf alle Zeichen biologischer Erregung. Solche Erregungsempfindungen vegetativer oder muskulärer Art können in Wellen kommen oder gleichmäßig anhalten, anschwellen oder nachlassen. Wo es zu einem Juckreiz kommt, versuch ihn nicht zu früh durch Kratzen oder Reiben zu beseitigen; konzentriere dich auf ihn und sieh zu, wie er sich entwickelt. Laß die Erregung in den Vordergrund treten. Korrekt ausgeführt, müßte dieses Verfahren ein Wohlgefühl in dir hinterlassen. Dieselbe Technik ist nicht nur auf psychosomatische Beschwerden und Schmerzen anwendbar, sondern auch bei Ermüdungsdepressionen, unspezifischer Aufgeregtheit und Angstanfällen.

Bei der Ausführung dieser Experimente wirst du wahrscheinlich Angst verspüren, die, wie wir gesehen haben, ein Selbstregulierungsversuch ist, der falschen Atmung bei steigender Erregung entgegenzuwirken. Ob du nun Angst hast oder nicht, führe das folgende Atmungs-Experiment durch:

● Atme ganz aus, vier oder fünf Mal. Nun atme leicht, achte dabei auf das Ausatmen, aber ohne es zu forcieren. Spürst du den Luftstrom in deinem Hals, im Munde, im Kopf? Wenn du die Luft ausstößt, halte die Hand an den Mund und fühle den Luftstrom. Hältst du die Brust auch dann gedehnt, wenn keine Luft einströmt? Hältst du beim Einatmen den Bauch eingezogen? Spürst du, wie die Luft langsam hinunterfließt in die Bauchhöhle und das Becken? Spürst du, wie sich an den Seiten und im Rücken die Rippen ausdehnen? Achte auf die Straffung des Halses und der Kiefer, auf die Verschlossenheit der Nase. Achte besonders auf die Zwerchfellspannung. Konzentriere dich auf diese Spannungen und laß sie sich entwickeln.
Bei deinem täglichen Tun, besonders in wichtigen Augenblicken – bei der Arbeit, beim Zusammensein mit jemand, der sexuell begehrenswert ist, während eines dich ganz gefangennehmenden künstlerischen Erlebnisses, bei der Beschäftigung mit einem wichtigen Problem –, achte darauf, wie du vielleicht den Atem anhältst, anstatt tiefer zu atmen, wie es die Situation biologisch erfordert. Was unterdrückst du, indem du den Atem anhältst? Aufschreien? Kreischen? Weglaufen? Um-dich-Schlagen? Erbrechen? Zusammensinken? Weinen?

Zu dem Zeitpunkt, als sie ihre Berichte schrieben, hatten die Studenten in äußerst unterschiedlichem Maße in dieser Phase der Arbeit Fortschritte erzielen können. Die Skala reichte von kaum sichtbaren Wirkungen bis zur Freisetzung großer Erregungen. Wir wiederholen, es gibt keinen genormten Zeitplan für die Aneignung der hier dargestellten Gedanken, und es ist nicht dein Fehler, wenn unser Verfahren bis zu diesem Stadium für dich ein »Reinfall« ist.

»Nichts bringt mich rascher zum Einschlafen als der Versuch, diese Übungen zu machen. Das gilt, ob ich nun vorhabe, zu schlafen, oder nicht.«

Wenn wir sagen, daß dieser Student »sich in den Schlaf flüchtet«, so meinen wir das ohne jedes moralische Urteil, daß er das nicht dürfte. So verhält er sich eben gegenwärtig. So wie er strukturiert ist, geht er seinen Problemen lieber aus dem Weg, als daß er sie löst. Er kann weiter dieser Neigung folgen, sofern er einer (oder beiden) der folgenden Aussagen zustimmt: 1. Die Probleme sind nicht vorhanden; 2. die Probleme sind unvermeidlich und nicht zu lösen.

»Beim Wandernlassen der Aufmerksamkeit über den Körper, beim Beachten von Spannungen, Kneifen, Schmerzen usw. kann ich Erfolge berichten, wenn der Erfolg an der Feststellung bemessen werden kann, daß ich diese körperlichen Empfindungen in der Tat habe. Es ist nicht besonders schwierig, die Aufmerksamkeit auf bestimmte Körperteile zu konzentrieren und sie zu spüren. Aber kann nicht gerade die Konzentration der Aufmerksamkeit, wo doch die Resultate von den Autoren vorhergesagt werden, dazu führen, daß man dann auch diese Resultate erzielt? Wie weit dürfte man darin gehen, unangenehme körperliche Empfindungen heraufzubeschwören, ehe entweder die Hilfe eines Arztes erforderlich würde oder aber der Betreffende sich in Hypochondrie hineinmanövriert hätte? Ich kann mir nicht helfen, aber die Theorie, daß jedes Zwicken in einem angespannten Muskel mit irgendeinem lange vergessenen Erlebnis zusammenhängen solle, kommt mir dubios vor.«

Dieser Mann besteht immer noch darauf, »Körper« und »Seele« zu trennen und die beiden nie wieder zusammenkommen zu lassen. Für ihn sind die Empfindungen »körperliche Empfindungen«, die in den »Körperteilen« ganz natürlich sind, und die jedermann haben könnte, wenn er nur darauf achtete. Im nächsten Atemzug verdanken sie ihre Existenz aber plötzlich unserer Voraussage, man werde sie finden, wenn man danach suche, d.h. sie sind auf Suggestion zurückzuführen. An diesem Punkt aber erlangt er die volle Fähigkeit, unserem »Einfluß« zu widerstehen, denn er sperrt sich gegen die Theorie, daß die Spannungen als Konflikte einen Sinn haben sollen, die sich aufdecken und durcharbeiten ließen. Statt dessen befürchtet er das unerfreulichere Ergebnis, zum Arzt gehen zu müssen. Und was soll der tun? Die Unaufmerksamkeit für den Körper wiederherstellen? Die Suggestion durch Gegensuggestion aufheben? Aspirin verschreiben, statt des vorherigen Schmerztöters, der Unaufmerksamkeit? Ihm sagen, daß er es vergessen solle, oder – wie es sich tatsächlich verhält –, die Sache sei wohl psychosomatisch bedingt?

Der letzte Satz des obigen Zitats ist ein Beispiel dafür, wie man eine Argumentation falsch wiedergibt, um sie leichter abtun zu können. Die Muskeln können aus vielerlei Gründen schmerzen, unter anderem infolge normaler Ermüdung, Entzündung oder mangels bestimmter Nährstoffe. Mit solchen Fällen befassen wir uns hier nicht, sondern mit chronischen Kontraktionen, die man, wenn man darauf achtet, immer und immer wieder bei Abwesenheit gewöhnlicher Erklärungsfaktoren feststellen kann. Nur diese, wenn man sie sich entwickeln läßt und sie analysiert, *können* zur Erinnerung an Situationen führen, in denen sie als Mittel zur Unterdrückung eines Konflikts gelernt wurden. Aber dieses Wiederfinden von Erinnerungen, wenn und sofern es dazu kommt, ist etwas ganz Beiläufiges, ein bloßes Nebenergebnis beim Aufsuchen und Ausdrücken der Spannungen, aus denen der Konflikt besteht.

»Ich hatte keinen Kopfschmerz, um damit zu experimentieren, daher mußte ich mich mit einem aufgeschlagenen Schienbein und dem Schmerz, den es bereitete, behelfen.«

Konzentration auf tatsächlich verletzte Körperstellen erhöht zwar die Blutzirkulation und begünstigt insofern die Heilung, aber mit dem Zweck des Experiments hat dies nichts zu tun.

»Ich sah überhaupt keinerlei Erfolg. Ich habe alle Anweisungen ausgeführt, kam aber zu keinem anderen Gefühl als dem, meine Zeit sinnlos zu vertun.«

»... Dieses Experiment hat mir eine interessante Sperrung gezeigt. Wenn ich daliege und spüre einen Schmerz oder ein Jucken und konzentriere mich darauf, so verschwindet es, statt weiter nach vorn zu kommen, und etwas anderes in einem völlig anderen Körperteil beginnt meine Aufmerksamkeit abzulenken.«

»Ich habe dieses hochgestochene Geschwätz *gründlich* satt. Mich setzt keiner meiner Impulse in Verlegenheit, und ich bin mir über jeden einzelnen vollkommen im klaren. Ich habe weder Lust, mich zu übergeben, noch will ich auf eine Vergewaltigungstour gehen, noch Selbstmord machen. Ich schäme mich über nichts an mir – absolut nichts. Ich habe keine Angst vor meinem Wunsch, Leute umzubringen. Ich habe keine Scheu, zu brüllen und zu randalieren, aber mit Rücksicht auf die Nachbarn laß ich's. Aus moralischen Gründen verleugne ich keinen Impuls. Ich bin zweifellos psychopathisch. Ich habe schon Autos gestohlen, Rauschgift genommen und von Frauen gelebt. (Versucht mal, mir etwas zu beweisen.)«

»Die Spannungen, die ich um die Schultern und den Hals und manchmal auch in den Beinen spüre, kommen daher, daß ich in letzter Zeit bedrückt und nervös bin. Ich fühle mich innerlich überall angespannt, und das scheint sich in den eben erwähnten Körperteilen zu zeigen.«

Das nächste Zitat ist aus dem Bericht einer Studentin, die zu dem Zeitpunkt, als sie schrieb, schon vieles sich hatte entwickeln lassen, aber immer noch verwirrt war, was sie sagen und wie sie es sagen sollte:
»Ich habe viel Widerstand dagegen, meine wirklichen Gefühle zu Papier zu bringen. Ich kann sagen, daß mir Eure Behauptungen zuerst ziemlich wirr vorkamen, daß ich sie jetzt aber klarer finde und gewahr bin, daß ich es bin, die wirr war. Bis jetzt habe ich mich geweigert, die Pflicht des Gewahrseins anzuerkennen – und ich bin auch noch nicht recht damit einig. Aber ich sehe ein, daß ich mir viele unterdrückte Konflikte zurückrufen und versuchen muß, entweder damit zu leben oder sie zu lösen. Ich bin ab und zu noch mal zu den ersten Experimenten zurückgegangen, und gegen *die* habe ich jetzt weniger Widerstand, finde sie leicht. Wenn ich mich aber an diese hier machen will, befällt mich eine nervöse Erregung, die von den Beinen auszugehen und sich langsam über den ganzen Körper auszubreiten scheint, so daß ich mich kratzen muß, wie wenn ich mich zerreißen wollte. Ja, auch jetzt beim Tippen fängt das wieder an. Ich hämmere auf die Tasten, als ob die Aggression und Aufregung, die die Experimente hervorgerufen haben, durch den Lärm der Maschine zerstreut werden könnten. Plötzlich habe ich einen Schmerz im linken Arm, der im Knochen zu stecken scheint. Der ganze linke Unterarm ist steif. Mit meinem rechten Arm ist nichts. Ich wollte mich gerade erinnern, wann die nervöse Reaktion des Kratzens anfing.
Ich kann nicht weiter über das Kratzen nachdenken, statt dessen kommen mir jetzt Gedanken über das Weinen. Ich sag also etwas dazu. Ich komme aus einer Familie, wo jedes Zeigen von Gefühlen, besonders von Gefühlen dieser Art, scheel angesehen wird. Zur Zeit liege ich in Konflikt mit meinen Eltern, und das ist etwas, das zu einem Schuldkonflikt führt, denn ich fühle mich im Unrecht, weil ich ihnen unnötig Kummer mache. Ich gehe nicht mehr zu ihnen. Wenn ich da bin, fühle ich mich materiell ganz sicher, aber in jeder anderen Hinsicht erstickt durch ihren nur halbverhüllten Abscheu vor meinen Ideen und meiner Lebensweise. Ich habe einen Brief von ihnen bekommen, über den ich weinen möchte. Als ich ihn bekam und las und immer, wenn ich an ihn denke, spüre ich einen Kloß im Hals, eine Spannung hinter den Augäpfeln und eine Verkrampfung im ganzen Körper. Das wiederholt sich jetzt, wo ich es berichte. Aber ich werde mir den Luxus nicht gönnen, deswegen zu weinen. Was ich merkwürdig finde, ist, daß ich über einen Film, ein Buch, Theaterstück oder Kunstwerk oft weine, aber in meinen persönlichen Beziehungen ist dies bisher ein Privileg, das ich mir nicht gestatte.
Jetzt merke ich, daß ich mich plötzlich sehr aggressiv fühle, als ob ich etwas Gewaltsames tun möchte, und die Art, wie ich jetzt die Maschine bearbeite, ist im Einklang mit diesem Gefühl. Der Schmerz in meinem linken Arm ist wieder da.

Was das innere Denken angeht, so ist mir bewußt, daß die komischen Wörter und zusammenhanglosen Satzfetzen ›in meinem Kopf‹ angefangen haben, sich niederzuschlagen. Meine Gedanken scheinen sich um Konflikte zu drehen, um Kompromisse und um Fassaden, hinter denen ich mich verstecke, eine andere für jede Gruppe, in der ich bin. In einem Leben spielt man viele Rollen. Welches ist die echte, die das Selbst abbildet? Was mich am meisten erschüttert hat, ist das Bewußtsein von der Größe und Stärke meiner Widerstände.«
Diese Studentin hat ganz sicher »unerledigte Geschäfte« mit ihren Eltern. Was ist man z. B. Eltern schuldig, die einen nicht so nehmen, wie man ist? Was kann man tun, damit ihnen etwas aufgeht? Welches Leben soll man leben – eines, das man selber gewählt hat, oder eines, das andere für einen gewählt haben? Oder etwas dazwischen? Die Studentin wird noch entdecken müssen, daß unter den vielen Rollen, die sie spielt, keine die »echte« ist, die das Selbst darstellt. Vielmehr steckt ein Stück von ihr in jeder Rolle und findet Ausdruck darin. Das Problem ist, wie sie alle Rollen integrieren kann, damit ihr ganzes Selbst zusammenkommt und ein kontinuierliches Leben lebt.
Der folgende Auszug enthält keine sehr genauen Angaben über den Inhalt des entdeckten und bearbeiteten Konflikts, dennoch drucken wir ihn hier ab wegen der partiellen Entladung, die erreicht wurde, und wegen der anschließenden Differenzierung des primitiven Impulses:
»Während ich versuche, mir meinen Körper zu vergegenwärtigen, kommen gewisse Gefühle auf; bestimmte Personen haben mit der möglichen Erfüllung der erweckten Wünsche zu tun, und unweigerlich folgen darauf manche Verlegenheiten. Ich bin wirklich ernsthaft böse auf die Autoren, denn was herauskam, war gelinde gesagt etwas Unorthodoxes und Schockierendes, ohne die leiseste Chance der Erfüllung. Passiert ist, daß ich einer bestimmten Funktion oder eines Bedürfnisses gewahr wurde, und ebenso wurde ich gewahr, daß Erfüllung nicht in Frage kommt. Mir wird klar, daß der Wunsch schon vorher dagewesen sein muß, denn ich lag einfach da auf dem Bett, und plötzlich hatte ich diese Sache im Kopf, voll ausgemalt in allen Einzelheiten. Das ganze Szenario war fertig, von Anfang bis Ende. Ich glaube nicht, daß das in der kurzen Zeit des Experiments gewachsen sein kann. Es war wohl schon latent die ganze Zeit über da, aber bis jetzt war ich dessen wenigstens nicht gewahr. Es hat bloß zu einem Zustand heftiger und dauernder Selbstverachtung und Frustration geführt. Wie soll ich das loswerden, wenn ich auf ein Kissen losschlage oder schreie? Dies kann man nur auf einem Wege loswerden: Man muß es tun – und ich kann's nicht.« (Hier wurde der Bericht unterbrochen und erst etliche Tage später fortgesetzt.)
»Als ich den vorigen Teil noch einmal gelesen habe, war ich versucht, ihn zu vernichten und von vorn anzufangen. Aber ich leg ihn dazu, wegen der meiner Ansicht nach recht sonderbaren Folgen. Das plötzliche Gewahrwerden der Ur-

sache meiner Körperspannung und die Entdeckung eines unerfüllbaren Wunsches hatten mich so wütend gemacht, daß ich das aus den Augen verlor, was, wie ich jetzt glaube, wichtig war. Als ich mich vor einem Weilchen wieder an diesen Bericht gemacht habe, habe ich absichtlich versucht, mir den ganzen Vorgang ausgeführt vorzustellen, obgleich ich wußte, das kann nie sein. Ich merkte plötzlich, wie ich bis zu den Haarwurzeln rot wurde, nicht weil es eine *verbotene Tat*, sondern weil es so töricht war. Was für eine lächerliche Art, ›Rache zu nehmen‹. Ich glaube aufrichtig, wenn ich jetzt Gelegenheit erhielte zu tun, was mir undurchführbar erschien, ich täte es jetzt nicht, weil es so töricht und wirkungslos wäre. Es gibt andere Weisen, mit der Situation fertigzuwerden, die viel angemessener sind. Und nun werden so viele von meinen Einstellungen und Haltungen zu X bedeutungslos.«

Wichtig in unserem Zusammenhang ist, daß die primitive retroflektierte Aggression und der Akt, der sie verhinderte, zu ihrer Auflösung nicht die buchstäbliche Ausführung des unterdrückten Wunsches gegen Person X erforderten. Sobald die primitive Aggression einmal im Gewahrsein war und mit Bestürzung vorgestellt wurde, differenzierte sie sich weiter zu angemesseneren Formen der Situationbewältigung. *Es war die Verdrängung selbst, die dafür sorgte, daß die Aggression primitiv und unausführbar blieb.*

Im folgenden Beispiel galt die Konzentration einem Symptom des Verdauungskanals:

»Seit ein paar Monaten – mit Unterbrechungen sogar schon seit einem Jahr – leide ich unter Durchfall, der wahrscheinlich psychosomatisch ist, denn körperliche Ursachen wurden nicht festgestellt. Während meines Gewahrseins-Experiments konzentrierte ich mich auf die Bauch- und Solarplexus-Muskeln, um zu sehen, ob ich dort Spannungen bemerken könnte, die dies verursachen. Ich fand viele Spannungen in dieser Gegend und verwandte viel Zeit in mehreren Sitzungen darauf, sie zu isolieren und zu prüfen. Seither hat mein Durchfall völlig aufgehört. Es ist noch zu früh, um zu sagen, ob für immer, aber da ich weder an meiner Ernährung noch sonst in meinem Leben etwas geändert habe, scheint das doch ermutigend.«

Als letzten zitieren wir einen Studenten, der Wirkungen erzielt hat, die normalerweise ein viel längeres Arbeiten mit diesen Techniken erfordern:

»Ich entspannte mich auf dem Bett, um das ›Gespür‹ für meinen Körper zu bekommen. Nach kurzer Zeit war ich voll in Kontakt mit ihm und erspürte ihn zuerst hier, dann da. Dann atmete ich tief durch und atmete ganz aus. Die Erregung kam immer weiter nach vorn. Ich fühlte sie leicht aufwallen, und dann ging sie wieder zurück. Das geschah mehrmals, und ich merkte, daß ich mich davon abhielt, schneller zu atmen. Also fing ich absichtlich an zu *keuchen* – und da kam die Erregung! Sie *durchflutete* mich ganz. Es war, als ob ich an Händen und Füßen festgebunden wäre, während mächtige Stromstöße in mich hineingejagt würden. Mein Körper bäumte sich auf, hierhin und dorthin, wand und drehte sich mit der Strömung – Unterleib, Schultern, Rücken, Beine, Kopf. *Alles an mir* drehte sich im Kreise und war in jeder Weise in Bewegung. Mein Körper war glühend heiß, ich brannte geradezu, und meine Hände und Füße fühlten sich an, als ob sie in Flammen stünden. Der Schweiß floß an mir herunter, Tränen strömten mir übers Gesicht, mein Atem kam in riesigen, röchelnden Zügen, und ich sagte: ›Ohh... Ohh... Ohh...‹ Wie lange dies anhielt, weiß ich nicht, aber zumindest waren es mehrere Minuten. Nachdem es vorüber war (der intensivste Teil), sah ich nach meinen Händen, ob sie angesengt wären. Es hätte mich nicht gewundert. Eine weitere halbe Stunde lang gingen leichte Schauer durch mich hindurch, und *ich fühlte mich sehr lebendig und stark!*

In meinem Hinterkopf ist eine Stelle, die erst entspannt werden muß, ehe ich die Erregung ganz erleben kann. Konzentration auf diese Stelle und das Zwerchfell führte dazu, daß ich besagtes Erlebnis haben konnte. Wenn ich diesen kleinen Fleck in meinem Hinterkopf entspanne, kann ich mir jederzeit leichte Schauer das Rückgrat rauf und runter laufen lassen.

Das Wort ›langsam‹, das zweimal in den Instruktionen vorkam, war bei der Ausführung dieses Experiments für mich von großer Bedeutung.

Obwohl ich nicht weiß, wie es mit diesen Experimenten weitergeht, bin ich verflucht hinterher, es herauszufinden. Bis jetzt waren das ja nur die ›Flitterwochen‹, wie Ihr in der Einleitung gesagt habt. Vielleicht sind sie beim nächsten Experiment für mich vorbei, aber ich *versuch* es weiter.«

Experiment 14: Ausführen der nach außen gekehrten Handlung

Dies ist das dritte und letzte Experiment zur Retroflexion, auf das die beiden ersten vorbereiten sollten. Wenn du eine retroflektive Tätigkeit entdeckt und in den Muskeln gespürt hast, so haben wir in den beiden letzten Experimenten nur vorgeschlagen, daß du sie im Geiste oder in der Phantasie nach außen kehren solltest. Die wichtigste Phase ist aber natürlich die, wo du die Handlung offen sichtbar nach außen gegen die Umwelt kehrst, denn nur so können deine »inneren Konflikte« wieder in Bestrebungen rückverwandelt werden, dir im Kontakt mit Menschen und Objekten in der »Außenwelt« zu verschaffen, was du brauchst.

Auf dies bist du noch nicht vorbereitet – und es wäre verfrüht, es zu versuchen –, sofern es dir noch nicht gelungen ist, durch Konzentration deine Muskelverklammerung etwas zu lockern und die einzelnen Bestandteile darin zu unterscheiden. Angenommen, das ist dir gelungen, so ist die nächste Aufgabe die, Annäherungsschritte an die sichtbare Umkehrung der retroflektierten Tätigkeit zu unternehmen. Als Beispiel wollen wir annehmen, du hättest dir den Hals zugewürgt, um dich am Schreien zu hindern, und nun kannst du endlich in deiner Kehle den Impuls zu schreien spüren und in deinen Fingern den Impuls zu würgen. Das mag sehr bizarr klingen, wenn du dieses oder eines ähnlichen Konflikts noch nicht gewahr geworden bist, aber wir meinen es ganz wörtlich, nicht bloß bildlich gesprochen. Wenn du also etwas Derartiges fühlst, was ist da zu tun?

Sicher ist es nicht die Lösung, auf jemanden loszustürmen und ihn aus vollem Halse schreiend zu erdrosseln. Zwar haben die beiden Seiten des Konflikts in der Tat dies zu bedeuten – den Wunsch zu schreien und den Wunsch zu würgen –, aber sie sind primitiv und undifferenziert, und eben jene statische Verklammerung in deiner Muskulatur hat sie in diesem Zustand festgehalten. Wenn du durch das »Törichte« daran nicht gelähmt wirst, dann könntest du jetzt den beiden Seiten auf eine völlig ungefährliche Weise *ein bißchen* Ausdruck verleihen. Du kannst ein Kissen würgen! Klammere die Finger darum wie um einen Hals. Schüttle es, wie die Bulldogge eine Ratte schüttelt. Du kennst kein Erbarmen! Und dabei, während du ganz wütig darin aufgehst, das Leben aus deinem Feinde herauszupressen, wirst du früher oder später merken, wie du Laute ausstößt – Grunzen, Knurren, Reden oder Brüllen. Dies wird sich früher ergeben, wenn du das Experiment außer Hörweite anderer Leute ausführen kannst, aber wenn du erst einmal richtig bei der Sache bist, wirst du dich kaum noch darum kümmern, was die Nachbarn denken.

Ehe du dies erlebt hast, ist es dir vielleicht auch schon manchmal so vorgekommen, als möchtest du schreien, auf jemanden einschlagen, drücken, aber du glaubtest, du »könntest es unmöglich, selbst wenn du wolltest«. Die Muskelbindungen, welche die nötigen Energien in ihrer Verstrickung festhalten, können so fein sein, daß sie sich bei aller Konzentration nicht bis in die letzten Einzelteile hinein lockern lassen. Verschiedene Ansätze, dem Impuls Ausdruck zu geben, wie der soeben empfohlene, unternimmst du vielleicht vergebens, ohne daß das Verhalten lebendig und sinnvoll wird. Es bleibt tot, ein Stück vorsätzlicher Schauspielerei. Wenn du jedoch weitermachst, neue Varianten findest, mitgehst und dich allen Absurditäten, Launen und Posen überläßt, die dir einfallen, dann wird sich das Vorsätzliche schließlich in Spontaneität verwandeln; du gerätst in starke Erregung, und dein Verhalten wird ein echter Ausdruck dessen, was zuvor unterdrückt war. In diesem Augenblick wird paradoxerweise möglich, was dir vorher unmöglich war.

Die bloße physische Ausführung dessen, was du tun möchtest, des Schreiens, Schlagens, Würgens oder was es auch sei, wird nichts nützen, wenn dir nicht zugleich der Sinn dieses Tuns immer gewärtiger wird, wenn du nicht erkennst, welche besondere Bedeutung es in deinen zwischenmenschlichen Verhältnissen hat – wen du anschreien, wen oder was du schlagen möchtest –, wenn du nicht bei der Ausführung das Gefühl hast, *du bist es,* der das tut und der dafür verantwortlich ist. Andernfalls ist dein Tun vorgespiegelt und gezwungen. Wenn du dich antreibst, irgend etwas zu tun, bloß weil es um der Experimente willen von dir erwartet wird, dann schreist du dir nur die Kehle heiser, ermüdest deine Muskeln und reibst dich mit falschen Erregungen auf, aber du erreichst nicht die Integration, die du anstrebst.

Hier läßt sich die Wahrheit der ganzheitlichen Auffassung des Organismus – ganzheitliche Prozesse von Körper, Gefühl und Umwelt – dramatisch aufzeigen. Denn wenn deine Orientierung, dein Gefühl und dein sichtbares Verhalten spontan und in der richtigen zeitlichen Abstimmung zusammengehen, so wirst du plötzlich feststellen, daß du verstehst, fühlst und mit einem unerwarteten neuen Selbstgewahrsein und neuer Klarheit handeln kannst; spontan fällt dir eine verlorene Erinnerung wieder ein, erkennst du, welches deine wirkliche Absicht in einer gegenwärtigen Beziehung ist, siehst klar, was du als nächstes tun willst, und ähnliches mehr. Es geschah mit Rücksicht auf die Bedeutung der parallelen Entwicklung aller beteiligten Faktoren, wenn wir so oft wiederholt haben: Geh von allen Seiten aus vor – Phantasie, Analyse der zwischenmenschlichen Situation, sprachliche oder semantische Analyse, Gefühlsschulung, Körperausdruck; entspanne dich nicht voreilig, denn du übergehst damit manche dieser Faktoren; zwing dich nicht und nötige dir nichts Vorgefaßtes auf, sondern laß sponante Entwicklungen ihren Lauf nehmen.

Wo offener Ausdruck herrscht, werden normalerweise auch gestaute Energien frei – zum Beispiel wird die scheinbare Lethargie der Depression, wenn man sie löst, durch das ersetzt, was sie verborgen und in Schach gehalten hat, durch Toben oder die zuckenden Bewegungen des Schluchzens. Wo die Befürchtungen oder der soziale Druck so stark bleiben, daß solche Ausdrucksformen nicht durchbrechen können, da treten die völlig unzulänglichen Miniaturbewegungen des Denkens an ihre Stelle – in unserem Beispiel etwa eine Art subvokales Winseln. Die großen Bewegungen, die imstande wären, die Energie abzuführen, liegen in Verklammerung mit selbstkontrollierenden Spannungen in Zwerchfell, Kehle und Kopf. Da der einzige Weg zur Freisetzung der Energie der wäre, ihr Ausdruck zu verschaffen, und da das sich selbst kontrollierende »Ich« keineswegs die Absicht hat, diesen besonderen Impuls den ihm gemäßen Ausdruck finden zu lassen, bleibt die Verklammerung unverändert; da sie sich nicht verändert, bietet sie der Aufmerksamkeit keinen Halt und wird »vergessen« – ein isolierter, unbemerkter Konflikt im Organismus. Erwachsen aus den verkrampften Muskeln Schmerzen, so versteht das »Ich« sie nicht und erkennt sie nicht als Folgen seiner unerbittlichen Selbstbeherrschung an, sondern betrachtet sie als etwas ihm »von außen« Auferlegtes und fühlt sich als Opfer. Die Energie des Organismus ist nicht flüssig.

Konzentrierst du dich dagegen auf einen Kopfschmerz und läßt seiner Entwicklung ihren Lauf, so kannst du früher oder später bemerken, daß der

Schmerz durch den Druck der Muskeln in deinem Kopf erzeugt wird. Vielleicht wird dir des weiteren klar, daß du traurig bist, ja, daß du sehr gern weinen möchtest. Sofern du nun nicht allein bist, wirst du nicht imstande sein, die Muskeln zu lockern und es geschehen zu lassen. Um es dir zu erleichtern, zieh dich daher an einen Ort zurück, wo du ungestört bist. Selbst dort fällt es dir, wenn du ein Mann bist, vielleicht schwer, dich weinen zu lassen, denn wahrscheinlich bist auch du in der Fiktion großgeworden: »Große Jungen weinen doch nicht.« (Die folgenden Experimente zur »Introjektion« und »Projektion« werden dir helfen, dieses antibiologische Vorurteil zu überwinden.)

Wenn du in dir den Impuls entdeckst, etwas zu tun, das vernünftigerweise nicht in seiner primitiven Form geschehen kann, dann versuch vor allem, den Impuls nicht gegen dich selbst zu kehren; kehr ihn vielmehr gegen irgendein Objekt, das dir zupaß kommt. Würge dich nicht wieder selbst, sondern würge ein Kissen, und laß unterdessen deine Phantasie zu demjenigen hingehen, den du eigentlich erwürgen möchtest. Drück eine Orange, nicht deine Augäpfel. Schlag einen Sandsack. Führe ein Scheingefecht. Tret eine Kiste zusammen. Schüttle den Kopf heftig von einer Seite zur andern und brülle »nein«. Zuerst wirst du dies alles nur in sehr lahmer Ausführung können, doch nach einer Weile, wenn du dich überzeugt hast, daß es nicht »blöd« ist – es sind nur erste gefahrlose Schritte auf etwas hin, das du später auf weniger primitive Weise tun kannst –, wirst du dir erlauben, mit der ganzen Kraft deines Gefühls zu trampeln, zu schlagen und zu schreien wie ein bockiges Kind. Trotz der konventionellen Auffassungen, welche das Gegenteil besagen, ist dies die gesunde Art, wie der Organismus frustrierte Aggressionen nach außen lenkt.

Die Symptome können oft tiefer verborgen liegen, als es nach unseren bisherigen Ausführungen den Anschein hat. Wenn das Leiden an einem bestimmten Konflikt zu heftig gewesen ist, als daß du es hättest ertragen können, dann hast du vielleicht seinen ganzen Kontext unempfindlich gemacht, so daß blinde Flecken (Skotomata) entstanden sind. In diesem Falle stößt du bei der Körperkonzentration nicht auf Schmerzen oder Spannungen, sondern auf Empfindungen der Taubheit, Stumpfheit, Nichtigkeit. Konzentriere dich dann auf diese Empfindungen, so lange, bis sie nur noch wie ein Schleier oder eine Decke sind, die du abheben, oder wie ein Nebel, den du wegblasen kannst.

Theoretisch ist sexuelle Frigidität bei Mann und Frau nichts als ein solcher blinder Fleck und durch richtige Konzentration heilbar. Praktisch aber treten bei den meisten Fällen dieser Art äußerst komplizierte Widerstände auf. Die entscheidende Muskelblockierung bei der Frigidität ist die Taubheit des Bekkens, besonders im Kreuz und in der Leistengegend. Dies hängt oft mit falscher Masturbation zusammen. Und da die Masturbation eine sexuelle Form der Retroflexion ist, die je nach Kontext normal oder neurotisch sein kann, wollen wir sie hier kurz erörtern.

Bis vor einer Generation wurde Masturbation als äußerst sündhaft oder schädlich betrachtet. Heute wird sie in vielen Kreisen schon gebilligt und von »fortschrittlichen« Eltern sogar empfohlen, wenn auch mit viel Verlegenheit ihrerseits. Beide Einstellungen, Verdammung wie Billigung, sind allzu einfach. Ob Masturbation gesund oder schädlich ist, hängt von dem Antrieb ab, der sich darin äußert, von der Haltung, die dazu eingenommen wird, und von der angewandten Methode.

Es ist gesagt worden, der Schaden, den die Masturbation anrichten könne, bestehe in den Schuldgefühlen und Gewissensskrupeln, und das ist richtig; ohne diese Gefühle nimmt der Masturbierende keinen Schaden. In diesem Punkt herrscht jedoch allgemein eine irrige Auffassung. Das Schuldgefühl gilt nicht so sehr dem Akt selbst als vielmehr den sie begleitenden Phantasien – z. B. sadistische Szenen, die Erwartung, daß einen jemand ertappt und bestraft, ehrgeizige Selbstglorifizierung usw. Da die gesunde Masturbation einen nach außen gerichteten Trieb bedeutet – als Ersatz für Geschlechtsverkehr –, ginge es in der gesunden Masturbationsphantasie um Liebesspiel und Verkehr mit einem geliebten Menschen. Wo Masturbation Schuldgefühle weckt, stellt sich das Problem, die schulderzeugende Phantasie herauszufinden und sich mit ihr auseinanderzusetzen, unabhängig von dem Akt.

Das zweite Gefahrenmoment bei der Masturbation ist die mangelnde Beckenbewegung. Die Hände werden zu den aktiven, aggressiven Partnern im Geschlechtsakt, während die Geschlechtsteile gleichsam bloß genotzüchtigt werden. Ein Mann etwa, der auf dem Rücken liegt, gibt sich einer passiv-femininen Phantasie hin. Oder, wo die sexuelle Erregung nicht spontan aufkommt, entsteht eine Situation des Kampfes, des Ringens um den Sieg – die Hände wollen es, während die Genitalien widerstehen und der Vergewaltigung spotten. Währenddessen bleibt das Becken unbewegt, steif und gespannt, ohne orgastisches Sichwiegen und Stoßen. Das Ergebnis ist ein unbefriedigender Orgasmus, die künstlich stimulierte Erregung wird unzulänglich entladen, und Müdigkeit und das Bedürfnis, es noch einmal zu versuchen, schließen sich an.

Außerdem ist Masturbation oft ein Versuch, Spannungen auszuleben, die überhaupt nicht sexuell sind, z. B. nicht-sexuelle Einsamkeit, Depressionen, Ärger. Umgehehrt ist sie manchmal auch ein nicht-sexueller Ausdruck allgemeiner Verachtung und Rebellion.

Bei der gesunden Masturbation wie bei jedem gesunden Geschlechtsverkehr muß die Initiative vom Becken her – was dasselbe ist – vom echten sexuellen Bedürfnis ausgehen. Wenn das Kreuz steif und gespannt ist, die Beine an den Rumpf gezogen, sind orgastische Bewegungen gar nicht mehr möglich. Damit der Geschlechtsakt Befriedigung gewährt, muß man sich seinen Empfindungen überlassen können. Wenn man während des Aktes an etwas »denkt« oder Phantasien hat, die nicht integrierender Teil dessen sind, was man tut, wenn man die Hinwendung der Aufmerksamkeit zum Partner vermeidet oder die eigene Lust zu spüren versäumt, so ist Auflösung der sexuellen Spannung nicht zu erhoffen.

Kehren wir nun zu dem allgemeineren Problem der systematischen Auflösung von Retroflexionen zurück. Wenn wir uns auf lokalisierte Muskelkrämpfe oder Taubheitszonen konzentrieren, während wir der Entwicklung ihren Lauf lassen, setzen wir eine gewisse Menge Energie frei, die vorher gebunden und nicht verfügbar war. Nach einer gewissen Zeit jedoch werden wir feststellen, daß wir keine weiteren Fortschritte erzielen können, ohne die funktionalen Beziehungen zwischen den verschiedenen Teilen des Körpers zu beachten. Der Gefühlskontakt zwischen einem Teil und einem anderen muß wiederhergestellt werden, ehe die Reintegration möglich wird. Diese Teile sind natürlich nicht unabhängig voneinander, denn sie kommen ja alle mit, wenn du nur die Straße entlanggehst, dennoch ist es nötig, daß du dir über die strukturelle und funktionale Verbindung zwischen Ober- und Unterleib, Kopf und Rumpf, Rumpf und Beinen, rechter und linker Körperhälfte klar wirst und sie lebhaft spürst. Während dieser Arbeit wirst du fasziniert sein von den neuen und doch offensichtlichen Beziehungen, die dir gewärtig werden. Du begreifst aus eigenem Erleben, was mit dem Freudschen Begriff der »Verschiebung nach oben« gemeint ist – z. B. daß verdrängte sexuelle und anale Funktionen in unangemessenen Ersatzformen im Sprechen und Denken aufscheinen oder, umgekehrt, daß orale Blockierungen sich in analogen Spannungen wiederholen. Dies hat nichts Geheimnisvolles; da das System als Ganzes in Bewegung ist, passen sich nämlich bei Störungen eines Teils eines großen Subsystems wie des Ernährungstrakts die anderen Teile nach und nach an, um die Störung zu kompensieren oder zumindest die Einheit aufrechtzuerhalten, wenn auch bei verminderter Leistungsfähigkeit.

Die Wechselbeziehungen zwischen den verschiedenen Körperteilen sind im einzelnen bei jeder Persönlichkeit anders. Inzwischen müßtest du in der Lage sein, die speziellen Merkmale deiner persönlichen Körperfunktionen zu bestimmen und herauszuarbeiten. Wir wollen hier nur noch einiges über das Gleichgewicht und die Beziehung zwischen links und rechts bemerken.

Wenn Muskeltätigkeiten retroflektiert werden, ist klar, daß die Körperhaltung dabei auf jede nur erdenkliche Weise entstellt wird. Wenn man zum Beispiel das Becken steif hält, haben Bewegungen des Oberleibs, der Arme und des Kopfes keine flexible Grundlage. Versuche, Anmut und aufrechte Haltung durch Übungen wiederzuerlangen, werden sich als fruchtlos erweisen, solange nicht auch diese Steifheit gelockert wird. Mütter bringen ihre Kinder bloß zur Verzweiflung, wenn sie ihnen dauernd befehlen: »Steh grade«, »Zieh die Schultern zurück« oder »Halt den Kopf hoch.« Die »falsche« Haltung fühlt sich »richtig« an, und das wird auch so bleiben, solange bestimmte Körperteile wie in einen Schraubstock eingespannt sind und an spontaner Bewegung gehindert werden. Bei der richtigen Haltung muß sich der Kopf ohne Behinderung durch straffe Halsmuskeln frei auf dem Rumpf wiegen können, und der Oberleib muß ohne vorgeschobene Brust oder eingezogenen Rücken locker auf dem Becken sitzen. Man hat diese drei Körperteile mit drei Pyramiden verglichen, von denen jede auf der Spitze steht, so daß sie leicht nach jeder Seite herumschwingen können.

Der Konflikt zwischen Kopf und Rumpf kommt oft an anderer Stelle als ein Kampf zwischen der rechten und der linken Hand zum Ausdruck. Wo der Kopf moralisch und »rechtschaffen« ist, ist sein Träger »halsstarrig«, d. h. er fürchtet um sein prekäres Gleichgewicht. In diesem Falle dient der Hals nicht als Brücke zwischen Kopf und Rumpf, sondern als Barriere – buchstäblich als ein muskulärer Flaschenhals – zwischen den »höheren« und den »niederen« Funktionen der Persönlichkeit. Die Schultern bleiben eingezogen, als scheute man sich, sie zu dehnen und ihnen Kampf oder Arbeit zuzumuten. Der Unterleib ist gut »unter Kontrolle«. Mangelhaft ist das Zusammenspiel zwischen beiden Händen. Die eine Hand unterdrückt oft und durchkreuzt, was die andere tut, und dasselbe gilt auch für die Beine. Im Sitzen ist das Gleichgewicht prekär, das ganze Gewicht des Oberleibs lastet wie Blei auf nur einer Hinterbacke.

● Indem du dich auf deine Rechts/Links-Unterschiede konzentrierst, kannst du viel von dem fein abgestimmten Gleichgewicht zurückerlangen, das zu angemessener Körperhaltung und Körperbewegung erforderlich ist. Leg dich mit dem Rücken auf den Boden. Konzentrier dich zuerst auf das hohle Kreuz und die Halswölbung. Obwohl keine dieser Stellen so, wie sie jetzt daliegt, bliebe, wenn du bei korrekter Haltung aufrecht ständest, versuch nicht, dich zu entspannen oder die Biegung der Wirbelsäule sich abflachen zu lassen. Zieh die Knie an und spreize sie leicht, mit den Fußsohlen auf dem Boden. Dies wird die Spannung im Rückgrat mildern, aber du spürst immer noch die Straffheit im Rücken und die Verkürzung und Eingezogenheit der Beine. Laß nun alle spontanen Annäherungen an eine bequemere Position geschehen, die sich ergeben. Vergleiche jeden Teil deines Körpers auf der rechten Seite mit dem auf der linken. Du wirst viele Diskrepanzen feststellen, wo beidseitige Symmetrie bestehen sollte. Dein Gefühl, als ob du »ganz verbogen« dalägest, bringt nur in übertriebener Form zum Ausdruck, wie es tatsächlich ist. Gib dem Drängen des Organismus nach, sowie du es spürst, und korrigiere sacht deine Position – ganz, ganz langsam, ohne sprunghafte Bewegungen. Vergleiche rechtes und linkes Auge, ebenso die Schultern, Füße, Arme und Hände.

Währenddessen halte immer die Knie leicht gespreizt, die Arme locker und nicht überkreuzt. Merkst du, wie du sie zusammenlegen möchtest? Was kann diese Neigung bedeuten? Willst du sie schützend vor deine Geschlechtsteile halten? Fühlst du dich der Welt zu wehrlos preisgegeben, wenn du so offen daliegst? Was wird dich angreifen? Willst du dich zusammennehmen aus Furcht, du könntest sonst in Stücke zerplatzen? Bringt deine Rechts/Links-Diskrepanz einen Wunsch zum Ausdruck, eine Person X mit der einen Hand festzuhalten und mit der andern wegzustoßen? Einen Weg zu gehen und nicht zu gehen, beides zur gleichen Zeit? Wenn du versuchst, deine Stellung zu ändern, wie machst du es? Drehst und windest du dich? Bist du in einer Schlinge gefangen?

Eine sehr wichtige Verbindung und Diskrepanz besteht zwischen Vorder- und Rückseite des Körpers. Es kann zum Beispiel sein, daß du, während dein Blick allem Anschein nach geradeaus gerichtet ist, in Wirklichkeit mehr mit dem, was hinter dir ist, beschäftigt bist, und in diesem Falle kannst du nie sehen, wo du bist. Welche unbekannte Sache fürchtest du in deinem Rücken? Oder auf was hoffst du, was über dich kommen und dich anfallen könnte? Wenn du leicht stolperst und fällst, kann die Konzentration auf diese Diskrepanz zwischen vorn und hinten nützlich sein.
Während du deine Muskeln sich bewegen läßt, wie sie wollen, fühlst du vielleicht manchmal einen unbestimmten, doch ziemlich heftigen Drang, eine bestimmte Art von Bewegung zu vollführen. Es könnte zum Beispiel eine Art Ausgreifen sein. Wenn dem so ist, dann mach es mit, und greife versuchsweise aus. Wenn das Gefühl stärker wird, dann greif nicht nur mit den Händen, sondern auch mit den Armen und, wenn es die natürliche Verlängerung deines Tuns ist, mit dem ganzen Körper aus. Nach wem greifst du? Nach deiner Mutter? Nach einer geliebten Person, die nicht da ist? Wird das Ausgreifen in einer bestimmten Phase zu einem Wegstoßen? Wenn ja, dann stoße. Stoße gegen etwas Festes, z.B. die Wand. Bemiß die Kraft, mit der du stößt, nach der Stärke deines Gefühls. Ähnlich, wenn du spürst, nehmen wir an, wie sich deine Lippen straffen und dein Kopf sich wegdreht. Laß den Kopf von einer Seite zur andern pendeln und sag »nein«. Kannst du es laut und deutlich sagen, oder bröckelt dir die Stimme weg? Klingt es flehentlich? Oder wird deine Verneinung im Gegenteil zu einem allgemeinen Gefühl der Verachtung und Rebellion, mit Schlagen, Stoßen und Schreien? Was bedeutet es?
Bei solchen mimischen Bewegungen erreicht man nichts durch Forcieren. Dies würde zu reiner Schauspielerei führen und dich aus der Spur bringen. Dein Wissen, was du ausdrücken und tun willst, muß aus dem Erkunden und Kommenlassen der Gefühle und ihrer Bedeutung erwachsen. Wenn die Bewegungen die richtigen zum richtigen Zeitpunkt sind, dann werden sich deine Gefühle klären, und ihr Sinn in deinen Beziehungen zu anderen wird klarwerden.

Bei der Wiedergabe von Reaktionen auf dieses Experiment beginnen wir, wie üblich, mit einigen von eher ablehnendem Charakter.
»Ich bin ein Gewohnheitstier und mit meiner jetzigen Haltung ganz zufrieden. Ich denke nicht daran, mich auf den Boden zu legen und Fisimatenten zu machen. Ich greife auch nicht nach meiner Mutter oder nach der fernen Geliebten, stoße nichts weg, flehe, trample, schreie nicht und brülle auch nicht ›nein‹!«
»Ich habe keine aggressiven Triebe. Als ich noch jünger war, war ich eigensinnig, aggressiv und selbstgerecht. Es ist mich ziemlich schwer angekommen in den letzten zehn Jahren, diese Dinge beherrschen zu lernen, aber ich hab es *geschafft*! Es ist gar nicht so, daß ich meine Launen jetzt beherrschte, die Wahrheit ist, ich habe gar keine mehr. Was ich diesen Experimenten abzugewinnen hoffte und was ich vollständig vermisse, ist nicht eine Aufforderung, wieder mehr Launen zu haben, sondern ich möchte lernen, wie man selbstsicher sein kann. *Das* ist mein Problem. Wo sind die Experimente, die darauf eingehen?«
»Wenn mir bewußt ist, daß es mich juckt, so kratz ich mich. Wenn es mir unbequem ist, ändere ich die Stellung. Wenn ich herumlaufe und mich dauernd

frage: ›Fühlst du etwas?‹, so macht das keinen zufriedeneren oder besser angepaßten Menschen aus mir.«
»Was soll das ganze Gerede, ich wolle mich vor Dingen schützen, die doch *offenkundig nicht dasind?* Dies treibt alles immer weiter und weiter auf linkes Gelände ab.«
»Die ungenierte Behandlung des Geschlechtsverkehrs und der Masturbation hat mich schockiert. Auf die Gefahr hin, als prüde zu erscheinen, was ich nicht bin, möchte ich sagen, daß dieser Schock mich von dem ganzen Experiment abgehalten hat.«
»Die Annahmen in diesem Experiment sind ganz und gar lächerlich. Ich fürchte nichts hinter meinem Rücken. Wenn ich das alles so lese, fange ich an, mir um die Autoren Sorgen zu machen. Je mehr ich darüber nachdenke, desto mehr scheint mir, mein einziger Gewinn aus diesen Experimenten ist die Übung im Tippen.«

Wir geben nun Auszüge aus Berichten wieder, die positivere Ergebnisse verzeichnen:
»Wenn ich einatme, scheint mein Bauch sich ganz natürlich zu bewegen, aber meine Kiefer sind extrem gespannt, ebenso die Kehle und das übrige Gesicht. Ich hatte Gelegenheit, mich dessen zu vergewissern, als mich mein Vater wegen etwas herunterputzte, wo ich genau wußte, er hatte recht. Ich bekam genau dasselbe würgende Gefühl, konnte aber nicht viel davon zeigen, nicht einmal als er fragte, was denn da an mir ›nage‹. Das Gefühl, das ich da hatte, war, daß ich einfach *seine Gefühle nicht verletzen* dürfte. Aber ich weiß, gerade das tat ich mit meinem Schmollen und der schlechten Laune nachher. Nächstes Mal erspare ich mir diesen Ärger – und ihm meine schlechte Laune – und sage, was ich zu sagen hab.«
»Letzte Woche, als ich von einer Party nach Hause kam, hatte ich fürchterliche Kopfschmerzen. Statt mit Aspirin versuchte ich, wie Ihr vorgeschlagen habt, mit Verantwortung dagegen aufzukommen. Ich lag eine ganze Weile da, untersuchte von innen meine Stirn, und nach und nach schien es, als ginge der Schmerz, von dem ich zuerst gedacht hatte, er sei ganz allgemein, tatsächlich von zwei ganz bestimmten Punkten über beiden Augen aus. Es wurde nun ganz klar, daß es nicht einfach ein Schmerz, sondern ganz sicher ein Muskelkrampf war. Nachdem ich mich ein Weilchen auf die Muskeln um meine Augen konzentriert hatte, ohne sie irgendwie entspannen zu wollen, da entspannten sie sich ganz plötzlich, ohne jedes Zutun meinerseits, und der Schmerz war weg! Es war ein herrliches Gefühl der Erleichterung, und natürlich fiel ich fast augenblicklich in Schlaf. Erst am nächsten Morgen fragte ich mich, was der Kopfschmerz wohl zu bedeuten hatte, aber da war es wohl schon zu spät, als daß ich

noch etwas hätte tun können, um mir die Gründe dafür gewärtig zu machen.«

»Die erste Spannung spürte ich im Zwerchfell, und in einem Zustand erhöhten Gewahrseins bemerkte ich ein leises Bedürfnis, mich zu übergeben. Als das Gewahrsein weiter stieg, spürte ich mehrere Wellen von Zuckungen in der Zwerchfellgegend, die jedoch nie allzu stark wurden und nach kurzer Zeit aufhörten, die ganze Gegend schien nun entspannt zu sein. Während der ganzen Dauer der Übelkeit (aber es war eigentlich keine Übelkeit im gewöhnlichen Sinne) versuchte ich, meine Gefühle kommen zu lassen, und ich spürte, wie sich beinahe spontan meine Hände zusammenballten. Auch das Kopfschütteln, als ob ich heftig ›nein‹ sagen wollte, kam ganz leicht, und ehe ich es wußte, sprach ich das Wort ›nein‹ laut aus – laut und mit viel Gefühl. Ich machte das Experiment bis zum Würgen des Kissens, und während ich das tat, sah ich einige visuelle Bilder, die für mich äußerst interessant und aufschlußreich waren. Ich glaube nicht, daß ich sie hier beschreiben sollte, denn sie waren ziemlich intimer, persönlicher Natur. Von den Zwerchfellspannungen merke ich jetzt nichts mehr, und ich hoffe, daß sie nicht in schlimmem Ausmaß wiederkommen.«

»Es war diesmal niemand im Hause, und es würde auch für eine ganze Weile niemand kommen, so beschloß ich, das Experiment im Wohnzimmer zu machen, denn wenn ich den Tisch beiseite schob, würde ich viel Platz haben, um mich zu bewegen. Zuerst legte ich mich ganz bekleidet auf den Boden. Dann störte mich das. Es war das erste Mal, daß ich mich wirklich einem Aktivitäts-Experiment ganz widmen konnte und wußte, ich würde nicht gestört werden, daher warf ich eine Decke auf den Boden, zog die Vorhänge zu und entkleidete mich.

Das mit dem Körpergewahrsein ging besser als zuvor. Ich war erregt, und mein Atem ging rasch. Ich konzentrierte mich auf ihn, bis er zwar immer noch schnell, aber doch langsam genug war, daß ich richtig durchatmen konnte. Ich versuchte meine Gefühle im einzelnen zu verbalisieren – das Pochen in der Brust, den Schultern und den Oberarmen, und während ich mich mit diesen Empfindungen beschäftigte, merkte ich, daß ich eine Erektion bekam. Unwillkürlich versuchte ich, dies zu unterbinden, und dann bekam ich einen Schmerz im Rücken. Das war sehr interessant für mich, besonders weil dieser Rückenschmerz ein alter Bekannter ist und ich nun anfange, zwei und zwei zusammenzuzählen.

... Mein Rückgrat war äußerst steif. Weder das Kreuz noch die Halswölbung berührten den Boden. Als ich die Beine anzog, fand ich meine Lage etwas unbequem. Das untere Rückgrat drückte auf den Boden, und es kostete ziemliche Mühe, die Füße flach aufzusetzen. Meine Beine fühlten sich sehr gespannt an.

Als ich anfing, meine beiden Körperseiten zu vergleichen, fand ich, die rechte war viel entspannter als die linke. Meine rechte Schulter war etwas hochgereckt, und mein Gewicht lag zumeist auf der linken Schulter und der linken Gesäßhälfte. Ich hatte das deutliche Gefühl, der Beckengürtel sei angehoben. Als ich verschiedene Muskelgruppen erspürte, hatte ich plötzlich ein mächtiges Bedürfnis, mich zu strecken. Ich hob die Arme hoch und streckte die Schultermuskeln. Dann machte ich spontan eine ›Brücke‹, wie man sie bei Ringern sieht, und hob, auf Füße und Nacken gestützt, den ganzen Körper an. Als ich mich wieder zurücklegte, fühlte ich mich entspannt und sonderbar erleichtert. Mein Rückgrat war nicht mehr so steif, und das Kreuz kam nun dem Boden viel näher, wenn ich auch Rücken und Hals immer noch ›hoch‹ trug . . . Obwohl mir der Sinn von alldem nicht sehr klar ist, kann ich doch fühlen, daß dies alles langsam eine Bedeutung bekommt, und ganz allgemein fühle ich mich längst nicht mehr so verwirrt wie zuerst.«

»Als ich auf dem Bett lag und dieses Experiment machen wollte, wurde mir bewußt, daß ich mich wegen meiner Genitalien schämte. Ich wollte aufstehen und mir etwas anziehen, blieb dann aber doch liegen, um zu sehen, was daraus würde. Der Wunsch, mich mit der Hand zu bedecken, wurde sehr stark, und ich erinnerte mich, wie meine Mutter mir gesagt hatte, daß ›anständige‹ Mädchen sich nie so entblößen. Ich komme aus einer Familie, die auf moralische Vorzüge sehr viel Gewicht legte. Gefühle, besonders wenn sie sich auf Sexuelles bezogen, wurden mit stark abschreckenden Sprüchen und Vorhaltungen unterdrückt.

Als ich dieses Experiment machte, wurden mir meine natürlichen Wünsche klar, und zugleich fühlte ich die Befürchtungen und Warnungen, die mir in der Kindheit eingepflanzt worden waren. Ich sehe ein, ich muß noch für vieles neue Wertmaßstäbe finden und es durcharbeiten, ehe ich schließlich mit mir selber ins reine komme. Es gibt noch viele unerledigte Geschäfte in meinem Leben, aber ich sehe schon klarer die Mittel und Wege, wie ich sie angehen kann, und ich glaube, ich habe einen guten Anfang gemacht.«

»Bevor ich dieses Experiment machte, glaubte ich schon etwas Einsicht in die Sache erlangt zu haben, aber zu entdecken, wie gegensätzliche Kräfte auf den Körper einwirken, war doch etwas recht Bestürzendes für mich. Bis vor kurzem war ich unfähig, Zorn zu empfinden, egal unter welchen Umständen. Statt dessen fühlte ich mich verletzt. Meist wurde ich nervös, und später bekam ich dann durchdringende Kopfschmerzen.

Als ich mit angezogenen Beinen auf dem Boden lag, die Fußsohlen flach aufgesetzt, wurde mir bewußt, daß mein rechter Arm schlaff neben mir lag, während sich der linke Arm mit fest geballter Faust vom Körper wegdrehte. Mir scheint, die rechte Seite stellt die sanftmütigen, nichtaggressiven Tendenzen in mir dar, die linke die verdrängte Aggressivität. Es ist erstaunlich, wenn auch nicht besonders lustig für mich, daß Aggression sich zwar verdrängen läßt, aber unweigerlich in anderer Form wieder an die Oberfläche tritt.

Früher war ich sehr sarkastisch, aber schließlich habe ich mir auch noch diese mehr oder weniger feine Art des Zuschlagens verboten. Ich glaube, als ich darauf verzichtete, wurde ich unfähig, Zorn zu spüren. Diese Empfindungsfähigkeit kommt beim Ausführen dieser Experimente wieder zurück, aber offen sichtbar kann ich immer noch nicht viel tun. Irgendwie kommt es mir so grausam und unberechtigt vor, jemanden anzugreifen, in welcher Sache auch immer. Ich weiß aber, daß ich dies eigentlich tun möchte, und daß es in manchen Situationen nicht nur berechtigt, sondern auch notwendig ist. Ich mache schon ein paar Fortschritte in der Richtung, aber ich muß noch eine scheußliche Menge Retroflexionen auflösen und versuche mich damit abzufinden, daß es eine ganze Weile dauern wird.«

»Ich fing an mit Schattenboxen und ließ verschiedene Leute in meiner Phantasie ein und aus gehen. Schließlich kam Herr X. Da hörte ich auf, meinem imaginären Gegner Schläge zu versetzen, und gab es ihm mit dem rechten Fuß. Sofort spürte ich einen Krampf im Unterschenkel. Es überraschte mich ziemlich, nicht so sehr der Krampf als vielmehr der Gedanke, jemanden zu treten. Ich hatte eine solche Handlungsweise immer verabscheut und fand es unmöglich, daß ich auch nur daran dachte. Und hier stand ich nun und versuchte, Herrn X ins Gesicht zu treten. Da das Experiment an diesem Punkt zu Ende war, hörte der Krampf in meinem Bein natürlich auf. Jetzt aber, wo ich dies tippe, kann ich spüren, wie die Spannungen im Bein wieder aufkommen.

Ich frage mich, ob dies ein Fall von retroflektiertem Verhalten ist. Bedeutet es, daß ich mich all die Jahre über selbst getreten habe, wenn ich jemand anders treten wollte? Bis jetzt sehe ich noch keine klare Antwort auf diese Fragen, aber ich werde ihnen bald weiter nachgehen.«

Den folgenden Bericht zitieren wir ausführlich, wegen der glänzend beobachteten Einzelheiten:

»Mit der Zeit fand ich, daß ich die motorisch-muskulären Experimente über immer längere Zeitspannen hin machen konnte, und außerdem, daß das Gewahrsein der inneren Vorgänge und Spannungen bei jedem neuen Versuch schneller und vollständiger kam. Beim ersten Mal kam ich einige Zeit lang zu keinen Ergebnissen. Dann wurde ich mir meines Herzschlags bewußt und dann der Folgen des Herzschlags, nämlich der Blutzirkulation durch meine Glieder und des Pulsierens der Blutgefäße. Dann war die Gestalt weg, und ich schlief ein.

Das zweite Experiment fing negativ an. Plötzlich merkte ich, daß ich in mich hineinschaute – nichts tat als nach innen starren, um Ergebnisse zu erzwingen. Im gleichen Augenblick, wie ich damit aufhörte, kamen die Ergebnisse. Ich machte während der Experimente keine Notizen, daher kann ich nicht über alle Empfindungen berichten, die ich hatte. Ich kann nur sagen, wenn ich über die

berichte, an die ich mich erinnern kann, sie kamen so massenhaft und schnell, daß ich sie nicht hätte aufzeichnen können, ohne den Gewahrseinsstrom fatal zu stören. Zuerst wurde ich wieder des Blutkreislaufs gewahr, wie beim ersten Mal. Dieses Mal aber hielt ich die Gestalt fest und wurde bald mit dem klaren Gewahrwerden motorisch-muskulärer Vorgänge belohnt. Da waren Stiche jeder Art, elektrische Ströme und insbesondere kleine innere Sprünge in den Gliedmaßen. Dies schien mit wenig oder gar keiner Angst verbunden, abgesehen von einem ständigen Übereifer, den ich als Teil eines zwanghaften Strebens nach verfrühtem Erfolg ansah. Einmal wäre ich fast wieder eingeschlafen, aber als ich Figur und Grund wiederherstellte, hatte ich ein schönes Gefühl, diesen Widerstand gegen das Gewahrwerden überwunden zu haben.
Dann spürte ich einen heftigen Schmerz in den Bauchmuskeln, fast wie von einem Schlag auf den Magen. Als ich jedoch versuchte, mich darauf zu konzentrieren, verschwand er. Dann spürte ich einen heftigen Schmerz im Oberarm. Dieser blieb und wuchs, als ich mich etwa fünf Minuten lang auf ihn konzentrierte. Er bewegte sich etwas und wurde abwechselnd schwächer und stärker. Ich versuchte mich nun in freien Assoziationen zu meiner Lebenssituation, um festzustellen, ob sich eine Verbindung mit diesem Schmerz erkennen ließe. Ich weiß ehrlich nicht mehr, woran ich zu dieser Zeit dachte, aber etwas kam an die Oberfläche, das zu bewirken schien, daß der Schmerz wie eine Bombe innerlich pilzförmig explodierte. Ich kann meine Gefühle beschreiben, wenn ich sage, ich fühlte mich, als ob ich kurz vor einem Orgasmus in der Gegend des Armes stünde. Dieses Gefühl stieg bis zu fast unerträglicher Spannung an und fiel dann unaufgelöst ab, und ich hatte nun genau das Gefühl, wie wenn ein erwarteter Orgasmus nicht eingetreten wäre. Als ich mit dem Experiment aufhörte, fühlte ich mich jedoch gut, ohne die typische unangenehme Nachwirkung eines unvollständigen Orgasmus; ich hatte aber auch das Gefühl, daß beinahe etwas Fürchterliches geschehen wäre. Ich muß nun weiter berichten, daß die Erinnerung an das Experiment, als ich dies tippte, spontan und detaillierter wiederkam, als ich es für möglich gehalten hätte, und plötzlich spürte ich wieder den gleichen Schmerz in der gleichen Armgegend. Grad jetzt ist er da. Das interessiert mich, beunruhigt mich aber auch ein bißchen.
Eben habe ich den Bericht unterbrochen, um mich auf den wiederholten Schmerz in meinem Arm zu konzentrieren. Das innere Gewahrsein kam sofort, und der Schmerz blieb da. Plötzlich breitete er sich über meinen ganzen Körper aus, und ich begann vor Furcht zu zittern (buchstäblich), eine Emotion, die mich überraschte und ärgerte. Währenddessen hatte ich das Gefühl, meine Arme nach jemandem ausstrecken zu wollen – nach meiner Mutter. Gleichzeitig fiel mir ein Vorfall ein, bei dem ich genau das getan hatte. Es war, als ich vier Jahre alt war. Ich war mit meinen Eltern auf Reisen und hatte eine heftige Abneigung gegen den Direktor unseres Hotels gefaßt. Ich hatte irgend etwas ge-

tan, das unartig war, und meine Mutter sagte, wenn ich mich nicht benehmen würde, so würde sie weggehen und mich beim Geschäftsführer lassen, welcher in dem Augenblick dabei war.
Ich fing an zu weinen und rannte mit ausgestreckten Armen zu meiner Mutter hin. Sie tröstete mich und versicherte, sie habe nur Spaß gemacht, während der Geschäftsführer mich auslachte und mich ein ›Mamakindchen‹ nannte. All dies kann natürlich später zusammengereimt sein, und ich könnte Euch keinen Vorwurf machen, wenn Ihr skeptisch wäret, ich bin es selbst auch. Nach allem, was ich weiß, hatte ich aber an diesen Vorfall, seit er geschehen war, nicht mehr gedacht, und jetzt erinnere ich mich so klar daran, als ob es gestern gewesen wäre. Der Schmerz in meinem Arm hält immer noch an, scheint aber nicht mehr so heftig und auf eine weitere Zone ausgebreitet.
Im nächsten Muskelspannungs-Experiment kam das Gewahrsein etwas langsamer als beim letzten Mal, möglicherweise wegen der Ängste, die von den Ergebnissen beim letzten Mal geweckt worden waren. Es dauerte etwa fünfzehn Minuten, bis sich ein starkes Gewahrsein gebildet hatte, diesmal in der Gegend des Gesichts. Zuerst bemerkte ich eine Neigung der Muskeln in meinem Mundwinkel, sich nach oben zu ziehen; ich stellte mir vor, das sei ein Versuch zu lächeln. Zehn Minuten vergingen ungefähr, bevor mir klar wurde, daß dieses Aufwärtsziehen kein Lächeln war, sondern vielmehr Teil der Gesichtsregung bei einem Weinanfall. Daraufhin begann ich zu weinen! Ich hatte das nicht mehr getan, seit ich ein kleines Kind war. Die Verlegenheit über mein Verhalten störte hier die Entwicklungen. Ich konnte mein Tun mit nichts in meiner Lebenssituation assoziieren, außer möglicherweise dem Tod meiner Mutter vor zwei Jahren, bei welcher Gelegenheit ich nicht hatte weinen können, obgleich ich es wollte. Ich wurde jedoch gewahr, daß der Druck meiner Unterlippe gegen die Oberlippe und die Spannung über die Stirn hin – zwei Spannungen, über die ich schon berichtet habe – dazu dienten, mich vom Weinen abzuhalten. Nach dem Experiment fühlte ich mich gut und äußerst froh, mir diese ungewöhnliche Erfahrung gegönnt zu haben.«

7

Introjektion

Experiment 15: Introjektion und Essen

Bei der Behandlung der Introjekte bedienen wir uns wieder derselben Technik der Konzentration und des Kommenlassens wie schon bei den Retroflexionen, jedoch mit einem wichtigen Unterschied im Vorgehen. Bei der Retroflexion ist sowohl der retroflektierte Akt wie auch das Verhalten, das ihn in Schach hält, Teil der eigenen Persönlichkeit; und was es zu tun gilt, ist erstens, beide Teile anzuerkennen und sich mit ihnen zu identifizieren, und zweitens, eine neue Integration zu finden, in der beide Teile offenen Ausdruck erhalten. Ein Introjekt hingegen ist ein Stoff – eine Art zu handeln, zu empfinden, zu werten –, den man in sein Verhaltenssystem aufgenommen, aber nicht so weit assimiliert hat, daß er ein echter Teil des Organismus geworden wäre. Man hat ihn gezwungenermaßen hingenommen, in einer erzwungenen Identifikation (einer Pseudo-Identifikation), und auch wenn man nun gegen die Vertreibung des Introjekts Widerstand leistet, als wäre es etwas Kostbares, ist es in Wahrheit doch ein Fremdkörper.

Als Organismus wie als Persönlichkeit wächst man, indem man sich neue Stoffe assimiliert. Den Erwerb von Gewohnheiten, Einstellungen, Überzeugungen und Idealen mit dem Prozeß der Nahrungsaufnahme in den Organismus zu vergleichen, erscheint einem zuerst bloß als eine grobe Analogie, aber je näher man beide Abläufe in ihren Einzelheiten ansieht, desto klarer wird ihre funktionale Gleichartigkeit.

Körperliche Nahrung wird, wenn richtig verdaut und assimiliert, zu einem Teil des Organismus; was jedoch »schwer im Magen liegt«, ist ein Introjekt. Man bemerkt es und möchte es wieder von sich geben. Tut man dies, so stößt man es aus seinem »System« aus. Nimm nun aber an, du unterdrückst das Unbehagen, die Übelkeit und die Neigung, es auszuspeien. Dann »behältst du es bei dir«, und es gelingt dir schließlich, es unter Mühen zu verdauen, oder aber es vergiftet dich.

Wo es nicht um körperliche Nahrung geht, sondern um Begriffe, »Fakten« oder Verhaltensnormen, ist die Situation die gleiche. Eine Theorie, die du beherrschen gelernt, in ihren Einzelheiten verdaut und dir zu eigen gemacht hast, kann flexibel und wirksam gebraucht werden, weil sie dir zur »zweiten Natur« geworden ist. Eine »Lehre« dagegen, die du als Ganze geschluckt hast, ohne sie zu verstehen – z. B. weil sie von einer »Autorität« kommt –, und die du nun anwendest, als ob sie dein eigen wäre, ist ein Introjekt. Obwohl du das anfängliche Befremden über das, was da in dich hineingezwungen wurde, unterdrückt hast, kannst du dieses fremdkörperhafte Wissen nicht wirklich gebrauchen; und in dem Maße, wie du dir die Persönlichkeit mit hinuntergewürgten Bissen von diesem und jenem verstopft hast, hast du deine Fähigkeit, aus eigenem Antrieb zu denken und zu handeln, geschädigt.

In diesem Punkte sind wir anderer Ansicht als Freud. Er glaubte, daß manche Introjektionen gesund seien, zum Beispiel die Vorbilder und Imitationen, aus denen sich die Persönlichkeit des Kindes entwickelt, besonders aber die Introjektion der liebevollen Eltern. Aber hier verabsäumte er es offenbar, zwischen Introjektion und Assimilation zu unterscheiden. Was assimiliert wird, wird nicht als ein Ganzes aufgenommen, sondern zuerst völlig zerstört (abgebaut) und umgewandelt – und dann vom Organismus *selektiv* nach Maßgabe seiner Bedürfnisse absorbiert. Was das Kind von den *liebevollen* Eltern aufnimmt, das assimiliert es auch, denn es paßt zu ihm und ist seinen eigenen Bedürfnissen, während es wächst, gemäß. Introjiziert, ganz geschluckt werden müssen die *gehässigen* Eltern, obwohl sie denBedürfnissen des Organismus zuwider sind. Zugleich werden die echten Bedürfnisse des Kindes ausgehungert, seine Auflehnung und sein Abscheu verdrängt. Das »Ich«, das sich aus Introjekten zusammensetzt, bewegt sich nicht spontan, denn es besteht aus Vorstellungen über das Selbst – aus Pflichten, Normen und Ansichten über die »Natur des Menschen«, die ihm von außen aufgenötigt wurden.

Wenn dir die Notwendigkeit einer aggressiven, destruktiven und rekonstruktiven Einstellung zu jeder Erfahrung, die du dir wirklich zu eigen machen willst, klar ist, dann kannst du auch das schon erwähnte Erfordernis einsehen, Aggressionen hoch zu bewerten und sie nicht eilfertig – aufgrund eines Introjekts – als »antisozial« abzutun. In der Umgangssprache nennt man »sozial« oft die Bereitschaft, Normen, Regeln und Institutionen zu introjizieren, die den gesunden Interessen und Bedürfnissen des Menschen fremd sind, bei gleichzeitigem Verlust der echten Gemeinschaft und der Fähigkeit, Freude zu empfinden.

Die Schwierigkeit bei der Beseitigung von Introjekten aus deiner Persönlichkeit liegt nicht wie bei den Retroflexionen im Anerkennen und Integrieren abgespaltener Stücke von dir selbst. Sie liegt vielmehr darin, daß du dessen gewahr werden mußt, was nicht wahrhaft dein eigen ist, daß du eine wählerische und kritische Einstellung zu dem dir Angebotenen gewinnen und – vor allem – die Fähigkeit ausbilden mußt, von der Erfahrung »abzubeißen« und sie zu »zerkauen«, damit du gesunde Nahrung daraus ziehen kannst.

Um den Vorgang der Introjektion weiter zu klären, wollen wir noch einmal die ersten Lebensjahre betrachten. Der Fötus ist mit der Mutter vollkommen eins; sie bietet ihm Sauerstoff, Nahrung und Umwelt. Nach der Geburt muß der Säugling selbst Luft aufnehmen und anfangen, zwischen den Sinneseindrücken aus seiner Umwelt zu differenzieren, seine Nahrung aber erhält er, wenn auch jetzt nur noch in Abständen, völlig verdauungsfertig zugeführt. Er braucht nur

zu saugen und zu schlucken. Dieses Aufnehmen von Flüssigkeit ist gleichbedeutend mit totaler Introjektion, denn die Stoffe werden ganz geschluckt. Aber im Stadium des Säuglings, der noch keine Zähne hat, ist das *angemessen.*
In den nächsten oralen Entwicklungsphasen, denen des Beißens und Kauens, wird das Kind im Hinblick auf seine Nahrung aktiver. Es wählt in gewissem Maße aus, macht sich zu eigen und verändert, was die Umwelt ihm bietet. Es lernt zu unterscheiden, daß es in die Brustwarze nicht beißen darf, während es daran saugt, von seiner übrigen Nahrung dagegen, die immer noch teilweise vorbereitet ist, beißt es schon kleine Stückchen ab. Mit dem Durchbrechen der Backenzähne erreicht es die Phase des Kauens, die von höchster Bedeutung ist, weil nun erst die vollständige Zerstörung der Nahrung möglich wird. Anstatt unkritisch anzunehmen und zu introjizieren, was man ihm gibt, bearbeitet das Kind beim Kauen das von der Umwelt Gebotene, so daß die Assimilation gesichert wird. Erst nach Erlangen dieser Fähigkeit, in Verbindung mit der nun fast vollständigen Entwicklung der sensorischen Unterscheidung und der Objektwahrnehmung, beginnt das Kind zu sprechen und den Prozeß der »Ich«-Bildung zur Entscheidung zu bringen.
Der Vorgang der Entwöhnung – bei dem man das Kind dazu bringt, auf das Saugen zu verzichten – wird immer als schwierig und traumatisierend betrachtet. Es ist jedoch sehr wahrscheinlich, daß dort, *wo es vorher kein Aushungern und kein Verweigern von Zuneigung gegeben hat* (d. h. wo sich Unterbrechungen, Verzerrungen oder Unerledigtes aus den früheren Phasen nicht schon gehäuft haben), das Kind bereit und willens sein wird, seine neuerlangten Kräfte zu üben und die introjektive Konfluenz hinter sich zu lassen. Es war nur der tragische Umstand, daß diese normale Abfolge in unserer Gesellschaft fast nie stattfindet – daß daher Beißen und Kauen von Anfang an unvollkommen sind –, was Freud und andere die »partielle Introjektion«, das Hinunterwürgen schlecht zerkauter Bissen der einen oder anderen Art, als normal ansehen ließ.
Mit dem Beißen und Kauen, den sehr wichtigen Bewegungsfunktionen und der Fähigkeit, sich einer Sache zu nähern, beherrscht das Kind die wichtigsten Arten der zu seinem Wachstum erforderlichen Aggression. Diese sind natürlich nicht »antisozial«, obwohl sie das genaue Gegenteil passiver Konfluenz sind. Werden jedoch diese biologischen Tätigkeiten nicht im Dienste der Wachstumsfunktionen ausgeübt – wie Initiative, Auswählen, Überwinden von Hindernissen, Ergreifen und Zerstören mit dem Ziel zu assimilieren –, *dann* findet die überschüssige Energie ihren Auslaß in verschobenen Aggressionen, wie Herrschaft, Reizbarkeit, Sadismus, Machtgier, Selbstmord, Mord und dessen Vermassungsform, dem Krieg! Der Organismus entwickelt sich nicht in dauernder schöpferischer Abstimmung mit seiner Umwelt, so daß das »Ich« ein System von ausführenden Funktionen im Dienste der Orientierung und Aktivität wäre. Statt dessen wird ihm ein »Ich« aufgepfropft, das eine buntge-

mischte Sammlung nicht-assimilierter Introjekte ist – Merkmale und Eigenschaften, die er von den Autoritätsfiguren übernommen hat und die er nicht verdauen kann, Beziehungen, die er nicht abgebissen und zerkaut hat, Wissen, das er nicht versteht, Fixierungen auf das Saugen, die er nicht lösen kann, Abscheu, den er nicht äußern darf.

Wenn bei der Umkehrung von Retroflexionen ein Betrag an aggressiver Energie vom Selbst als dem Opfer freigegeben wird, so kann es nützlich sein, diese Energie für das Zerbeißen und Zerkauen körperlicher Nahrung und ihres psychologischen Gegenstücks zu verwenden: Probleme, die gesehen, Fixierungen, die gelöst, Vorstellungen vom »Ich«, die zerstört werden müssen. Dies ist es, was wir in den folgenden Experimenten versuchen, aber du mußt, wie schon bei der Arbeit an den Muskelkontraktionen, auch hier langsam vorgehen und dir keine Gewalt antun, oder du wirst mit Sicherheit enttäuscht und entmutigt. Die Hauptwiderstände, deren du gewahr werden wirst, sind Ungeduld und Gier – völlig normale Gefühle im Entwicklungsstadium des Schluckens, aber nicht mehr im reiferen, differenzierteren Stadium des Auswählens, Zerbeißens und Nachdenkens. Sei fürs erste damit zufrieden, überhaupt Gewahrsein aufkommen zu lassen. Du hast schon viel erreicht, wenn du durch Konzentration gelernt hast, auf deine Art zu essen, zwischen flüssiger Nahrung, die man mit Recht trinken, und fester Nahrung, die man *nicht* dadurch verarbeiten kann, daß man sie hinunterschlürft, zu unterscheiden.

● Konzentriere dich auf dein Essen, ohne dabei zu lesen oder etwas zu »denken«. Wende dich einfach bloß deiner Nahrung zu. Die Mahlzeiten sind für uns zumeist gesellige Anlässe geworden, der Primitive dagegen sondert sich ab, um zu essen. Folge seinem Beispiel bis zu einem gewissen Punkt: Halte dir eine Mahlzeit täglich frei, bei der du für dich allein ißt, und lerne dabei, wie man ißt. Das kann etwa zwei Monate dauern, aber nachher wirst du einen neuen Geschmack und eine neue Quelle des Vergnügens erlangt haben, und du wirst nicht mehr davon abgehen. Wenn du ungeduldig bist, wird dir dies zu lang vorkommen. Du wünschst, magische Wirkungen zu sehen, schnelle Resultate ohne Mühe. Damit du deine Introjekte loswirst, mußt du selber die Zerstörung und Reintegration leisten.

Achte auf dein Widerstreben, dich deiner Nahrung zuzuwenden. Schmeckst du nur die ersten Bissen und verfällst dann in einen Dämmerzustand des »Denkens«, Tagträumens, Redenwollens, wobei du den Kontakt zu dem Geschmack verlierst? Zerbeißt du deine Nahrung durch saubere, tüchtige Arbeit mit den Schneidezähnen? Mit anderen Worten, beißt du durch ein Wurstbrötchen, das du in den Händen hältst, hindurch, oder klemmst du es dir bloß zwischen die Kiefer und reißt einen Fetzen davon ab? Kaust du mit den Backenzähnen bis zur völligen Zerstörung, d.h. Verflüssigung der Nahrung? Achte einfach nur darauf, was du tust, ohne vorsätzlich etwas daran zu ändern. Viele Änderungen werden sich spontan ergeben, wenn du mit dem, was du ißt, in Kontakt bleibst.

Wenn du so bewußt ißt, spürst du da Gier? Ungeduld? Abscheu? Sind die Hetze und der Wirbel des modernen Lebens schuld daran, daß du deine Mahlzeiten hinunterschlingst?

Ist es denn anders, wenn du Zeit hast? Vermeidest du fades und geschmackloses Zeug, oder stopfst du auch das ohne Einwände herunter? Spürst du eine »Sinfonie« von Aromen und Geweben in deiner Nahrung, oder hast du deinen Gaumen so abgestumpft, daß dir eines wie das andre schmeckt?
Wie steht es hinsichtlich der nicht-körperlichen, der »geistigen« Nahrung? Überleg dir dieselben Fragen z. B. in bezug auf deine Verarbeitung von Druckseiten. Liest du über schwierige Abschnitte hinweg oder arbeitest du sie durch? Entspricht deinem Geschmack nur das Süße und Leichte – Unterhaltungsliteratur oder Reportagen –, das du ohne aktive Beteiligung hinunterschlingen kannst? Oder zwingst du dich, nur »schwere« Literatur an dich heranzulassen, obwohl du dich abmühst und wenig Spaß daran hast?
Wie nimmst du die Bilder im Kino auf? Verfällst du in eine Art Trance und trinkst die Szenen in dich hinein? Untersuche dies als einen Fall von Konfluenz.

Im gleichen Zusammenhang wollen wir auf den Alkoholismus eingehen, der, wenngleich mit vielen Komplikationen und Verästelungen (einschließlich somatischer Veränderungen), muskulär in oraler Unterentwicklung verankert ist. Keine Behandlung kann dauernde Heilung oder mehr als bloß eine Unterdrückung bewirken, solange der Alkoholiker (der erwachsene »Säugling«) nicht in das Stadium des Beißens und Kauens hinüberfindet. Im Grunde will der Trinker seine Umwelt in sich hineintrinken – leicht und total mit ihr in eins fließen ohne die Erregung (die ihn eine mühsame Anstrengung kostet) des Kontaktaufnehmens, Zerstörens und Assimilierens. Er ist ein Flaschenkind, ein Schlucker, und nimmt nicht gern feste Nahrung zu sich, die er zerkauen muß. Das gilt für das Steak auf seinem Teller ebenso wie für die umfassenderen Probleme seiner Lebenssituation. Er wünscht sich die Lösungen in flüssiger Form, vorgekaut, so daß er sie nur noch hinunterzukippen braucht.
Gesellschaftlich möchte er ohne vorbereitenden Kontakt sofort mit dem anderen Menschen in eins fließen. Jemand, den er eben erst kennengelernt hat, wird zu einem dicken Freund, dem er »sein Herz ausschüttet«. Er übergeht jene Teile seiner Persönlichkeit, die Unterscheidungen treffen könnten, und dann, aufgrund dieser vermeintlich tiefen und aufrichtigen, in Wahrheit aber ganz oberflächlichen Kontakte, bringt er ungeduldige, extravagante Forderungen vor.
Ebenso unkritisch nimmt er soziale Mißbilligung in sich auf und erkennt sie als etwas von ihm selbst Ausgehendes an, denn er hat ein starkes auto-aggressives Gewissen. Er kann es zum Schweigen bringen, indem er es in Alkohol ertränkt, doch wenn er aufwacht, nimmt er es sich doppelt übel. Da er seine Aggression nicht dazu gebraucht, sich seiner Nahrung oder seinen Problemen zuzuwenden, fließt der Überschuß, soweit er nicht in seinem Gewissen aufgeht, in launenhaften Streitereien um nichts nach außen.
Trinken ist die angemessene Art, Flüssigkeiten aufzunehmen, und die gelöste Umgänglichkeit des Betrunkenseins ist erwärmend und angenehm. Doch dies

sind nur Phasen des Erlebens, nicht das ganze Erleben, und wo sie dauernd als gebieterische Bedürfnisse im Vordergrund stehen, da wird die Möglichkeit anderer Arten und Ebenen des Erlebens ausgeschlossen.

Ein ähnlicher Mechanismus zeigt sich in der sexuellen Promiskuität. Hier richtet sich der Wunsch auf die sofortige Befriedigung, ohne vorherigen Kontakt und ohne das Aufbauen einer Beziehung. Da er gefühlskalt und ein Opfer taktiler Aushungerung ist, erstrebt der Casanova die bloße taktile Nähe der Hautoberfläche als letztes sexuelles Ziel. Obwohl natürlich noch andere, komplizierende Faktoren im Spiel sind, stechen auch hier wieder Ungeduld und Gier hervor.

Zumeist begegnen unsere Ansichten über die Introjektion auf den ersten Blick einer nahezu einstimmigen Ablehnung. Wir zitieren einige Kommentare von Studenten:

»Ich halte an der Illusion fest – die Ihr ohne Zweifel als neurotisch diagnostizieren werdet –, daß es mehr Achtung vor der Größe der Seele erfordert, wenn ich ein Mensch sein will, als wenn ich mich bloß meinem Essen zuwende.«

»Ich sehe nicht, wie die Änderung der Eßgewohnheiten einem helfen soll, introjizierte Ideen loszuwerden. Ich seh es einfach nicht. Selbst wenn die frühkindlichen Eßgewohnheiten mit alldem zusammenhingen, dann wird man doch, wenn man seine gegenwärtigen Gewohnheiten ändert, nicht plötzlich fähig zu sehen, daß Freuds Begriff der Introjektion falsch, dieser hier dagegen vielleicht teilweise richtig ist. Warum können wir nicht an etwas arbeiten, das wirklich taugt, statt an all diesem Mist?«

»Die ganze Sache mit der Parallele zwischen erzwungener Nahrungsaufnahme und erzwungener Verhaltensaufnahme ist überspannt, besonders, wenn das mehr sein soll als einfach eine Metapher. Der Organismus kotzt ja schließlich kein Verhalten aus, und er beißt und kaut auch nicht auf dem Erleben herum. Gewiß, komplexes Verhalten kann introjiziert werden, aber meiner Ansicht nach hat das wenig mit den Eßvorgängen zu tun, besonders, wenn die Kindheit vorüber ist. Ich habe mich um die Eß-Experimente nicht gekümmert, weil ich denke, daß sie nutzlos sind, *a priori*, und ich werde ihnen nicht einmal das bißchen Aufmerksamkeit schenken, das ich für die anderen Experimente übrig hatte – d. h. sie aus Neugier mitmachen. In der Sprache der Autoren: Ich weigere mich zu introjizieren, was sie über die Introjektion zu sagen haben.«

»Ich fühle mich von dieser Übung ebensowenig beeindruckt oder zum Mitmachen angeregt wie von den vorigen. Obwohl ich viel daraus gelernt habe, als ich es las, nämlich ein genaues Beachten der eigenen Gedanken, Motive, Gewohnheiten usw., woraus sich möglicherweise dauernder Gewinn ziehen läßt, verstehe ich immer noch nicht den Kerngedanken in dieser wirren Masse von Worten. Ich nehme an, der Leitgedanke ist, dem einzelnen mehr Kenntnis von verschiedenen Prozessen in ihm selber zu verschaffen und so viele unerwünschte

Faktoren aus seinem Denken und Handeln auszuscheiden. Wie aber schon gesagt, ich glaube, daß die Autoren bei den Studenten zu viel Einsicht schon voraussetzen, und ich glaube weiter, daß die Übungen bei weitem zu viel Beschäftigung mit sich selber erfordern – eine entschieden gefährliche Sache ohne fachkundige Anleitung.«

In allen diesen Auszügen finden wir die gewohnte moderne Betonung verbaler Belege und Beweise. Tatsächlich gibt es eine Anzahl »objektiver« Versuchsergebnisse, auf die man in diesem Zusammenhang hinweisen könnte und die vielleicht ausreichend wären, den soeben zitierten Studenten intellektuelle Zustimmung zu unserer hier dargestellten Theorie abzunötigen; was wir aber anstreben, ist nicht verbale Übereinstimmung, sondern es sind die dynamischen Wirkungen, die du erzielen kannst, wenn du die Argumente direkt in deinem eigenen nichtverbalen Verhalten entdeckst und bestätigst.

Mehrere Studenten, die anscheinend nicht in der Lage waren, unsere Theorie ohne viel Aufhebens abzulehnen, lehnten sie doch einstweilen ab, indem sie ihre nichtverbale Nachprüfung verschoben:

»Ich bezweifle diese ganze Geschichte wegen – ach was, wie zum Teufel *kann* es eine funktionale Identität solcher Art überhaupt geben? Ich schiebe die ganze Geschichte auf bis zum Sommer, wenn ich nach Hause komme und sie mir vornehmen kann.«

Die meisten Studenten nahmen ungeachtet aller Zweifel an unserer Theorie eine experimentelle Haltung zur Untersuchung ihrer Essensgepflogenheiten ein und berichteten dazu von mancherlei Entdeckungen:

»Nachdem ich mich aufs Essen konzentriert hatte, fand ich, daß ich nicht zu essen verstehe, sondern meine Mahlzeit gierig hinunterschlinge. Ich kann es nicht lassen, in größter Hast zu essen, selbst wenn zur Eile kein Grund ist. Ich stelle fest, daß ich meine Backenzähne kaum gebrauche.«

Das Problem, wie man eine präsentable Silhouette bewahren könne, beherrschte viele der Berichte.

»Ich probierte öfters ein Kleid an, das in *Vogue* oder *Harper's Bazaar* schön ausgesehen hatte. Was ich dann im Spiegel sah, hatte aber keine Ähnlichkeit mit meinem langbeinigen, gertenschlanken und blonden Idealtyp. Ich war dann meist verdrossen und angewidert von mir selbst und gelobte, Diät zu halten. Darauf tat ich mir wieder so leid, daß ich mich gleich hinsetzte und Süßigkeiten oder ein Stück Kuchen aß.«

Detailliert zitieren wir den Bericht über einen Versuch, Essen bis zur Verflüssigung zu zerkauen:

»Da ich zu Hause als jemand gelte, der sein Essen hinunterschlingt und dabei liest, sah ich den Eß-Experimenten mit Interesse entgegen. Sie haben auch gewirkt, aber aus Furcht, sie könnten allzu gut wirken, habe ich aufgehört, ehe es zu weit ging.

Erstens achtete ich darauf, wie ich beiße, und ich war nicht besonders überrascht, festzustellen, ich mache es nach der Methode ›teils beißen, teils reißen‹. Es war ziemlich leicht, so langsam zu essen, daß ich so vollständig wie möglich durchbeißen konnte, ehe ich zu kauen anfing. Da ich aber selten esse, ohne zu lesen, brachte mich schon dieses konzentrierte Beißen-statt-Fetzen ins Tagträumen. Ich saß einfach dumm da, merkte nicht, was ich tat, und dachte mir nichts dabei – und das Essen war unten, buchstäblich bevor ich es merkte. Die Frage, ob ich das Essen verflüssige, muß ich entschieden mit Nein beantworten (wahrscheinlich eine Reaktion gegen meinen Vater, bei dem das Weltanschauung ist, obwohl er nicht zählt, wie oft er kaut; er ist der langsamste Esser, den ich je gesehen habe). Ich versuchte, zu kauen und zu kauen, bis das Essen ungefähr so flüssig war, wie ich es ertragen konnte, und bemerkte zwei Reaktionen:

Erstens, meine Zunge fing an, nach hinten zu weh zu tun. Gewöhnlich geht es so zu: Wenn ich das Essen erst einmal im Munde habe, dann passiert nichts mehr, bis es schon die Speiseröhre hinunter unterwegs ist, d.h., ich merke nicht, daß ich schlucke, schlinge, atme oder was auch sonst. Jetzt, als ich es vollständig zu zerkleinern versuchte, passierte folgendes: Ich merkte, wie mir die Luft ausging. Meine Zunge fing an, unangenehm weh zu tun. Es schien, als ob ich den Atem anhielte. Also mußte ich das Essen in die Backentaschen schieben, die Schluckbewegungen machen (obwohl ich nichts hinunterschluckte) und dann einen tiefen Atemzug tun, ehe es weiterging. Nachher mußte ich das Essen wieder von überallher aus meinen Backentaschen, wohin es sich verkrümelt hatte, zusammensuchen und mich an die schmierigen Überreste des letzten Bissens machen.

Diese Beschreibung ist besonders detailliert und, nach meinem Empfinden, eklig, denn so fühlte ich mich nach ein paar Bissen: angeekelt. Das Essen schmeckte allmählich scheußlich, und ich merkte nun, wie ich absichtlich vermied, etwas von alldem zu schmecken oder (in sinnlicher Weise) zu fühlen, was in meinem Munde vorging. Ich schmecke oder fühle das gewöhnlich sowieso nicht, aber dieses Experiment brachte ziemlich viel ›Geschmack‹ usw. wieder, so daß ich nun, um die Unannehmlichkeit, die es erregte, loszuwerden, versuchen mußte, mich zu ›desensibilisieren‹.

Als ich oben schrieb, ich hätte mit dem Experiment aufgehört, ehe es zu weit ging, meinte ich, daß ich vor den Vorgängen in meinem Munde einen solchen Abscheu bekam, daß ich eine sehr starke Neigung zum Erbrechen spürte. Ich schaltete sofort auf Tagträumen oder Stumpfsinn um und sagte mir: ›Nun wollen wir uns mal nicht das ganze Essen damit verderben, da wird uns ja schlecht; das muß ja auch eine Grenze haben.‹ So hörte ich auf. Nun ist dies sicherlich ein Widerstand, aber so hab ich es zweimal gemacht.«

Ein Student, der meint, daß er gute Eßgewohnheiten habe, erwähnt folgendes:

»Als Kind hatte ich diese guten Eßgewohnheiten noch nicht. Ich war ein äußerst schlechter Esser, und das meiste introjizierte ich vermutlich; ich versuchte, über alles mögliche nachzudenken oder zu reden, um bloß nicht darauf zu achten, was ich aß. Die Veränderung trat irgendwann zwischen meinem zehnten und dreizehnten Lebensjahr ein. Das wichtigste Ereignis in meinem Leben war in dieser Zeit, daß mein Vater sich wieder verheiratete und wir schließlich von meinem Onkel wegzogen, bei dem wir gewohnt hatten.«
Eine Anzahl Studenten machte Bemerkungen wie die folgende:
»Ich bin ganz bestürzt, wie genau meine Art, mich mit Problemen, mit Lektüre, mit Filmen usw. auseinanderzusetzen, mit meiner Art zu essen übereinstimmt.«

Experiment 16: Ausstoßen und Verdauen von Introjekten

Die Introjektion ist gekennzeichnet durch eine besondere Konstellation von Gefühlen und Verhaltenstendenzen: Ungeduld und Gier, Ekel und seine Negation durch Verlieren von Geschmack und Appetit, Fixierung mit ihrem verzweifelten Sichklammern an etwas, das schon längst nicht mehr nährt. Dies wollen wir im einzelnen betrachten.
Von Säuglingen und Kindern heißt es, sie seien ungeduldig und gierig. Diese Ausdrücke jedoch, die mit Recht auf unterentwickelte Erwachsene angewandt werden können, werden bei Kindern zu Unrecht gebraucht. Der Säugling, wenn er hungrig ist, will eben die Brust, und wenn er sie nicht gleich bekommt, schreit er. Ist das ungeduldig? Nein, denn es ist das einzige, was er tun kann, um sein Bedürfnis befriedigt zu bekommen. Dies ist nichts, worin man ihn verbessern müßte, sondern er muß da *herauswachsen*. Ohne ihr Gegenteil, Geduld, hat Ungeduld keinen Sinn. Erwachsene haben die Gelegenheit gehabt, diese Verhaltensweisen zu differenzieren, indem sie die Techniken des Durcharbeitens erlernten, deren Anwendung die Geduld ausmacht. Das Kind kann das nicht.
Wenn das Kind eine liebevolle Mutter hat, versteht sie sein Hungergeschrei richtig und nimmt es nicht übel. Sobald sie ihm die Brust gibt, schluckt es sofort eifrig die Milch hinunter. Ist das gierig? Nein, denn flüssige Nahrung kann ohne Verzug aufgenommen werden. Das Verhalten des Kindes wird fälschlich als ungeduldig und gierig bezeichnet, wo es doch offenbar in einer Weise aggressiv ist, die seiner mit der Mutter verstrickten Situation völlig angemessen ist. Nur dann, wenn sich die primitive Aggression mit zunehmendem Alter nicht zu Techniken der Behandlung und Bewältigung von Hindernissen ausdifferenziert, haben wir ein Recht, von Ungeduld und Gier zu sprechen. Ein solches »altes Kind«, das immer noch seine Aggression in der ursprünglichen, primitiven Form ausläßt, beharrt, obwohl es mit allem Nötigen ausgerüstet ist und für

sich selbst sorgen könnte, auf dem Wunsch, es *gemacht zu bekommen*, und zwar sofort!

Wenn du die Ungeduld in dir selber untersuchst, wirst du dies bestätigen können. Es wir dir klarwerden, daß dies eine primitive Aggression ist – eine grobe, wütige Reaktion auf Enttäuschungen. Wenn man sagt: »Meine Geduld mit dir ist zu Ende«, so ist das gleichbedeutend mit »Ich ärgere mich über dich, weil du nicht gleich tust, was ich will, und ich mag mir nicht noch die zusätzliche Mühe machen (Zerstörung von Hindernissen), dich dazu zu bringen«.

An Kleinkindern und Jungtieren können wir leicht die weitere Differenzierung der Aggression in der Phase des Beißens beobachten. Sie erproben gern diese neue Fähigkeit, indem sie die Zähne in alles nur irgend Anbeißbare schlagen. Auch der Mund wird zu einem Organ der Umwelterkundung. Erst später übernehmen die Hände diese Erforschungsfunktion des Mundes und dann auch die Greiffunktionen. Wenn allmählich immer mehr Unterscheidungs- und Bearbeitungsleistungen im Hinblick auf die Nahrung erforderlich werden, spezialisiert der Mund sich entsprechend auf das Schmecken und Zerstören.

Im Stadium des Beißens kommen in größerem Umfang elterliche Einflußnahmen ins Spiel. Einerseits wird das Beißen als gemein und böse bestraft, andererseits wird Nahrung, die das Kind nicht möchte oder *zur Zeit* nicht möchte, ihm in den Hals gestopft. Seine Neigung, unter diesen Umständen die Zähne als Barriere gegen unerwünschte Nahrung zu gebrauchen, wird mit Gewalt unterdrückt. Da ihr so der angemessene Ausdruck verwehrt wird, muß die orale Aggression des Kindes verschoben werden. Zum Teil wird sie retroflektiert, um das strafbare Ablehnen der Nahrung zu unterdrücken. Zum Teil wendet sie sich gegen Personen. Dies umfaßt den sogenannten »Kannibalismus« jener Leute, die einen »auffressen« könnten.

Um die unerwünschte Nahrung hinunterzubekommen und bei sich zu behalten, muß das Kind seinen Widerwillen unterdrücken. Außerdem wurde ihm der spontane Gebrauch der Zähne verboten; es wurde bestraft für sein »gemeines und böses« Beißen und für das Sichsperren mit den Zähnen gegen die unerwünschte Nahrung. Nur das Verhalten des Saugens – aus dem es schon im Begriff war, herauszuwachsen – ist noch ganz ungefährlich. Es ist dabei gestört worden, sich aus diesem Stadium heraus weiterzuentwickeln, und weil es, was den Gebrauch der Zähne angeht, verkrüppelt ist, behält es in gewissem Maße die »Ungeduld und Gier« des Säuglings oder fällt in sie zurück. Nur flüssige Nahrung schmeckt ihm noch, aber davon gibt es nie genug, um den Hunger zu stillen.

Weil du als Kleinkind nach Zeitplan gefüttert worden und noch anderen »wissenschaftlichen« Praktiken ausgesetzt gewesen bist, ist die soeben beschriebene Blockierung der oralen Aggression wahrscheinlich auch in deinem Falle in gewissem Maße vorhanden. Dieser Zustand ist die Grundvoraussetzung für die

Neigung zu introjizieren – ganz hinunterzuschlucken, was nicht in deinen Organismus gehört. Wir werden daher das Problem bei der Wurzel packen, nämlich dem Eßvorgang. Zur Lösung bedarf es einer neuerlichen Weckung des Widerwillens, was unangenehm ist und starke Widerstände erregt. Dieses Mal empfehlen wir dir daher das folgende Bewegungs-Experiment nicht als etwas, das du spontan ausprobieren solltest, nur um zu sehen, was passiert, sondern wir appellieren an deinen Mut und fordern dich dazu heraus.

● Bei jeder, aber auch jeder Mahlzeit nimm einen Bissen – wohlgemerkt nur einen einzigen! – und kau ihn so lange, bis die Nahrung völlig flüssig ist. Laß keinen Krümel der Zerstörung entgehen, sondern spür ihn auf mit der Zunge und bring ihn dahin, wo er weiter zerkaut werden kann. Wenn du zufrieden bist und den Bissen völlig verflüssigt hast, dann trinke ihn hinunter.

Bei der Ausführung dieser Aufgabe wirst du schon auf halber Strecke vergessen, was du wolltest, und den Bissen hinunterschlucken. Gelegentlich wirst du das Gefühl haben, dir den Geschmack an etwas Gutem verdorben zu haben. Wenn dich Widerwille überkommt, wird es dir leid tun, daß du das Experiment überhaupt angefangen hast. Aber früher oder später wird sich als ein willkommenes Nebenergebnis des Experiments herausstellen, daß du aus dem einen Mundvoll mehr an Geschmack und Nahrung ziehst, als du für möglich gehalten hättest, und damit wird sich bei dir ein verstärktes Gefühl deiner selbst als eines aktiven Essers einstellen.
Die Aufgabe beschränkt sich auf einen einzigen Bissen pro Mahlzeit, denn dies wird schon schwer genug sein, so einfach es auch klingt. Dazu ist nötig, daß du einen enormen Energiebetrag umdirigierst. Worauf es dir ankommen sollte, ist nicht das Kauen als solches, sondern die *Haltung des Zerstörens und Assimilierens von wirklichen Stoffen.* Vermeide alles zwanghafte Tun wie etwa das Zählen der Kaubewegungen (Fletcherismus), denn das würde dich nur ablenken.

● Als ein funktionales Gegenstück zum Zerkauen eines einzigen Bissens laß dir nun die gleiche Schulung im geistigen Bereich angedeihen. Nimm zum Beispiel einen einzigen schwierigen Satz aus einem Buch, das ein »zäher Brocken« ist, und analysiere ihn, d. h., nimm ihn völlig auseinander. Erfasse genau die Konnotationen für jedes Wort. In bezug auf den Satz als ganzen bestimme, was daran klar oder dunkel, wahr oder falsch ist. Mach ihn dir zu eigen, oder andernfalls mach dir klar, welchen Teil darin du nicht verstehst. Vielleicht liegt der Fehler nicht in mangelndem Verständnis deinerseits, sondern der Satz ist unverständlich. Entscheide darüber für dich selbst.
Ein weiteres sinnreiches Experiment, das sich ganz auf die funktionale Identität zwischen dem Essen körperlicher Nahrung und dem »Verdauen« zwischenmenschlicher Situationen stützt, ist das folgende: Wenn du in ungeduldiger Stimmung bist – wütend, aufgebracht, übelnehmerisch – und daher zum »Schlingen« neigst, dann kehre die Aggression bewußt gegen irgend etwas Eßbares. Nimm einen Apfel oder einen zähen Kanten Brot und laß deine Rache daran aus. Wie es deiner Stimmung gemäß ist, kau so hastig, unge-

duldig, grimmig und gemein darauf herum, wie du nur kannst. Aber beiß und kau, schling nicht!

Der Neurotiker macht bei seiner Verdammung der Aggression zwei Ausnahmen: die erste, wenn er die Aggression retroflektiert, so daß er sich selbst antreibt oder bestraft, die zweite, wenn er sie ins Gewissen und moralische Urteil verlagert und sie alsbald gegen sich selbst wie gegen andere kehrt. Wenn er einen Teil seiner Aggression dental einsetzt – d. h. in der biologischen Aggression seiner Zähne –, so wird er in gleichem Maße in seinen Angriffen auf sich selbst und andere nachlassen und, was das Wichtigste ist, er wird lernen, Aggressivität als *eine gesunde, die Introjektion verhindernde Tätigkeit* anzuerkennen. Er lernt, zurückzuweisen, was für sein körperliches oder psychisches System unverdaulich, und abzubeißen und zu zerkleinern, was möglicherweise verdaulich und nahrhaft ist, wenn man es richtig zerstört und assimiliert. Und was die Introjekte angeht, die nun einmal in ihm stecken, so lernt er, sie wieder hochzuwürgen und sie entweder auszuspeien oder aber sie soweit zu zerkleinern, daß sie richtig verdaut werden können.
Was wir als »Ekel« erleben, ist Übelkeit, die körperlichen Empfindungen im Zusammenhang mit rückwärtigem Durchlaufen des Ernährungstrakts. Diese umgekehrte Peristaltik im Ernährungstrakt dient natürlich dem Erbrechen und damit der Ermöglichung des Ausscheidens oder des weiteren Kauens (z. B. bei Wiederkäuern) der unverdaulichen oder ungenügend zerkleinerten Nahrung.
Derselbe Prozeß tritt im Organismus ein, wenn die Umwelt Objekte oder Situationen darbietet, die nicht gut als körperliche Nahrung angesehen werden können, die man jedoch als »Wahrnehmungsnahrung« bezeichnen kann. Wir spüren einen Brechreiz schon beim bloßen Anblick eines verwesenden Pferdekadavers. Du spürst vielleicht schon beim Lesen, wie es dir ein wenig »im Halse hochkommt« oder würdest es spüren, wenn wir uns weiter etwa über die Möglichkeit, das tote Pferd zu zerkauen, verbreiteten. Mit anderen Worten, der Organismus reagiert auf bestimmte Objekte und Situationen – wie können wir dir dies nur dick genug unterstreichen? –, *als ob sie in den Ernährungstrakt aufgenommen worden seien!*
Unsere Sprache ist voller Redewendungen, in denen sich die psychosomatische Identität des Ekels vor körperlicher Nahrung und vor nur im psychologischen Sinne Unverdaulichem verrät, z. B. »Du kotzt mich an«, »Mir wird ganz schlecht dabei« oder »Der Anblick drehte mir den Magen um«.
Ekel ist das Bedürfnis, hochzuwürgen, zu erbrechen und auszuspeien, was dem Organismus zuwider ist. Man »würgt das Zeug hinunter«, indem man die natürlichen Unterscheidungshilfen des gesunden Organismus, Geruch, Geschmack usw., betäubt und außer Dienst setzt. In einem solchen Falle ist es

wichtig, daß man den Ekel wenigstens zu einem späteren Zeitpunkt spürt und so das Zeug wieder hochwürgen kann. Da die Introjekte genau auf diese Weise hinuntergeschlungen worden sind, ist es nötig, daß du, um sie aus deinem System ausscheiden zu können, den Ekel neu erweckst.

Neurotiker reden viel davon, sie würden abgelehnt. Dies ist zumeist eine Projektion ihrer eigenen Ablehnung auf andere (wie wir im nächsten Experiment sehen werden). Was sie nicht fühlen wollen, ist ihr latenter Ekel vor dem, was sie in die eigene Persönlichkeit eingegliedert haben. Wenn sie dies fühlten, so würden sie sich erbrechen und manche ihrer »geliebten« Identifikationen abstoßen müssen – die zu der Zeit, als sie hinuntergeschluckt wurden, ungenießbar und verhaßt waren. Oder aber sie müßten den mühsamen Prozeß durchmachen, sie wieder hochzuwürgen, sie durchzuarbeiten und schließlich zu assimilieren.

Zwangsfütterung, Zwangserziehung, Zwangsmoral und Zwangsidentifikationen mit Eltern und Geschwistern sorgen dafür, daß buchstäblich tausende unassimilierte Überbleibsel als Introjekte im psychosomatischen Organismus herumliegen. Sie sind sowohl unverdaut als auch, so wie es mit ihnen bestellt ist, unverdaulich. Und die Männer und Frauen, die sich schon lange damit abgefunden haben, daß »die Dinge sind wie sie sind«, halten sich weiter die Nase zu, stumpfen ihren Gaumen ab und schlucken immer von neuem.

In der psychoanalytischen Praxis kann der Patient sich hinlegen und verbal alles unverdaute Material hochwürgen, das sich seit der letzten Sitzung angehäuft hat. Dies gewährt ihm Erleichterung, denn es ist das psychologische Gegenstück zum Erbrechen. Aber die therapeutische Wirkung allein hiervon ist Null, denn er wird weiterhin introjizieren. Während er es in sich aufnimmt, spürt er nicht den Ekel, der es ihm später zum Hals hinaus treibt. *Wenn* er ihn spürte, so würde er gleich die Aufnahme verweigern und sich das Introjekt nicht für die Therapiestunde aufheben. Er hat nicht gelernt, durchzukauen und durchzuarbeiten, was nahrhaft und notwendig ist. Er wird auch die Worte seines Analytikers hinunterschlürfen, als etwas Neues, womit er sich identifizieren kann, anstatt sie zu durchdenken und zu assimilieren. Er erwartet, daß sein Therapeut ihm die Mühe des Deutens abnimmt, und später dann erbricht er dieselben Deutungen vor seinen angeödeten Freunden. Andernfalls, wenn er die Deutungen »intellektuell annimmt« – ohne Konflikt, Leiden und Ekel –, so lädt er sich nur eine neue Bürde auf, eine weitere Komplikation seines Selbstbilds.

Die orthodoxe Psychoanalyse begeht den Fehler, nicht alle Introjekte als »unerledigte Geschäfte« zu betrachten, die es durchzuarbeiten und zu assimilieren gilt; sie nimmt folglich vieles in der heutigen Haltung zum Leben als normal hin, was nicht wirklich und spontan aus dem Patienten selbst kommt. Wenn die Analytiker, statt sich auf das Durcharbeiten der Träume und mancher augenfälligerer Symptome zu beschränken, sich auf *alle* Aspekte des Verhaltens konzentrierten, so würden sie feststellen, daß das introjizierte »Ich« nicht das gesunde »Ich« ist. Letzteres ist ein vollkommen dynamisches, das ganz und gar aus Prozessen und Grenzverschiebungen zwischen dem Aufgenommenen und dem Abgewiesenen besteht.

Betrachtet man das Introjekt als ein »unerledigtes Geschäft«, so läßt sich seine Genese leicht bis zu einer Situation unterbrochener Erregung zurückverfolgen. Jedes Introjekt ist der Niederschlag eines ungelöst aufgegebenen Konflikts. Einer der Kontrahenten – gewöhnlich ein bestimmter Handlungsimpuls – hat das Feld geräumt; an seine Stelle tritt, um doch eine gewisse Integration zu leisten (wenn auch eine falsche und anorganische), *der entsprechende Wunsch der Zwangsautorität.* Das Selbst ist erobert worden. In der Kapitulation richtet es sich auf eine sekundäre Integrität ein – um zu überleben, wenn auch besiegt –, *indem es sich mit dem Eroberer identifiziert und sich gegen sich selber wendet.* Es übernimmt die Rolle des Machthabers, indem es sich selber erobert und die zuvor gegen den Eroberer gekehrte Feindschaft retroflektiert. Dies ist das Verhältnis, das man herkömmlicherweise »Selbstbeherrschung« nennt. Hier wird das Opfer, obwohl es doch eigentlich besiegt ist, vom siegreichen Machthaber ermutigt, seine Niederlage zu verewigen, indem es sich für immer in den Glauben wiegt, es sei selbst der Sieger gewesen.

● Auch wenn es zugegebenermaßen unangenehm ist, es gibt kein anderes Mittel, zu entdecken, was in dir nicht Teil deiner selbst ist, als von neuem Ekel davor zu erwecken, zugleich mit dem Wunsch, es abzustoßen. Wenn du dich jener Fremdkörper in deiner Persönlichkeit, die Introjekte sind, entledigen willst, mußt du nach den Kau-Experimenten nun auch dein Geschmacksgewahrsein verstärken, die Stellen herausfinden, wo du »geschmacksblind« bist, und sie neu sensibilisieren. Mache dir die Veränderungen im Geschmack während des Kauens bewußt, die Unterschiede in der Struktur, Konsistenz und Temperatur der Nahrung. Dabei wirst du mit Sicherheit den Ekel wiederbeleben. Dann, wie bei jeder anderen unangenehmen Erfahrung, die du selber machst, mußt du dich dem stellen, seiner gewahr werden und es anerkennen. Wenn dich schließlich der Wunsch zu erbrechen ankommt, gib ihm nach. Du wirst es nur wegen deiner Widerstände als fürchterlich und schmerzlich empfinden. Ein kleines Kind erbricht sich mit größter Leichtigkeit und in einem starken, orgastischen Hinströmen; gleich darauf ist es wieder zufrieden, denn es ist nun die fremden Stoffe los, die es störten.

Ein anderer sehr wichtiger Teil der introjektiven Konstellation sind die »Fixierungen«. Dies sind die Tendenzen statischen Sichanklammerns und Festsaugens, wo die Situation bereits so weit fortgeschritten ist, daß aktives Zerbeißen und Kauen erforderlich wären. Fixiertsein heißt in Konfluenz mit der Situation des Saugens, der Hautnähe, des Sichfesthaltens, des verträumten Sicherinnerns usw. leben. Nach unserer Ansicht ist die Fixierung nicht Ergebnis eines bestimmten traumatischen Erlebnisses zwischenmenschlichen oder ödipalen

Charakters, sondern Auswirkung einer Charakterstruktur, eines starr wiederholten Musters, das sich durch das ganze Leben des Neurotikers hindurchzieht. Man kann den fixierten, verstrickten Charakter an seinem verklammerten Kiefer, seiner undeutlichen Stimme und seiner Faulheit beim Kauen erkennen. Der Fixierte »verbeißt« sich in seine Sache. Er läßt nicht ab, aber es gelingt ihm auch nicht – und dies ist der entscheidende Punkt –, sein Stück abzubeißen. Er klammert sich an verschlissenen Beziehungen fest, aus denen weder er noch sein Partner mehr einen Gewinn haben. Er hängt an überholten Gebräuchen, an Erinnerungen und altem Groll. Er bringt das Unerledigte nicht zu Ende und läßt sich auf kein neues Abenteuer ein. Wo es ein Risiko gibt, sieht er nur die möglichen Verluste und niemals den Gewinn, der sie aufwiegt. Seine Aggression, die darin besteht, daß er die Kiefer zusammenpreßt – als wollte er sich selber beißen –, kann weder zur Zerstörung des Objektes, auf das er fixiert ist, noch zur Beseitigung etwa auftretender neuer Hindernisse gebraucht werden. Er ist zimperlich, um ja niemanden zu verletzen, und – seinen uneingestandenen Wunsch zu verletzen, projizierend – voll Furcht, verletzt zu werden.
Die sich anklammernde Furcht, zu verletzen oder verletzt zu werden, ist eine wichtige Komponente der Kastrationsangst, und die *vagina dentata*, eine häufige Kastrationsphantasie, ist der in die Frau projizierte unfertige Biß des Mannes. Solange die dentale Aggression nicht neu belebt worden ist, läßt sich bei der Bearbeitung von Kastrationsphantasien kaum etwas erreichen; ist aber diese natürliche Destruktivität erst einmal von neuem in die Persönlichkeit integriert, so gehen nicht nur die Angst vor einer Gefährdung des Penis, sondern auch die Angst vor anderen Schäden – an der Ehre, am Eigentum, am Augenlicht usw. – auf ein vernünftiges Maß zurück.

● Hier ist eine einfache Technik, um den fixierten Kiefer wieder in Bewegung zu bringen. Wenn du bemerkst, daß deine Zähne oft zusammengepreßt sind oder daß du dich in einem Zustand grimmiger Entschlossenheit befindest, statt locker und interessiert deine Arbeit zu tun, dann lege die oberen und unteren Zähne leicht aneinander. Halte sie weder zusammengepreßt noch getrennt. Konzentriere dich und warte, was kommt. Früher oder später fangen deine Zähne nun wahrscheinlich zu klappern an, wie vor Kälte. Laß dieses Zähneklappern sich ausbreiten, wenn es will, bis zu einer allgemeinen bibbernden Erregung durch alle Muskeln. Versuch das so lange gehen zu lassen, bis du am ganzen Körper zitterst und dich schüttelst.
Wenn dir das gelingt, benutz die Gelegenheit, um gleich auch die Lockerheit und den Bewegungsspielraum deines Kiefers zu steigern. Leg die Zahnreihen in verschiedenen Stellungen aneinander – Schneidezähne, vordere Backenzähne, hintere Backenzähne – und währenddessen drück die Finger gegen die Stellen deines Kopfes, wo Kiefer und Ohren zusammentreffen. Wenn du schmerzhaft gespannte Stellen findest, konzentriere dich auf sie. Ähnlich, wenn es dir in diesem oder in einem anderen Experiment gelingt, das große Zittern zu erreichen, dann benutze es zu einem Versuch, alle Steifheit völlig von dir abzutun – bis dir schwindlig wird oder die Spannung in sich zusammenfällt.

Versuch auch die Alternative, die Zähne in jeder Stellung fest zusammenzupressen, wie beim Durchbeißen. Das wird eine schmerzhafte Spannung in den Kiefern hervorrufen, die sich auf Gaumen, Mund, Kehle und Augen ausweitet. Konzentriere dich auf das Spannungsmuster, und dann, so plötzlich du kannst, laß die Kiefer sich lockern.
Um deinen steifen Mund beweglich zu machen, öffne ihn weit beim Sprechen und »beiße« durch deine Worte durch. Spuck sie aus wie ein Maschinengewehr seine Kugeln.

Das »Verbissensein« beschränkt sich nicht auf die Kiefer, sondern breitet sich auch über Kehle und Brust aus, wo es die Atmung behindert und die Angst verschärft. Es greift auch auf die Augen über und führt hier zu einem fixierenden Starren, das den »Durchblick« verhindert. Wenn deine Angstzustände dich gewöhnlich beim Sprechen befallen, z. B. vor einem Publikum oder auch in einer kleinen Gruppe, so kann es dir nützen, wenn du dir folgendes klarmachst: Sprechen ist organisiertes Ausatmen. Das Einatmen nimmt den Sauerstoff für den Metabolismus auf, das Ausatmen erzeugt die Stimme. (Probiere nur mal, wie schwer es ist, beim Einatmen zu sprechen.) Wenn du aufgeregt bist, beschleunigst du das Sprechtempo (Ungeduld und Gier, aber diesmal nicht im Aufnehmen, sondern im Ausstoßen), atmest aber nicht ausreichend ein und bekommst daher Atemschwierigkeiten.

● Ein im Aufbau sehr einfaches, aber äußerst schwer auszuführendes Experiment wird dir hier helfen; außerdem ist es hervorragend geeignet, dich deine nichtverbale Existenz im Verhältnis zum Verbalisieren spüren zu lassen. Es koordiniert Atmen und Denken (subvokales Sprechen). Du hast es zum Teil schon gemacht, bei dem früheren Versuch, inneres Schweigen zu erreichen. Sprich in deiner Phantasie, stumm und subvokal, aber zu einer bestimmten Zuhörerschaft, vielleicht auch zu einer einzelnen Person. Achte auf dein »Sprechen« und auf deine Atmung. Versuch keine Worte im Hals (im »Geist«) zu haben, während du einatmest, dann aber laß Gedanken und Atem gleichzeitig los. Achte darauf, wie oft du den Atem anhältst.
Du wirst wieder einmal sehen, wieviel von deinem Denken eine einseitige zwischenmenschliche Beziehung ist und kein Geben und Nehmen, wie du andauernd Vorträge hältst, kommentierst, urteilst, plädierst, verhörst usw. Bemühe dich um den Rhythmus von Sprechen und Zuhören, Geben und Nehmen, Ausatmen und Einatmen. (Obwohl dies allein nicht ausreicht, ist diese Koordination von Atmen und Denken die wichtigste Grundtherapie für das Stottern.)

Die Introjektions-Experimente erregen heftigere Proteste als alle anderen in unserer Serie.
»Die Autoren treiben dieses Eß- und Kaubewußtsein ein bißchen zu weit und reiten *ad nauseam* darauf herum. Daß wir so essen, wie wir es nun einmal tun, bemerken wir für gewöhnlich nicht, aber es muß doch wohl eine einfachere Weise geben, darauf aufmerksam zu machen.«
»Was Ihr sagt, ist nichts als organisierte Unvernunft.«
»Wenn Ihr uns allen Ernstes auffordert, einen Bissen so lange zu kauen, bis uns

so sehr davor ekelt, daß wir ihn erbrechen, dann ist dies doch wohl das Blödeste, was mir je begegnet ist. Ich stimme zu, uns ist oft zum Erbrechen, aus vielerlei Gründen, und vielleicht würden wir uns besser fühlen, wenn wir es täten, aber wie alles andere könnte auch das zur Gewohnheit werden, und dann säßen wir ganz schön in der Tinte.«
»Essen ist Essen und nichts weiter. Auf Euren Vorschlag hin nahm ich also einen Bissen und kaute und kaute, bis ich ganz müde war und nicht mehr kauen konnte. Dann schluckte ich es runter. Und das war alles. Mir wurde nicht schlecht. Ich versteh nicht, wie sich jemand so detailliert über das Kotzen auslassen kann. Was gibt es denn da zu kotzen? Es ist doch *Essen*! Die Leute essen das doch jeden Tag. Und dann plötzlich, nachdem sie Euer Experiment gelesen haben, da essen sie es noch einmal, und nun kotzen sie. Die sind ganz schön empfänglich für Suggestionen!«

Der letzte Kommentar kam von einem der ganz wenigen Studenten, die sich erstaunt zeigten, daß Essen, wenn man es vollkommen zerkaut, bei irgend jemandem Ekel erregen könne. Die meisten nahmen dagegen schlicht als selbstverständlich an, daß Kauen bis zur Verflüssigung Übelkeit hervorrufen werde und, mehr noch, *daß dies auch weiter so bleiben werde!* Aber warum sollte es? Wie oben so schön gesagt: »Was gibt es denn da zu kotzen? Es ist doch *Essen*!« Wenn an diesem bestimmten Bissen nichts grundsätzlich Ekelhaftes ist – mit anderen Worten, *wenn es gutes Essen ist und wenn du hungrig bist* –, und wenn dennoch gründliches Kauen dir Ekel erregt, dann *mußt du einen Fehler machen!* Du mußt auf einen *verdrängten Ekel* gestoßen sein, der bei früheren Gelegenheiten geweckt, aber nicht geäußert wurde. Als du genötigt wurdest, etwas Ungenießbares zu schlucken, da hast du die Methode angewandt, das Kauen zu unterlassen und dich für den Eßvorgang unempfindlich zu machen. Du verhältst dich jetzt so, als müßtest du dies *immer noch* tun, und zwar bei *jedem* Essen. Tatsächlich bist du jetzt in einer Lage, wo du Unterschiede machen könntest. Du hast es nicht mehr nötig, wie einer der Studenten es ausdrückte, »das brave Kind zu sein, das alles aufißt«. Was dich anwidert, kannst du zurückweisen, was dir nahrhaft und appetitlich erscheint, kannst du mit Gusto verzehren. Aber das geht erst, *nachdem* du den verdrängten Ekel neu belebt und ausgedrückt hast!
Wir wollen dies noch einmal rekapitulieren. Ekel ist eine *natürliche Barriere*, über die jeder gesunde Organismus verfügt. Er ist ein Schutz des Organismus gegen das Aufnehmen von Dingen, die nicht in ihn hineingehören – die für ihn unverdaulich oder von Natur aus fremd sind. Nur mit größter Anstrengung können Eltern und andere Autoritätsfiguren das Kind dazu bringen, seinen Ekel aufzugeben – d. h. seine eigenen Abwehrmechanismen gegen das ihm Unzuträgliche anzugreifen und außer Betrieb zu setzen. Die ursprüngliche Fähigkeit des Kindes – die experimentell immer von neuem nachgewiesen worden ist –, sich

selbst eine ausgewogene, den eigenen Bedürfnissen gemäße Nahrung auszuwählen, wird durch ein willkürliches Programm der offiziell »richtigen« Ernährung, in »richtiger« Menge und zu den »richtigen« Zeiten verdrängt. Das Kind paßt sich dem an, indem es schließlich alles, was man ihm gibt, in sich hineinstopft und dabei mit dem Essen sowenig Kontakt aufnimmt wie nur möglich. Sobald die natürlichen Abwehrmechanismen des Organismus erst einmal durchbrochen sind, wird es auch vergleichsweise leicht, jede Art unnatürlicher und willkürlicher »geistiger Nahrung« in das Kind hineinzustopfen und so die Gesellschaft wieder für eine Generation zu »retten«.

Die Art, wie der gesunde Organismus ißt – oder, allgemeiner, wie er aus der Umwelt auswählt und assimiliert, was er zu seiner Erhaltung und zu seinem Wachstum braucht –, läßt sich leider nicht von heute auf morgen wiederherstellen. Die vollständige Neubelebung des Ekels vor allem, was ekelhaft *ist*, setzt weiterem Introjizieren ein Ende, aber sie bewirkt nicht sofort, daß alles ausgespien wird, was schon introjiziert worden ist und dem Geiste nun »schwer im Magen liegt«. Dies erfordert Zeit und eine Übergangsperiode mehr oder weniger häufigen oder chronischen Ekels.

Zum Erbrechen haben die Menschen höchst unterschiedliche Einstellungen. Manchen gelingt es relativ mühelos und gewährt tiefe Erleichterung. Andere unterhalten hochorganisierte Abwehrmechanismen dagegen.

»Ich habe das erwähnte Ekelgefühl in mir nicht wachrufen können, vermutlich wegen heftiger Angst vor dem Erbrechen. Ich weiß nicht, woher diese Angst kommt, aber ich erinnere mich, daß ich als ganz kleines Kind stundenlang mit mir kämpfte, um mich nicht zu erbrechen. Ob das mit der Zwangsfütterung zusammenhing, weiß ich nicht, aber meine Mutter spricht heute noch davon, wie sie, als ich klein war, das Essen Löffel für Löffel in mich hineinstopfen mußte.«

»Als ich das Experiment machte, spürte ich in der Tat Ekel und das Bedürfnis, mich zu übergeben. Aber weiter bin ich nicht gegangen, denn ich hatte schon immer eine Aversion gegen Erbrechen. Als ich erfuhr, daß es für mich gut sei, und es versuchte, schien mir die Anstrengung fast zu groß. Versuche, Erbrechen mit der Finger-in-den-Hals-Technik zu erzwingen, führen immer zu einem Schmerz in der Brust, welches auch der Grund ist, warum ich das Bedürfnis, es bis zu Ende durchzuhalten, unterdrücke.«

»Ich kann mühelos erbrechen. Wenn ich mir als Kind den Magen verdorben hatte, schickten meine Eltern mich mit Anweisungen, wie ich erbrechen sollte, ins Badezimmer. Die Folge ist, daß es für mich ein völlig natürlicher und sehr erleichternder Vorgang ist.«

»Wenn ich mein Essen hinunterschlinge, habe ich bald darauf einen Druck im Magen oder meistens oben in der Speiseröhre. Es fühlt sich so an, als ob da etwas steckengeblieben sei und nicht mehr vor noch zurück kann. Das ist genau das gleiche Gefühl, wie wenn ich als Kind zu spät zur Schule kam. In solchen Fällen habe ich auf dem Weg zur Schule oft erbrochen.«

»Als ich ein Kind war, waren die Mahlzeiten immer die Anlässe, wo mein Vater den strengen Gebieter und Gesetzgeber herauskehrte. Manchmal nahm mir das so den Appetit, daß ich keinen Bissen mehr essen konnte, und ich erinnere mich an mehrere Fälle, wo ich vom Tisch aufstehen und mich erbrechen gehen mußte.«

Die Wiedererweckung des Ekels im Zusammenhang mit dem Essen kann eine Anzahl vergangener Erlebnisse zu neuem Bedenken wieder in Erinnerung rufen.

»Vielleicht war es bloß eine Art Verallgemeinerung, aber meine Ergebnisse bei den Eß-Experimenten brachten mich auf vielerlei Gedanken über Dinge in meinem Leben. Immer wieder kam mir mein Vater in den Sinn. Er ist ein sehr tyrannischer Mensch, einer, der seine Kinder nicht erwachsen werden lassen möchte. Ich glaube, Vater zu spielen, ist für ihn in viel höherem Maße die Lebensaufgabe als sein Beruf, und ich glaube nicht, daß er in dieser Hinsicht jemals in den Ruhestand zu treten gedenkt. Viele der Ideen, die er in mich hineingestopft hat, fange ich, glaube ich, jetzt an, ›hochzuwürgen‹. Sie fluten mir in den Kopf, und ich analysiere sie von heutigen sozialen und moralischen Standpunkten aus. Es ist ganz bestürzend für mich zu sehen, wie viele Dinge ich mit Selbstverständlichkeit für meine eigenen Ansichten gehalten habe, wo doch völlig klar ist, das dies seine sind. Sie passen nicht in mein Leben, und ich fühle mich schon mächtig erleichtert, manche davon abgestreift zu haben. Sie haben mein Leben so unnötig kompliziert gemacht.«

Ein Student berichtete in vielen Einzelheiten, wie er in sich die »introjizierte Schuld« – in Zusammenhang mit dem als Kind erlebten Unfalltod eines Bruders – hochgeholt und sich von ihr freigemacht habe. Der Prozeß der Ausstoßung des Introjekts begann mit dem Gefühl eines Brennens im Magen, nachdem er für kurze Zeit die Eß-Experimente ausgeführt hatte.

Ein anderer Student berichtete ebenfalls, ein Brennen gespürt zu haben, das schon fast von Anfang an bei diesen Experimenten auftrat; aber erst während der Beschäftigung mit den Introjekten kam es zu den folgenden Ereignissen: »Als ich dabei war, mich zu fragen, was für Introjekte ich als Fremdkörper in mich aufgenommen haben könnte, ging ich zu dem Teil über die Konfluenz zurück, wo wir die Merkmale, Sprechweise, Kleidung usw. behandelt hatten und wem wir sie nachgeahmt haben könnten. Mir wurde bewußt, daß ich über das Problem der Toleranz nachdachte. Dann kam: ›Wie haß ich sie!‹ Betont waren die Worte ›ich‹ und ›sie‹ – und *wie* betont, mit geballten Fäusten, angezogenem Bizeps, zusammengepreßten Lippen und Zähnen, verzogenen Brauen, klopfenden Schläfen, zurückgelegten Ohren und den ganzen Körper gegen den Bo-

den und die Bank gedrückt (das Experiment wurde im Park durchgeführt). Gleichzeitig – und dies ist es, was mir wichtig schien – stiegen die Spannung im Bauch und das vorher nur leichte Brennen in solchem Maße an, daß mir schlecht wurde. Dann kamen die Worte ›Tante Agnes!‹ – und alles, die Spannungen, das Brennen, der Druck und das Pochen, verschwand. Das einzige Symptom, das noch etwas anhielt – und auch nur noch für ein paar Minuten –, war der saure Geschmack im Mund. ›Tante Agnes‹ war eine maskuline, strenge und autoritäre Frau, der man mich vorübergehend anvertraut hatte, als ich drei Jahre alt war.
Vor Beginn der Gewahrseins-Experimente und während meines ganzen Lebens, soweit ich mich erinnern kann, schlief ich immer leicht ein und hatte nur selten Träume. Kurz vor dem Konfluenz-Experiment jedoch bekam ich Alpträume, und zwar jede Nacht. Sobald ich dieses ›gehässige Introjekt‹ ausgespien hatte, verschwanden die Alpträume, und mein Schlaf wurde seitdem nicht mehr beunruhigt.«

8

Projektionen

Experiment 17: Aufdecken von Projektionen

Projektionen sind Merkmale, Gefühle, Einstellungen oder Verhaltenselemente, die eigentlich der eigenen Persönlichkeit zugehören, aber nicht als solche erlebt werden; sie werden vielmehr Objekten oder Personen in der Umwelt zugeschrieben und bei diesen dann als auf einen selbst gerichtet erlebt, statt umgekehrt. Der Projizierende ist zum Beispiel nicht gewahr, daß er andere zurückstößt, und glaubt, sie stießen ihn zurück; oder aber er ist der eigenen sexuellen Annäherungsversuche nicht gewahr und glaubt, die anderen machten ihm sexuelle Avancen.

Dieser Mechanismus wirkt sich wie Retroflexion und Introjektion dahingehend aus, daß wachsende Erregung einer Art und eines Ausmaßes, die der Betreffende nicht bewältigen kann, abgebrochen wird. Der Mechanismus scheint folgendes zu erfordern:

1. Daß wir der Natur des betreffenden Impulses gewahr sind, aber
2. die aggressive Hinwendung zur Umwelt unterbinden, die nötig wäre, um dem Impuls gebührend Ausdruck zu geben; mit dem Ergebnis,
3. daß wir ihn aus dem nach außen gerichteten Tun unseres »Ich« ausschließen. Da wir aber gleichwohl wissen, *daß* der Impuls vorhanden ist,
4. *muß* er von außen kommen – von einer Person oder mehreren in der Umwelt.
5. Schließlich scheint er *gewaltsam* auf uns selbst gerichtet zu werden, weil das eigene »Ich«, ohne es zu wissen, gewaltsam den eigenen, nach außen gerichteten Impuls unterbindet.

Ein offenkundiges Beispiel für den Projektions-Mechanismus bietet die gehemmte Frau, die sich ewig beklagt, die Männer machten ihr unsittliche Anträge.

Zum Auftreten von Projektionen sind auch Retroflexionen und Konfluenz nötig, ebenso wie zur Introjektion, und allgemein sind, wie wir schon gesagt haben, die neurotischen Mechanismen funktional aufeinander bezogen und ineinander verschränkt. Bei der Retroflexion sind beide Seiten des Konflikts in der Persönlichkeit enthalten, infolge ihrer Verklammerung jedoch verliert der Betreffende schließlich einen Teil seiner Umwelt, denn bevor seine nach außen gerichteten Impulse mit Objekten oder Personen zusammentreffen könnten, fängt er sie mit retroflektivem Verhalten ab.

Bei der Projektion ist man des Impulses und des Objekts in der Umwelt gewahr, identifiziert sich jedoch nicht mit der aggressiven Zuwendung und führt

sie nicht bis zu Ende durch – und verliert so den Sinn dafür, daß man *selbst* den Impuls spürt. Vielmehr bleibt man stocksteif stehen und wartet, ohne sich darüber im klaren zu sein, darauf, daß einem die Außenwelt das Problem abnimmt.
Diese Mechanismen sind neurotisch nur dort, wo sie unangemessen und chronisch sind; sie alle sind nützlich und gesund, wenn sie zeitweise unter besonderen Bedingungen benützt werden. Retroflexion ist dort vernünftig, wo sie bedeutet, daß man sich aus Vorsicht in einer echten Gefahrensituation zurückhält. Die Introjektion des öden und unwichtigen Pflichtfach-Stoffs in der Schule kann vernünftig sein, sofern man Gelegenheit hat, den Stoff bei einer Abschlußprüfung wieder auszuspeien und sich vom Halse zu schaffen. Beispiele für die gesunde zeitweilige Projektion sind die Tätigkeiten des Planens und Antizipierens. Man »fühlt« sich dabei in eine künftige Situation hinein – d. h. man projiziert sich selbst in die Umwelt –, und dann, wenn man den Plan praktisch ausführt, *integriert man sich ihm*. Ähnlich fühlt man sich bei bestimmten Arten der Sympathie in den anderen ein und löst das eigene Problem, indem man das des anderen löst. Der Künstler lindert seine Probleme, indem er sie in sein Werk projiziert. Wenn ein Kind in sehr frühem Alter seinen Teddy aus dem Bettchen auf den Boden wirft, kann das bedeuten, daß es selber gern dort wäre. Was natürlich alle diese Mechanismen erst ungesund macht, sind die strukturelle Fixierung auf ein unmögliches oder nicht existierendes Objekt, der Verlust an Gewahrsein, das Vorhandensein isolierter Konfluenz und die daraus folgende Blockierung der Integration.
Die Furcht, abgelehnt oder zurückgestoßen zu werden, ist ein wichtiger Zug jedes Neurotikers; es lohnt sich daher, wenn wir mit dem Experimentieren hier anfangen. Die Vorstellung, er werde abgelehnt – zuerst von seinen Eltern und nun von seinen Freunden –, wird vom Neurotiker mit viel Sorgfalt gehegt und gepflegt. Obwohl diese Sicht auch begründet sein mag, ist das Gegenteil mit Sicherheit ebenfalls richtig – daß der Neurotiker die anderen ablehnt, weil sie nicht dem phantastischen Ideal oder der Norm entsprechen, an denen er sie mißt. Sobald er seine Ablehnung erst einmal auf die anderen projiziert hat, kann er sich ohne ein Gefühl eigener Verantwortung für die Situation als den passiven Erdulder aller Arten unverdienter Mühsal und unfreundlicher Behandlung betrachten.

● In deinem Falle: Von wem fühltest oder fühlst du dich abgelehnt? Von Mutter, Vater, Schwester, Bruder? Trägst du es ihnen nach? Aus welchen Gründen lehnst du sie ab? Warum sind sie nach deiner Meinung nicht so, wie sie sein sollten?
Denk nun an irgendeinen Bekannten. Magst du diese Person X oder nicht? Magst du diesen oder jenen Charakterzug, diese oder jene Handlungsweise? Stell ihn (oder sie) dir vor und sprich laut zu ihm. Sag ihm, du seist mit dieser Eigenart oder diesem Zug an ihm ein-

verstanden, hättest die Nase voll von jenem, könntest das nicht ausstehen usw. Wiederhole dieses Experiment viele Male. Sprichst du zu schwülstig? Zu lahm? Befangen? Empfindest du, was du sagst? Bekommst du Angst? Fühlst du dich schuldig, befürchtest du, eure Beziehung durch deine Offenheit für immer kaputtzumachen? *Vergewissere dich des Unterschieds zwischen deiner Phantasie und der Realität, denn eben dies verwechselt der Projektor.* Nun die entscheidende Frage: Hast du das Gefühl, daß du derjenige bist, welcher ablehnt, aus denselben Gründen, aus denen du glaubst, abgelehnt zu werden? Hast du das Gefühl, daß dich Leute von oben herab behandeln? Wenn ja, kennst du Fälle, wo du andere von oben herab behandeltst oder wo du dies gern tätest? Lehnst du in dir selbst eben das ab, um dessentwillen dich, wie du glaubst, auch andere ablehnen? Wenn du zu dünn oder zu dick bist, eine Hasenscharte hast – was es auch sei, das dir an dir nicht gefällt –, hast du das Gefühl, daß die anderen diese Mängel ebenso verachten, wie du selbst sie verachtest? Kannst du außerdem feststellen, daß du Unerwünschtes an dir selbst anderen zuschreibst? Wenn du jemanden unfair übervorteilst, sagst du dann: »Er stand eben im Begriff, dasselbe mit mir zu tun«?

Es ist nicht immer leicht, zwischen dem tatsächlich Beobachteten und dem nur Vorgestellten zu unterscheiden. Der Irrtum löst sich nur dann schnell auf, wenn er sich in Form eines klaren Widerspruchs »herausstellt«; das projizierte Verhalten erkennen wir dann als verrückt oder halluzinatorisch und sagen: »Ich weiß gar nicht, wie ich das nur glauben konnte.« Meistens aber kann der Projizierende »Beweise« finden, daß das Vorgestellte das Beobachtete sei. Solche Rationalisierungen und Rechtfertigungen findet immer, wer sie nur sucht. In den Verästelungen und den vielerlei Aspekten der meisten Situationen kann der Projizierende (bis hin zum Stadium der echten Paranoia) sich immer an irgendein richtiges Detail halten, etwa eine an sich berechtigte, aber unerhebliche Beschwerde, und dies dann vergrößern und phantasievoll ausschmücken. Auf diese Weise richtet er den Schaden an, oder, wie er es ausdrücken würde, *wird* geschädigt.

Wenn jemand, ohne dessen gewahr zu sein, das Bedürfnis hat, Person X abzulehnen, so wird er etwas an seinem eigenen Verhalten hervorsuchen, das seiner Ansicht nach erklärt, aber nicht rechtfertigt, warum X ihn ablehnt. Wenn X nun so verfährt, wie der Projizierende angenommen hat, und ihn tatsächlich ablehnt, so hätte letzterer sein Ziel erreicht – nämlich, daß beide sich trennen, was genau der Wunsch des Projektors ist, ohne daß er es weiß.

Angenommen, wir sind mit X verabredet und er kommt zu spät. Wenn wir ohne weitere Anhaltspunkte voreilig folgern, dies sei ein Zeichen von Geringschätzung, so projizieren wir unsere eigene Geringschätzung.

Im täglichen Leben ist der eifersüchtige Ehepartner der Paradefall paranoider Projektion. Wenn du selbst zu solcher Eifersucht neigst und beständig Untreue argwöhnst oder »nachweist«, dann überleg dir, ob du nicht selber den Wunsch nach derselben Untreue unterdrückst, die du deinem Partner zuschreibst. Be-

zieh die verdächtigen Umstände als Indizien auf dich selber – das heißt, *du* würdest das genauso machen, nämlich heimlich anrufen usw.
Ein zweiter wichtiger Grund für paranoide Eifersucht ist ebenfallls eine Projektion. Der eifersüchtige Partner unterdrückt die eigenen homosexuellen Regungen und stellt sich daher vor, der Partner liebe eine andere Person des gleichen Geschlechts – und in der Phantasie sieht er die beiden zusammen. Die Schimpfworte, die er nun an die vorgestellten Liebenden richtet, sind genau dieselben, mit denen er auch die tabuierte eigene Triebregung belegen würde.
In allen diesen Fällen ist das Ausmaß der vorliegenden Verdachtsgründe oder Widersprüche nebensächlich. Wenn jemand ein eifersüchtiger Gatte oder eine mißtrauische Schwiegermutter ist, so nützt es gar nichts, ihm sein Unrecht zu beweisen, denn das gleiche wird sich, mit anderen fadenscheinigen Verdachtsmomenten, wiederholen. Der Projizierende klammert sich an seiner passiven Leidensrolle fest und vermeidet die Hinwendung zur Außenwelt.
Eine überaus wichtige und gefährliche Kategorie von Projektionen ist die der Vorurteile: Rassen- und Klassenvorurteile, Snobismus, Antisemitismus, Frauenfeindlichkeit usw. In jedem dieser Fälle ist neben anderen Faktoren die folgende Projektion am Werk: Der geschmähten Gruppe werden Merkmale zugeschrieben, die in Wahrheit dem Vorurteilsträger zugehören, von ihm aber aus dem Gewahrsein verdrängt werden. Da er die eigene »Bestialität« verabscheut und sich nicht mit ihr auseinandersetzen will (sie ist oft, wo sie im richtigen Kontext auftritt, nichts als ein nützlicher Trieb des Organismus), fühlt und »beweist« er, daß die verachtete Rasse oder Gruppe »bestialisch« sei.
Frag dich so offen wie möglich nach deinen eigenen Ansichten in diesen Belangen und überlege, wie viele davon Vorurteile sind. Ein hilfreiches Erkennungszeichen ist es, wenn dir einzelne besonders deutliche Fälle vor Augen stehen, die das Vorurteil »bestätigen«. Diese Einzelfälle sind natürlich ganz bedeutungslos für Fragen, bei denen es um Massen von Menschen geht und die vernünftig nur in kühler statistischer Form zu behandeln wären. Wo du eine solche auffällige Bestätigung für eine deiner Lieblingsideen erblickst, da sieh zu, ob du den in Rede stehenden Zug nicht selber besitzt.
Im Gegensatz zu der Ansicht, daß sich diese passiv-leidende Einstellung des Projizierenden nur bei masochistischen und passiv-femininen Typen finde, glauben wir, daß sie für den modernen, in sich gespaltenen Menschen typisch ist. Sie ist eingebettet in unsere Sprache, in unsere Haltung zur Welt und in unsere Institutionen. Die Verhinderung ausgreifender Bewegung und Initiative, die gesellschaftliche Verleumdung der Aggressionstriebe und die Epidemie der Selbstbeherrschung und Selbstvergewaltigung haben zu einer Sprache geführt, in welcher das Selbst nur selten mehr etwas tut oder ausdrückt – statt dessen geschieht »es«. Diese Beschneidungen haben auch zu einer Anschauung von der

Welt als einer völlig neutralen und »objektiven« und mit unseren Belangen nicht verbundenen geführt sowie zu Institutionen, die uns alle mißliebigen Tätigkeiten abnehmen und die all den Zorn an uns auslassen, dessen wir uns gegen uns selbst so gewissenhaft enthalten – als ob die Institutionen nicht all ihre Kraft von den Menschen verliehen bekommen hätten!

In dieser Welt der Projektionen wird der Mensch, anstatt selbst zu toben, von einer Wut »ergriffen«, die er nicht bezähmen kann. Er denkt nicht etwa, sondern der Gedanke »kommt ihm«. Er wird von einem Problem »verfolgt« und von seinen Sorgen »gequält« – wo es doch vielmehr so ist, daß er sich selbst quält und alle erreichbaren Mitmenschen dazu.

Den eigenen Regungen entfremdet, aber doch unfähig, die aus ihnen erwachsenden Gefühle und Taten auszulöschen, verarbeitet der Mensch sein eigenes Tun zu »Dingen«. Da er es nicht als eigenes Tun erlebt, kann er die Verantwortung dafür leugnen, es zu vergessen oder zu verbergen trachten oder aber es projizieren und als etwas ihm von außen Zustoßendes erleiden. Er wünscht oder träumt nicht, sondern der Traum »kommt ihm«. Er selber strahlt nicht im Glanze des Ruhms, aber der abstrakte Ruhm wird ein Ding, wofür man sterben muß. Er selbst kommt nicht voran und will es auch gar nicht, aber der allgemeine Fortschritt wird ihm zum Fetisch.

Als die frühen Psychoanalytiker den Begriff des »Es« als den Ursprung der Triebe und Träume einführten, gaben sie der folgenden mächtigen Wahrheit Ausdruck: Die Persönlichkeit besteht nicht nur aus der engen Sphäre des »Ich« mit seinen »vernünftigen« und selbstbeherrschten kleinen Gedanken und Plänen; dies andere, die Träume und Triebe, sind nicht nur Schattengebilde, sondern Tatsachen der Persönlichkeit. Nach dieser Einsicht jedoch tat die orthodoxe Analyse nicht gründlich genug den zweiten Schritt – die Gewohnheiten des »Ich« aufzulockern und zu erweitern, es aus einer festen Form in ein System sich verschiebender Prozesse umzuwandeln, damit es die Tatsachen des »Es« als eigene Tatsachen empfinden, dessen Halluzinationen gebrauchen (wie es ein Kind im Spiel tut) und dessen Triebe für schöpferische Anpassungsleistungen einsetzen könnte.

Eine sorgfältige Kritik unserer Sprechgewohnheiten weist einer solchen Lockerung und Anpassung den Weg. Wir wollen den Vorgang der Entfremdung, Selbstvergewaltigung und Projektion umkehren, indem wir die »es«-Sprache umkehren. Das Ziel ist, sich neu zu vergegenwärtigen, daß man in seiner Umwelt produktiv und für seine Wirklichkeit verantwortlich ist – nicht an ihr schuld, aber für sie verantwortlich in dem Sinne, daß man selber derjenige ist, der sie läßt, wie sie ist, oder sie ändert.

● Überprüfe deine Ausdrucksweise. Übersetze wie aus einer fremden Sprache diejenigen Sätze, in denen »es« Subjekt und »ich« Objekt ist, in Sätze, in denen »ich« Subjekt ist.

Z. B.: »Mir fiel (es) ein, daß ich verabredet war« wäre zu übersetzen in: »Ich erinnerte mich, daß ich verabredet war«. Achte außerdem, wenn du dich selbst so ins Zentrum von Sätzen rückst, die dich betreffen, auf versteckt unbestimmte Ausdrücke. Oft bedeutet z. B. »Ich muß das tun« entweder »Ich will es tun« oder »Ich will es nicht tun und werde es nicht tun, aber in der Zwischenzeit brauche ich eine Entschuldigung« oder »Ich halte mich davon ab, etwas anderes zu tun«. Bilde auch solche Sätze um, in denen du sinnvollerweise Objekt bist, so daß zum Ausdruck kommt, daß du, obwohl Objekt, doch etwas erlebst. Mach zum Beispiel aus »Er schlägt mich«: »Er schlägt mich, und ich werde geschlagen«; aus »Er sagt mir etwas«: »Er sagt mir etwas, und ich höre es mir an«.
Beachte den genauen Inhalt deiner »es«-Ausdrücke; übersetze die wörtliche Aussage in eine bildhafte Vorstellung. Wenn du z. B. sagst: »Der Gedanke überfiel mich, daß . . .« – wo überfiel er dich genau, und wie machte er das? Lauerte er dir auf mit einer Waffe? Wen hättest du zu der Zeit gern überfallen? Wenn du sagst: »Ich habe Kopfschmerzen« – ziehst du da deine Muskeln so zusammen, daß sie deinem Kopf Schmerzen bereiten oder gar, *damit* sie ihm Schmerzen bereiten?
Achte auch auf die Sprache anderer und übersetze ihre Ausdrücke in der gleichen Weise. Dabei wird dir einiges über ihre zwischenmenschlichen Beziehungen klarwerden. Zuletzt wirst du verstehen, daß, wie in der Kunst, der Inhalt der Aussage zwar auch wichtig ist, aber der Charakter und die verborgenen Motive viel besser aus der Struktur, der Syntax und dem Stil zu erraten sind.

Es folgen nun einige Reaktionen auf dieses Experiment:
». . . Ihr müßt denken, wir hätten die Intelligenz von Kindern!«
»Der letzte Teil des Experiments läuft auf ein grobes Gepfusche in Semantik hinaus. ›Es‹-Sätze zu übersetzen ist in psychologischer Hinsicht etwa so konstruktiv wie ein Kreuzworträtsel zu lösen.«
»Ich glaube nicht, daß die meisten Leute mehr projizieren, als gesund ist. Beim Lesen dieser Instruktionsbögen bekomme ich den Eindruck, die Autoren sehen die Welt voller paranoider Typen. Das scheint mir wohl für eine Projektion seitens der Autoren zu sprechen.«
»Ich war überrascht festzustellen, wie oft ich unpersönliche Ausdrucksweisen gebrauche. ›Mir fällt ein . . .‹, ›es passierte . . .‹ usw., all dies scheint sehr geläufig zu sein, und ich gebrauche solche Wendungen ziemlich ausgiebig. Indem ich bewußt die Syntax meiner Sprache zu ändern versuche, spüre ich eine höhere Aufmerksamkeit für meine unmittelbare Umgebung und merke, wie ich dafür verantwortlich bin. Ich kann viel Sinn darin sehen – fast hätte ich gesagt, ›es scheint mir viel Sinn zu haben‹. Ich werde dies beibehalten, denn ich finde es überaus wichtig.«
»Ich habe eine Freundin, die ich oft kritisiere, weil sie so wenig Zeit auf ihr Studium verwendet. Kurz vor den Prüfungen fängt sie an zu pauken, die übrige Zeit geht sie aus und amüsiert sich. Das macht sie ganz offen, und sie scheint sich deswegen auch nicht zu schämen. Ich dagegen bleibe zu Hause und träume mit dem aufgeschlagenen Buch in der Hand vor mich hin. Eben ist mir klarge-

worden, daß ich ja bloß so tue, als lernte ich, und daß ich meine Zeit besser auch so wie sie zubringen könnte.«

»Beim Ändern der ›es‹- in ›ich‹-Sätze ist mir manches aufgegangen. Als ich etwas fallengelassen hatte, erwischte ich mich dabei, wie ich sagte: ›Es ist mir aus der Hand gefallen‹; oder, als ich den Zug verpaßte, weil ich herumgetrödelt hatte, da hab ich geschimpft: ›Der ist ohne mich abgefahren‹. Trotzdem, manche von diesen simplen Wahrheiten sind bitter!«

»Wenn ich jemanden unfair übervorteile, dann sage ich nicht: ›Er war gerade im Begriff, dasselbe mit mir zu tun‹. Ich sage vielmehr: ›Wie blöd von ihm, daß er es nicht zuerst getan hat‹.«

»Ich empfinde Abneigung gegen meine Schwester, weil sie unseren Vater wie einen Lumpen behandelt. Wie ich nun aber gemerkt habe, verurteile ich sie deshalb, weil sie etwas zum Ausdruck bringt, das ich zurückhalte. Eigentlich bin ich auch ganz schön bitter, daß er nicht mehr für uns getan hat. Er gehört zu den Leuten, die keinen anderen Ehrgeiz zu haben scheinen, als sich selber durchzuschlagen.«

»Neulich hatte ich das Gefühl, daß mein Vater gegen mich sei, weil er in einer Sache auf der Seite meines Bruders stand. Als ich an dieses Experiment dachte, untersuchte ich meine Einstellung. Sehr zu meiner Überraschung fand ich, daß in Wirklichkeit ich derjenige war, der Hilfe und Rat ablehnte, die sie mir beide zu geben versuchten.«

Experiment 18: Assimilieren von Projektionen

Im Kino ist es, bis auf kleine Kinder, jedermann klar, daß die Bilder nicht aus der Leinwand herauskommen, sondern Spiegelungen von Lichtimpulsen sind, die der Projektor auf die Leinwand wirft. Was auf der Leinwand, die einfach ein leerer Schirm ist, erscheinen kann, hängt ganz und gar davon ab, was auf dem Film im Vorführgerät ist. Wenn dagegen jemand Teile seiner Persönlichkeit projiziert, so ist der Schirm gewöhnlich keine leere Fläche, sondern ein Mensch, ein Objekt oder eine Situation – also etwas, das schon *von sich aus* manches von dem besitzt, was darauf projiziert wird. Wir projizieren auf diejenigen Personen, die einen geeigneten »Schirm« darstellen – d. h. die das jeweilige Merkmal oder die Einstellung selbst schon zur Genüge erkennen lassen, so daß es für uns leicht zu rechtfertigen ist, wenn wir ihnen unser Teil noch dazu aufbürden.

Auch Abstraktionen, Begriffe und Theorien können als Projektionsschirme dienen. Ein bemerkenswerter Fall dieser Art findet sich in der heutigen Terminologie der Psychotherapie. Das System der Muskelkontraktionen, durch die der Neurotiker seine spontanen Regungen angreift und unterdrückt, wird (nach Wilhelm Reich) sein »Charakterpanzer« genannt. Dieser erhält so den Status einer »objektiven« Schranke, die irgendwie angegriffen und durchbro-

chen werden muß. Tatsächlich ist es aber nur die eigene Aggression des Betreffenden, die er gegen sich selber kehrt. Statt diesen Panzer als ein lebloses Objekt zu betrachten, als eine starre Schale oder Kruste, die man zerschlagen müßte, ist es gewiß die richtige therapeutische Technik, ihn als fehlgeleitetes Tun des Patienten selbst zu interpretieren. Unter diesen Voraussetzungen könnte der Patient zu sagen lernen: »Ich habe Rückenschmerzen und einen steifen Bauch – d. h. ich ziehe den Rücken ein, bis er weh tut, und ich unterbinde die unzüchtigen Bewegungen des Beckens und unterdrücke die bösen Gelüste.« Im weiteren Fortgang kann er dann sagen: »Ich verabscheue das Geschlechtliche und meine geschlechtlichen Gelüste«, und *dann* wird es möglich sein, seine falsche Identifizierung mit dem gesellschaftlichen Tabu durchzuarbeiten, und man kann versuchen, aufzulösen, was er introjiziert hat. Mit anderen Worten, in einem solchen Falle müssen wir zuerst die Projektion auflösen (»Ich leide an meinem Panzer»), dann die Retroflexion (»Ich versteife mein Becken«) und schließlich die Introjektion (»Ich verabscheue Geschlechtliches«).
Der wichtigste abstrakte Projektionsschirm ist ohne Zweifel das Gewissen oder das moralische Gesetz. Es ist insofern abstrakt, als die Diktate des Gewissens als ein »Die Gesellschaft fordert . . .« oder »Die Moral gebietet . . .« verbalisiert werden, wo doch in Wahrheit der Betreffende selbst *im Namen der Gesellschaft oder der Moral* fordert oder gebietet. Das Gewissen bekundet sich immer aggressiv, denn wie jeder Schirm spiegelt es uns zurück, was wir darauf projiziert haben. In diesem Zusammenhang sind die folgenden offenkundigen Tatsachen zu sehen: Nicht diejenigen, welche das »ordentlichste« Leben führen, die unbeirrbar Redlichen, die sich immer an die Spielregeln halten, haben das leichteste Gewissen. Weit entfernt! Ihr Gewissen ist ständig mit Skrupeln und Vorwürfen hinter ihnen her.
Ist es wohl ihr anspruchsvolles Gewissen, das sie sich zusammennehmen und den Seiltanz der Schicklichkeit durchstehen läßt? In bezug auf dich selbst denk an irgendeine Eskapade, die du dir geleistet und bei der du dein Vergnügen gehabt hast. Unter solchen Umständen hattest du mit deinem Gewissen wenig Mühe, wenn die Sache aber mißlang, du erwischt oder enttäuscht wurdest, dann hast du dich schuldig gefühlt, und dein Gewissen hat dir gesagt, du hättest es nicht tun sollen. Ganz logisch müssen wir hier sagen, daß es nur unsere Wut auf die frustrierenden Hindernisse ist – eine Wut, die wir aber nicht äußern noch auch nur *als solche* empfinden können wegen unserer Identifizierung mit den (introjizierten) sozialen Normen –, die wir nun in unser Gewissen hineinprojizieren. Und dann leiden wir unter seinen Bissen.
Es ist nicht die introjizierte Norm, die dem Gewissen seine Kraft verleiht; das Gewissen ist bloß ein Kern – der geeignete Schirm, auf den jemand seine Aggression projizieren kann. Dies zeigt sich auch an der Tatsache, daß das Gewissen immer noch anspruchsvoller ist als die gesellschaftlichen Tabus, und

manchmal erhebt es sogar Ansprüche, von denen man in der Gesellschaft nie gehört hat. *Die Kraft des Gewissens ist die Kraft unserer eigenen reaktiven Wut!*
Ein anderer Projektionsschirm ist der Perfektionismus. Dieser beruht auf dem sogenannten Ichideal (zu unterscheiden vom Über-Ich oder Gewissen). Während das Gewissen, wie wir gesagt haben, als Projektionsschirm für Aggressionen und grausame Forderungen dient, die wir von uns selbst abspalten, erhält das Ichideal durch die Projektion unsere abgespaltene Liebe und Bewunderung. Diese abgespaltene Liebe ist oft homosexuell, und homosexuelle Liebe kann oft als noch frühere Projektion einer ursprünglichen Selbst-Liebe analysiert werden – einer Retroflexion, für die man einmal bestraft oder von der man durch Beschämung abgebracht worden ist.

● Zur Auflösung deines irrationalen Gewissens mußt du zwei Schritte tun: Erstens, übersetze »Mein Gewissen oder meine Moral verlangt von mir . . .« in »Ich verlange von mir . . .«, d. h. mach aus der Projektion eine Retroflexion. Zweitens, kehre dies in beiden Richtungen um in »Ich verlange von X (z. B. der Gesellschaft) . . .« und »X verlangt von mir«. Du mußt dabei den Zwang, den die Gesellschaft tatsächlich ausübt, sowohl von deinen privaten Forderungen als auch von deinen Introjektionen unterscheiden. Bist du in deinem Gewissen ein Nörgler, ein Erpresser, drohst du und wirfst traurige und vorwurfsvolle Blicke um dich? Wenn du dich auf diese Phantasien konzentrierst, wirst du feststellen, wieviel von deinem moralischen Pflichtgefühl bloß maskierte Aggression ist, wieviel davon aus besonderen introjizierten Einflüssen besteht und wieviel davon tatsächlich vernünftig ist.

Mach dir keine Sorgen, daß du mit der Auflösung deines Gewissens zum Verbrecher oder zu einem hemmungslosen Psychopathen werden könntest. Du wirst überrascht sein, wenn du der organischen Selbstregulierung und deinen zum Kontakt mit anderen Menschen drängenden Trieben Raum gibst, wie dann die Prinzipien, nach denen du leben *solltest*, scheinbar aus deinen Knochen hervorwachsen und wie *offenkundig angemessen* sie sein werden, egal in was für einer sozialen Situation du bist.
Verbrechen sind weitgehend eine Folge unzutreffender Orientierung, ein Mißverständnis über die Rolle des Menschen in der Gesellschaft. Wie Sokrates vor Zeiten sagte: Das Böse ist einfach ein Irrtum. Der pathologische Verbrecher ist oft durch ein übermäßig strenges Gewissen gekennzeichnet. Wie es sich mit der Selbstbeherrschung verhält, so auch mit dem Gewissen: Zuviel Selbstbeherrschung führt zu Nervenzusammenbrüchen, zuviel Gewissen zu Moralzusammenbrüchen. Unterwerfung unter das Gewissen ist Identifizierung mit starren Prinzipien, die sich nicht durchführen lassen und denen immer die Milde abgeht. Organische Selbstregulierung und Selbstgewahrsein bedeuten Eingehen auf konkrete Situationen. Das Gewissen erlegt eine Pflicht auf, zu deren Erfüllung es sehr wenig beiträgt; Gewahrsein nimmt Interesse, läßt sich von der Aufgabe anziehen und wird mit ihr fertig.

Wenn du bei der Auflösung deines Gewissens zum zweiten Schritt kommst, nämlich der Umkehrung deiner Forderung an dich selbst in eine Forderung an X, wirst du am meisten Widerstreben fühlen, denn dein Gewissen als Teil deiner selbst anzuerkennen heißt auch, daß du dir starke diktatorische Wünsche und Ansprüche an andere Menschen eingestehst – Ansprüche, *ihr* Gewissen zu sein! Du kannst nun natürlich zum Moralisten werden und versuchen, dafür zu sorgen, daß wir alle nichts mehr zu lachen haben; oder du kannst uns hoffen lassen, daß du dich auf deine Phantasie beschränkst und dort deine Gelüste, unser Herrscher und Richter zu sein, so lange austobst, bis du zu einer besser integrierten Orientierung und besserem Kontakt mit der Welt gefunden hast. Es wird deine Vorstellung vom Gewissen ändern, wenn dir klar wird, wie dieselbe Intoleranz, die in deinem Gewissen steckte, nun in deinen eigenen Herzenswünschen aufscheint.

Der Projektor wirft seine unerwünschten Gefühle nach draußen, aber er wird sie nicht los. *Die einzige Möglichkeit, ein »unerwünschtes Gefühl« wirklich loszuwerden, ist die, es anzuerkennen, ihm Ausdruck zu geben und es damit abzuführen.* Projektionen bleiben immer an die Person gebunden, ebenso wie »Verdrängtes« immer noch »in« der Person ist. Mit seiner projizierten Omnipotenz bleibt der Projizierende durch die Ehrfurcht, mit seiner projizierten Aggression bleibt er durch die Angst verbunden. Darum gelingt es dem Voreingenommenen nicht, sich der eigenen »Bestialität« einfach zu entledigen, indem er sie auf eine verachtete Gruppe projiziert, er muß auch noch Antisemit werden, Anti-Vivisektionist und was noch alles, und er reibt sich auf in solchen Idiotien. Der Unterschied zwischen einem Vorurteil und einer einfachen Dummheit, die zu korrigieren man zu faul oder zu gleichgültig ist, läßt sich daran erkennen, ob man die Sache auf sich beruhen lassen kann. Kann man es nicht – weil sie einen ständig quält und bedroht –, dann hat man ein Vorurteil.

Im Traum werden aus projizierten Aggressionen Alpträume. Träume mit projizierter dentaler Aggression, in denen einen Krokodile, Hunde oder die zahnbewehrte Vagina bedrohen, sind bezeichnend für Introjektoren. Wenn du versuchst, einen Traum zu deuten, so betrachte zumindest anfangs alle darin auftretenden Personen und Merkmale als Projektionen – das heißt, als Teile von dir selbst. Schließlich bist du derjenige, welcher den Traum hervorbringt, und was du auch in ihn hineinsteckst, es muß etwas sein, das in dir ist und für den Traum zur Verfügung steht.

Ähnlich wie Träume, sind auch viele »Erinnerungen« Projektionen aus der gegenwärtigen Situation. Dies kommt in der Psychoanalyse oft im Hinblick auf Kindheitserinnerungen vor. Die Übertragung (die emotionale Beziehung zum Analytiker) wird als Nacherleben von Kindheitsereignissen aufgefaßt, wo schon die einfachen Tatsachen der analytischen Situation, ohne jeden Bezug zur Vergangenheit, ausreichen, um alles, was geschieht, zu erklären. Zum Beispiel bringt der Patient, der sich in der gegenwärtigen Situation über seinen Analytiker ärgert, seinen Ärger nicht offen zum Ausdruck, sondern spricht von Erinnerungen an Gelegenheiten, bei denen sein Vater ihn ähnlich »mißhandelt« hat. Um solche Projektionen zu assimilieren, ist es nicht nötig, die ganze lange Kette der Erinnerungen durchzugehen, wenn man doch die einschlägigen Vorgänge vor der Nase hat. Ob der Patient sagt: »Sie langweilen sich« oder »Sie denken so und so von mir« oder »Sie wollen mich los sein« – die Projektion ist offenkundig.

Deine »Realität« (was für dich die reale Welt ist) ist eines von beiden: entweder die anziehende Umwelt, zu erkennen an scharf umrissenen, interessanten Figuren vor leeren Hintergründen, oder aber ein Schirm für deine Projektionen. Im letzteren Falle wirst du versuchen, die Projektion zur Übereinstimmung mit der Beobachtung zu bringen – du bist immer auf der Suche nach Beweisen, erklärst Maulwurfshügel zu Bergen oder verstellst dir auf andere Weise die Sicht.

● Stattdessen tu folgendes: Sag eine Zeitlang zu allem *Tat twam asi – Dies andere ist ich!* Und tu dasselbe bei jeder Gelegenheit, bei der du eine heftige Reaktion spürst, besonders bei Furcht oder passiver Hilflosigkeit. Gib gut acht auf Projektionen von Initiative, Ablehnung, Bewunderung und Aggression. Denk dich selbst in die Haut des Angreifers, Bewunderers, Ablehners oder Wagemutigen hinein. Nicht selten wird dir die Umkehrung einleuchten.

Und nun ein paar Reaktionen auf dieses Experiment:

»Die Instruktionen, sich in die Haut des Angreifers, Bewunderers usw. zu denken, wobei die Umkehrung ›nicht selten einleuchten‹ soll, sind wirklich das perfekte Finale. Hier erreicht die Absurdität ihren Gipfel und überschlägt sich!«

»Ich glaube, es wird noch sehr lange dauern, bis ich die Verantwortung für alle meine Projektionen übernehmen kann, denn ich habe die Teile meiner Persönlichkeit ziemlich weit verstreut. Aber ich werde mich weiter in alle meine verschiedenen Häute hineindenken, denn, so gut ich das zur Zeit beurteilen kann, alle Häute passen mir!«

»Ich versuchte das Tat-twam-asi-Experiment und entdeckte, daß ich ein übermäßig strenges Gewissen habe. Ich hoffe es allmählich beträchtlich abzubauen, aber ich merke, das wird seine Zeit dauern.«

»Wenn die Verantwortung für sein Verhalten übernehmen nicht notwendig heißt, die Schuld auf sich nehmen, dann ist es doch, nehme ich an, ebenso unberechtigt, sich das Verdienst daran zuzuschreiben. Solange ich aber immer noch moralistisch denke, finde ich es anregend und erleichternd, mir das Verdienst für mein Tun zuzuerkennen und anderen das Verdienst für ihr Tun. Immer mehr stelle ich fest, wenn ich oder jemand, den ich kenne, eine Niederlage hinnehmen muß, so kann man fast immer sehen, daß es zumindest teilweise eine ›innere Sache‹ ist.«

»Ich habe manches Irrationale in meinem Gewissen aufgelöst, das ich schon so lange habe wie ich mich erinnern kann. Ich hatte immer das Gefühl, jede einmal angefangene Sache fertigbringen zu müssen, obendrein noch in einer bestimmten Zeit (z. B. einem Tag). In letzter Zeit habe ich es in manchen besonderen Fällen so ausgedrückt: ›Mein Gewissen verlangt, daß ich das heute zu Ende bringe.‹ Dann habe ich es so erweitert: ›Mein Gewissen verlangt, daß ich die Sache heute erledige, obwohl ich später auch noch Zeit genug hätte.‹ Meine Blödheit wurde aber erst ganz klar, wenn ich es noch weiter trieb: ›Die Gesellschaft verlangt von mir, daß ich diese Sache heute erledige‹, denn natürlich verlangte die Gesellschaft nichts dergleichen. Dies hat, ohne jedes Gefühlsfeuerwerk, eine radikale Änderung in meiner Einstellung zur Arbeit bewirkt. Wenn ich jetzt etwas anfange, dann ohne diese aufgeputschte Melodramatik (›Die Würfel sind gefallen, und es gibt kein Zurück‹); statt dessen mache ich mir klar, daß ich noch jede Menge Zeit habe, und daß ich, wenn irgend etwas anderes, Wichtigeres, dazwischenkommt, bevor ich fertig bin, dies vorziehen kann, ohne daß die Welt untergeht. Wenn ich mir im Nachhinein überlege, wie ich früher gearbeitet habe, frag ich mich, wie man nur so blöd sein kann.«
»Ihr wißt sicher auch dafür wieder irgendeinen Phantasienamen als Diagnose, aber ich möchte es trotzdem loswerden. Bei Eurem Versuch, eine ›permissive‹ Atmosphäre zu schaffen, geht Ihr zu weit. Mit einer Gelassenheit, die nicht ganz uneinstudiert sein dürfte, sagt Ihr uns, wie wir masturbieren, erbrechen und ein Kissen würgen sollen. Ihr seid ganz und gar moralistisch, wenn auch nicht im gewohnten Sinne. Ihr wollt uns dahin bringen, daß wir Eure Ansichten anstelle derer introjizieren, die wir jetzt haben. Seid Ihr eigentlich, wenn Ihr Euch abends zur Ruhe legt, froh in dem Gedanken, daß im gleichen Moment unzählige Leute Euretwegen ihr Innerstes auskotzen?«
»Ich hatte zuerst Mühe zu kapieren, was das heißen sollte, mich in die Haut all der anderen Leute zu versetzen, die so anders als ich zu sein schienen. Ich merkte nichts von Projektionen, und die ganze Sache zog nicht. Dann dachte ich mir, ich könnte vielleicht dahinterkommen, indem ich einmal aufpaßte, wenn es mir so schien, als ob andere Leute projizierten. Mann, da ging's mir aber auf! Ich erlebte, was Ihr an einer früheren Stelle das ›Aha‹-Phänomen genannt habt. Der Zeitpunkt, als mir die Erleuchtung kam, war bei einer Ausschußsitzung, wo Kandidaten für die Wahl in einen Klub, dem ich angehöre, ausgesucht wurden. Immer, wenn ein Name genannt wurde und jemand wollte ihn gleich vom Tisch fegen, mußte er seine Gründe nennen. Und die Gründe, die er dann angab, warum er den Kandidaten nicht möge und nicht im Klub haben wolle, liefen auf eine Liste *seiner eigenen schlimmsten Fehler* hinaus! Nachdem ich das mitangesehen hatte, war mir klar, was das heißt, die Haut des anderen anzuprobieren und zu sehen, ob sie paßt. Traurig zu sagen, aber sie paßt!«

Personen- und Sachregister

Konzepte der Humanwissenschaften

Bücher bei Klett-Cotta für Sozial- und Erziehungsberufe.
Eine Auswahl.

Neue Therapien/ Humanistische Psychologie/Transpersonale Psychologie

Ruth C. Cohn:
Von der Psychoanalyse zur themenzentrierten Interaktion
Von der Behandlung einzelner zu einer Pädagogik für alle.
12. Auflage 1994, 248 Seiten, broschiert, ISBN 3-608-95288-8

Rudolf Dreikurs:
Grundbegriffe der Individualpsychologie
7. Auflage 1994, 180 Seiten, broschiert, ISBN 3-608-90107-8

Meine Stimme begleitet Sie überallhin
Ein Lehrseminar mit Milton H. Erickson, hrsg. von Jeffrey K. Zweig
6. Auflage 1995, 377 Seiten, broschiert, ISBN 3-608-95015-X

Mary McClure Goulding / Robert L. Goulding:
Neuentscheidung
Ein Modell der Psychotherapie.
5. Auflage 1995, 359 Seiten, broschiert, ISBN 3-608-95436-8

John Grinder / Richard Bandler:
Therapie in Trance
Hypnose: Kommunikation mit dem Unbewußten.
Neurolinguistische Programme.
7. Auflage 1994, 331 Seiten, broschiert, ISBN 3-608-95140-7

Stanislav Grof:
Topographie des Unbewußten
LSD im Dienst der tiefenpsychologischen Forschung.
6. Auflage 1993, 272 Seiten, broschiert, ISBN 3-608-95232-2